Wenn der Muskel versagt und die Energie schwindet

Die sympathischen Zusammenhänge im Körper und die daraus folgenden Störungen der Muskelansteuerung, neurogenen Entzündungen und Schmerzen

Wiebke Klein

Wenn der Muskel versagt und die Energie schwindet

Die sympathischen Zusammenhänge im Körper und die daraus folgenden Störungen der Muskelansteuerung, neurogenen Entzündungen und Schmerzen

lehmanns media

Impressum

Bibliografische Information der Deutschen Nationalbibliothek
Die Deutsche Nationalbibliothek verzeichnet diese Publikation in der Deutschen Nationalbibliografie; detaillierte bibliografische Angaben sind im Internet unter
http://www.dnb.de abrufbar.

Bildnachweis:
Umschlag/Foto vorn: Lina Voelker
Umschlag/Foto hinten: Ingo Kutsche

Helmholtzstr. 2-9
10587 Berlin
Umschlag: Jasmin Plawicki · Leipzig
Satz & Layout: LaTeX(Libertinus) Volker Thurner · Berlin
Druck und Bindung: Elanders · Waiblingen

ISBN 978-3-96543-501-8 www.lehmanns.de

Inhaltsverzeichnis

Danke!

Meiner Kollegin Lena Höschen möchte ich danken für die vielen Stunden an Diskussionen und der Überprüfung logischer und klinischer Fakten. Vielen Dank auch an Dr. Dr. B. Alber für das Durchlesen der ersten Versionen. Und ein Dankeschön geht auch an Frau S. Saltzer, die viel Mühe für das Korrigieren aufgebracht und mir die benötigte Motivation zum Durchhalten gegeben hat. Mein ganz besonderer Dank gilt aber meiner Familie, die mir die wichtigste Hilfe und Stütze war und vor allem unter meinen Aktivitäten leiden musste.

Kapitel 1

Kurzer Überblick

Dieses Buch versucht, das autonome Nervensystem mit seinen Einflüssen und Kontakten zum peripheren Nervensystem mit seinen betroffenen Spinalnerven, die auf Höhe des Rückenmarks entspringen, zu beschreiben und die daraus resultierenden orthopädischen, neurologischen und chronischen Probleme in Kontext zu setzen.

Die kausalen Zusammenhänge beruhen auf Veröffentlichungen, aktuellen Studien und vielen klinischen Beobachtungen, die die vorliegenden Aussagen bestätigen.

Es soll aufgezeigt werden, wie die beiden Nervensysteme, das autonome und das willkürliche, in Kontakt treten und durch die vorhandenen Regulations- und Reflexsysteme im Körper zusammenspielen.

Aufgrund der immer wiederkehrenden Beanspruchung dieser Systeme werden definierte Reaktionsschleifen und Kettenreaktionen erzeugt, die sich gegenseitig beeinflussen und Teile beider Nervensysteme, das autonome und das motorische, dauerhaft reizen.

Bei einer längeren Reizung eines oder beider Nervensysteme, wobei die Dauer abhängig vom gesamten Setting des Patienten ist, kommt es am Ende zu einer hyperaktiven sympathischen Aktivität (HSA) mit neurogenen Entzündungen. Diese HSA hat u. a. negativen Einfluss auf die hormonelle Situation im Körper, die Ernährungssituation des Gewebes, die Gelenkstellungen, die neurologische Reizweiterleitung, das periphere Nervensystem, die Organe und das Vegetativum im Allgemeinen.

Ziel ist es, mit der Therapie die HSA so zu reduzieren, dass weitere Folgen von Kettenreaktionen, wie z. B. Erschöpfung der Nebennierenrinde oder Entstehung von Krankheiten, die durch die Entzündungen des Nervensystems begünstigt werden, zu verhindern oder wenigstens zu reduzieren. Ebenso ist es Ziel, einen positiven Einfluss auf den Körper auszuüben, um die eigenständige Regeneration, die der Körper besitzt, zu unterstützen.

Diese nervalen und sympathischen Überlastungen können – oberflächlich betrachtet – aus der Belastung des Alltags kommen, wie z. B. Sitzposition, Sportsituation, Fliegen, Ernährung oder Psyche.

Ein anderer Blickwinkel zeigt vorwiegend eine *Ursache* als Auslösung der Überlastung. Durch viele kleinere und größere Gelenkdepositionierungen, die in der Anamnese häufig übersehen werden können, entstehen Dauerreize im Bereich der Stellreflexe und Haltefunktionen, des Sympathicus, sowie Schmerzpunkte durch Überlastung der Strukturen. In der Vergangenheit ist man davon ausgegangen, dass Unfälle vom Körper kompensiert werden können.

Das bedeutet, der Körper kann ohne wahrnehmbare Schmerzen und Störungen seine Funktionen durchführen. In den Behandlungen hat sich jedoch gezeigt, dass die mit dem Unfall einhergegangenen Gelenkfehlstellungen jederzeit aktuelle Schmerzen auslösen und für eine HSA verantwortlich sein können. Dabei spielt es keine Rolle, zu welchem Zeitpunkt der Unfall eintrat.

Nicht nur Gelenkdepositionierungen, auch schadhafte Organe sind in der Lage, dauerhafte Reize über das Rückenmark und über den Sympathicus ins System zurückzusenden.

Wie weit ein Patient unter einem aktiven Sympathicus und einem überlasteten Nervensystem leidet, zeigen die sympathischen Reflexpunkte und Kommunikationspunkte, die in der Regel schnell und einfach überprüft werden können. Wenn der Sympathicus aktiv ist, bildet er mit Hilfe der dorsalen Spinalnerven charakteristische Schmerzpunkte heraus, die entlang bestimmter Nerven auftreten und wiederkehrende Zusammenhänge und bestimmte sowie vorhersagbare Muster bilden.

Das Ziel der Therapie sollte sein, die gesamten Kontaktschleifen und Kettenreaktionen zwischen den verschiedenen Geweben zu finden und, wenn möglich, auch zu unterbinden. Denn sämtliche Probleme im Körper verstärken sich gegenseitig und bilden einen Circulus vitiosus.

Bei der Behandlung kann zwischen traumatischen und chronischen Patienten unterschieden werden. Die allgemeinen akuten Schmerzpatienten fallen unter chronische Patienten, da die Schmerzen häufig ein Ergebnis der jahrelangen Überlastung sind.

Während der Therapie zeigte sich, dass auch jahrelange Schmerzen sofort beruhigt werden konnten, ohne dass es zu einer Wiederkehr kam.

Das Ziel ist, bei akuten traumatischen Fällen den Patienten zum einen am Ort der Verletzung zu behandeln, ihn aber auch ganzheitlich zu betrachten und zu behandeln, um alle in Mitleidenschaft gezogenen Gelenke aus dem Reizsystem zu nehmen.

Bei Patienten, die keinen akuten isolierten traumatischen Ursprung haben, ist von Anfang an eine ganzheitliche Betrachtung wichtig, um den Ursprung oder die Ursprünge der Kettenreaktion und Kontaktschleifen zu finden und systematisch zu unterbinden.

Dabei müssen alle Gewebe und auch der Alltag des Patienten als Auslöser für einen aktiven Sympathicus in Betracht gezogen werden. Aufgrund der Kontakte innerhalb des Rückenmarks und der Regulationszentren können Schmerzen und Verspannungen an anderen Orten für den Patienten wahrnehmbar werden, obwohl die Ursache weit weg vom Ort der wahrnehmbaren Probleme zu suchen ist.

Ein weiterer wesentlicher Aspekt innerhalb der Therapie besteht aus dem Zusammenhang des aktiven Sympathicus, der neurologischen Reizweiterleitung an die Muskeln und der Regeneration. Der Sympathicus ist in der Lage, die funktionelle Muskelansteuerung zu verschlechtern und einen gezielten Muskelaufbau zu verhindern, womit er der Regeneration der Muskulatur im Wege steht.

Patientenbehandlungen haben gezeigt, dass eine Senkung der sympathischen Aktivität mit Hilfe der Restitution, die eine Senkung der neurologischen Entzündung bewirkt und eine Steigerung der Regeneration zur Folge hat, schneller zum Ziel der Schmerzfreiheit führt.

Die Therapie umfasst verschiedene Aspekte, wie Restitution der Gelenke, Behandlung der Reaktionspunkte und sympathischen Reflexpunkte, angepasste Ernährung und verschiedene Hilfsmittel, die das System positiv beeinflussen.

Kapitel 2

Die Entstehung des Nervensystems

Um die Zusammenhänge und Reaktionen mit ihren Symptomen im gesamten Körper zu verstehen, ist es wichtig, die Genese des gesamten Nervensystems zu betrachten.

Die Genese umfasst zwei unterschiedlichen Betrachtungsweisen. Die eine ist die phylogenetische Entwicklung des Lebens und der Arten. Diese beinhaltet die generelle Abstammung von den Würmern über die Schildkröten zu den Menschen.

Die andere Entwicklung wird als Ontogenese bezeichnet. Diese beschreibt die Zusammenfassung der phylogenetischen Entwicklung beim Heranwachsen des Embryos. [18]

Diese beiden Entwicklungsbetrachtungen zeigen zusammen die Entwicklung des Nervensystems und wie bzw. warum das autonome Nervensystem in der Lage ist, auf die dorsalen Spinalnerven zuzugreifen. Aber auch, wie es zu Symptomen kommt, die man auf den ersten Blick nicht mit einem einfachen Umknicken in Verbindung setzt.

2.1 Entwicklung der Medulla oblongata mit den Hirnnerven

Im cranialen Bereich entwickelt sich das Urhirn mit seinen weiteren Hirnabschnitten.

Im weiteren Körperverlauf wird das Medullarohr mit dem sogenannten Längsstammbereich gebildet. Dieser Längsstammbereich entwickelt sich im Laufe der phylogenetischen Evolution zum Rückenmark. Aus seinem ventralen und dorsalen Bereich ziehen sich Fasern als periphere Nerven aus. (Weiter siehe 2.3)

Nach Bildung weiterer Hirnabschnitte wird das sogenannte Nachhirn ausgebildet. Dieses Nachhirn ist die Differenzierung des verlängerten Rückenmarks mit den Spinalnerven und beinhaltet neben der Fossa rhomboidales auch die Pons. Dieser gesamte Bereich der Medulla oblongata entsteht aus den dorsalen Fasern des Rückenmarks. Aus diesem verlängerten Mark formt sich zudem das Cerebellum und die Hirnnerven. Zu Beginn der Medulla oblongata war diese im Verhältnis zum Urhirn der komplexeste Hirnbereich. Danach wanderte die Komplexität Richtung Cortex. [18]

2.2 Der Kontakt zwischen den Hirnnerven und dem Sympathicus

Bei der Untersuchung der phylogenetischen Entwicklung der Medulla oblongata und den daraus gebildeten Hirnnerven fand C. Gegenbaur zwei verschiedene Nervengruppen.

Da gab es zum einen die Trigeminusgruppe, die die Augen und Kaumuskulatur versorgte, sowie die Vagusgruppe.

Bei der Gruppe des N. trigeminus ist anatomisch gesichert, dass seine Nervenfasern aus dem dorsalen Bereich kommen und aufgrund der sympathischen Ganglien vom sympathischen System durchzogen sind.

Bei der Vagusgruppe verhält es sich nicht so singulär. Denn diese besteht aus dem reinen verlängerten Rückenmarkszustand mit seinem ventralen und dorsalen Längsstammbereich aus dem die Spinalnerven entspringen, wodurch die Hirnnerven einen Spinalnervencharakter zeigen. [18]

Die Hirnnerven treten somit in der Vagusgruppe aus dem ventralen und dorsalen Längsstammbereich aus. Wobei zu erwähnen ist, dass sich durch die Entwicklung des Gehirns aus dem dorsalen Bereich der Medulla oblongata ein deutlicher Einfluss des Sympathicus auf sämtliche Hirnnerven zeigt. [66] Aber auch neben dem Längsstamm wird die Vagusgruppe direkt von Fasern des Sympathicus durchkreuzt. So ziehen Fasern vom N. trigeminus in den N.facialis [18, 29, 41] in das Vagusssystem, genauer in den N. glossopharyngeus und N. hypoglossus. [41]

Auch liegt der Sympathicus bis zum Gasserschen Ganglion in enger Verbindung mit dem N. vagus. [66] Somit zeigen insgesamt zwei Wege einen Einfluss des Sympathicus auf die Vagusgruppe.

2.3 Entwicklung der Spinalnerven in Zusammenhang mit den Muskelplatten

Das Rückenmark mit seinem ventralen und dorsalen Längsstamm entwickelte sich aus dem Medullarohr. Beobachtungen u. a. bei den Rundmäulern zeigen eine deutliche Differenzierung des Nervensystems in Bezug auf die Muskeln.

Dazu kommt es, wenn sich die ventrale von der dorsalen Muskelplatte absondert und die Flexoren ausbildet. Dabei ziehen die Nervenfasern aus dem ventralen Längsstamm zielgerichtet zur motorischen Platte und wandern beim Sondieren mit der Muskulatur mit. [18]

Die restliche dorsale Muskelplattenfläche teilt sich in die dorsale und laterale Muskelplatte auf, wobei beide Muskelplatten nur von den dorsalen Spinalnerven innerviert werden. Diese Platten bilden die laterale Muskulatur und Extensoren. Bei niederen Tieren kann beobachtet werden, dass die dorsalen peripheren Nerven flächenartig und ohne spezielles Ziel in das Integument (u. a. Bindegewebe, Haare, Gefäße) inkl. verschiedener Bereiche des Körpers ziehen. Dort bilden sie die Sinnesorgane des Gewebes.

Somit zeigen sich zwei verschiedene Ansteuerungscharakteristika des Nervensystems: Aus der Tatsache, dass die dorsalen Spinalnerven, die zuerst flächig ins Integument und ziellos zu den Muskelplatten ziehen, und die der ventralen Spinalnerven, die sofort direkten Zugang zu den Muskelplatten haben und gezielt wachsen, lässt sich anhand klinischer Beobachtungen folgendes Fazit ziehen: Durch den direkten gewachsenen Kontakt der ventralen Spinalnerven an die Muskelplatte werden bei einem motorischen Reiz die Flexoren willkürlich leichter angesteuert als die der Extensoren, die eher dem autonomen Nervensystem unterliegen.

2.4 Der Kontakt der dorsalen Spinalnerven zum sympathischen Nervensystem

In der Ontogenese zeigt sich, dass sich die Ganglienmasse aus dem gleichen Bereich des Medullarohrs herauszieht wie die Nervenfasern der dorsalen peripheren Nerven. [55]

Weitere Beobachtungen zeigen, dass dabei die Ganglienmasse zusammen mit dem dorsalen Spinalnerv fächerartig und nicht zielgerichtet ins Integument wächst. Bei diesem Vorgang bildet die Ganglienmasse mit dem daraus entstandenen dorsalen Nerven Sinnesorgane aus, z. B. Tastsinn und Temperatursinn. Das somatosensorische System war geformt und die Ganglienfasern des sympathischen Nervensystems bilden für die Verarbeitung der Reize eine Verbindung zum zentralen Nervensystem und zu den dorsal entwachsenen Spinalnerven aus. [18] (Wirkungsweise: siehe somatosensorisches System)

Während der Phylogenese wanderte die ventrale Wurzel in den Spinalnerv.

Die Tatsache des Einflusses des sympathischen Nervensystems in die peripheren Nerven zeigt sich auch in der Struktur der Nerven. So waren bei den Neunaugen, den Vorfahren der Chordatiere (Wirbeltiere), noch alle Nervenfasern des peripheren Nervensystems marklos. Erst im Laufe der Evolution entwickelten sich markhaltige Fasern in einem gemischten Nerv.

Bis heute nutzt das autonome Nervensystem, dem auch der Sympathicus angehört, nur marklose bis wenig markhaltige Fasern (B- und C-Fasern) in einem Nerv, der aus verschiedenen Fasergruppen besteht. [16] Diese marklose Faser ermöglicht eine konstante Reizweiterleitung und liefert dauerhafte Aktionspotentiale aus dem heutigen spinothalamischen System. [18]

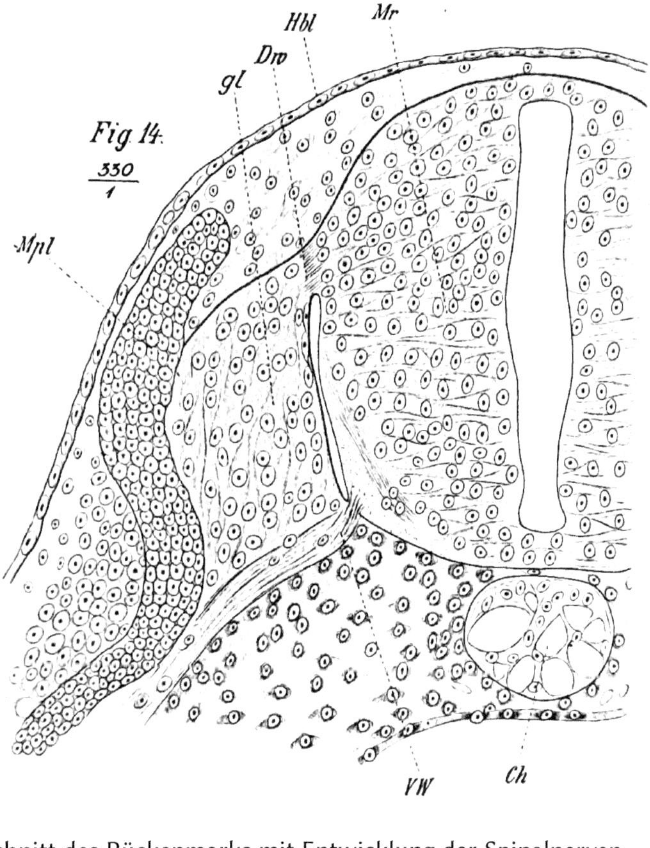

Abb. 1: Querschnitt des Rückenmarks mit Entwicklung der Spinalnerven
Mpl: Muskelplatte *gl*: Spinalganglion *Dw*: dorsale Nervenwurzel
Hbl: Hornblatt *Mr*: Medullarrohr *VW*: ventrale Wurzel
Ch: Chorda dorsalis. Aus: [55]

Aber nicht nur M. Sagemehl sah die Verbindung zwischen den sympathischen und motorisch dorsalen Fasern. [55] Auch His war der Meinung, dass sich die Ganglien des Sympathicus aus den Ganglien der Spinalnerven entwickeln und immer mit Fasern in Verbindung stehen. [41]

2.5 Der sympathische Zugang zur Muskelinnervation und Verlauf entlang der Wirbelsäule

Wie in den oberen Abschnitten gezeigt werden konnte, steht der Sympathicus mehr mit den dorsalen Spinalnerven in Verbindung als mit den ventralen Wurzeln des Längsstamms.

Schon Boeke konnte zeigen, dass sich die Nervenfasern des Sympathicus in die quergestreifte Muskulatur ziehen. Diese neurologische Anatomie und der damit einhergehende Einfluss auf die Muskulatur kann mit dem neurologischen Ausbau und der Reaktion des Muskelsystems der Kapillaren verglichen werden. [6]

Dogiel beobachtete, dass es sich beim Sympathicus um zwei verschiedene physiologische Zellarten handeln kann und somit der Sympathicus motorischer und sensibler Natur ist. Untermauert wurde das Ganze von Balfour, der ebenfalls herausfand, dass beide Nervensysteme, das cerebrospinale und das sympathische, vom Ektoderm abstammen und aus der Sicht ebenfalls zusammenhängen. Ebenso beobachtete er Unterschiede zwischen jüngeren Embryonen und älteren, wobei die spinalen sympathischen Ganglien immer in Verbindung standen. [41]

Gegenbaur fand ebenfalls zwei Spinalnervenarten, den sensiblen und den motorischen Nerv. [18] Alle Daten weisen darauf hin, dass auf die sensiblen Reize eine motorische Antwort erfolgen kann. Die Bestätigung liefert eine neue Studie, die zeigt, wie der Sympathicus in der Lage ist die Muskulatur in Spannung zu versetzen. [53]

Da davon auszugehen ist, dass das sympathische Nervensystem das Überleben sichern soll, hat es eine Überlegenheit gegenüber dem willkürlichen Ansteuerungssystem der Muskulatur. Auch die Tatsache, dass das sympathische System aufgrund der marklosen Fasern kontinuierlich Reize aufnimmt, verarbeitet sowie darauf reagieren muss, zeigt seine Dominanz gegenüber der bewusst gesteuerten Kontraktion, die es unterbinden kann, wie klinische Beobachtungen und unser Fluchtverhalten in Stresssituationen zeigen. Dabei ist zu beachten, dass die Extensoren bevorzugt innerviert werden.

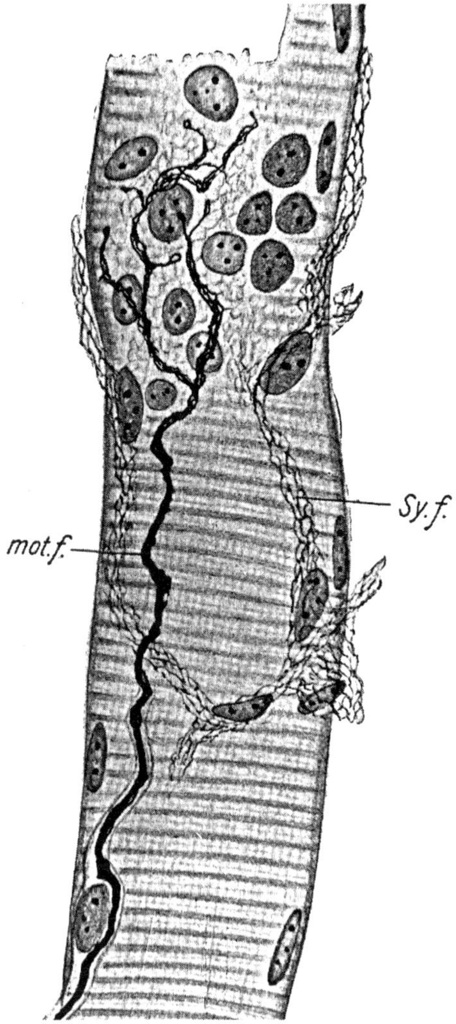

Abb. 2: Quergestreifte Muskulatur mit einer motor. Endplatte (mot.f.) und einer sympathischen Faser (Sy.f.). Aus: [6]

Nicht nur die Verbreitung der Nerven, sondern auch die Lage des Sympathicus zeigt, wie wichtig seine Reizaufnahme und Reizantwort, verbunden mit der Schutzaufgabe, ist. Neben den Ganglien im Kopfbereich und deren Nerven liegen die Nerven des Sympathicus von C1 bis zum Sacralmark. Somit werden Einflüsse entlang des gesamten Wirbelsäulensystems aufgenommen und verarbeitet.

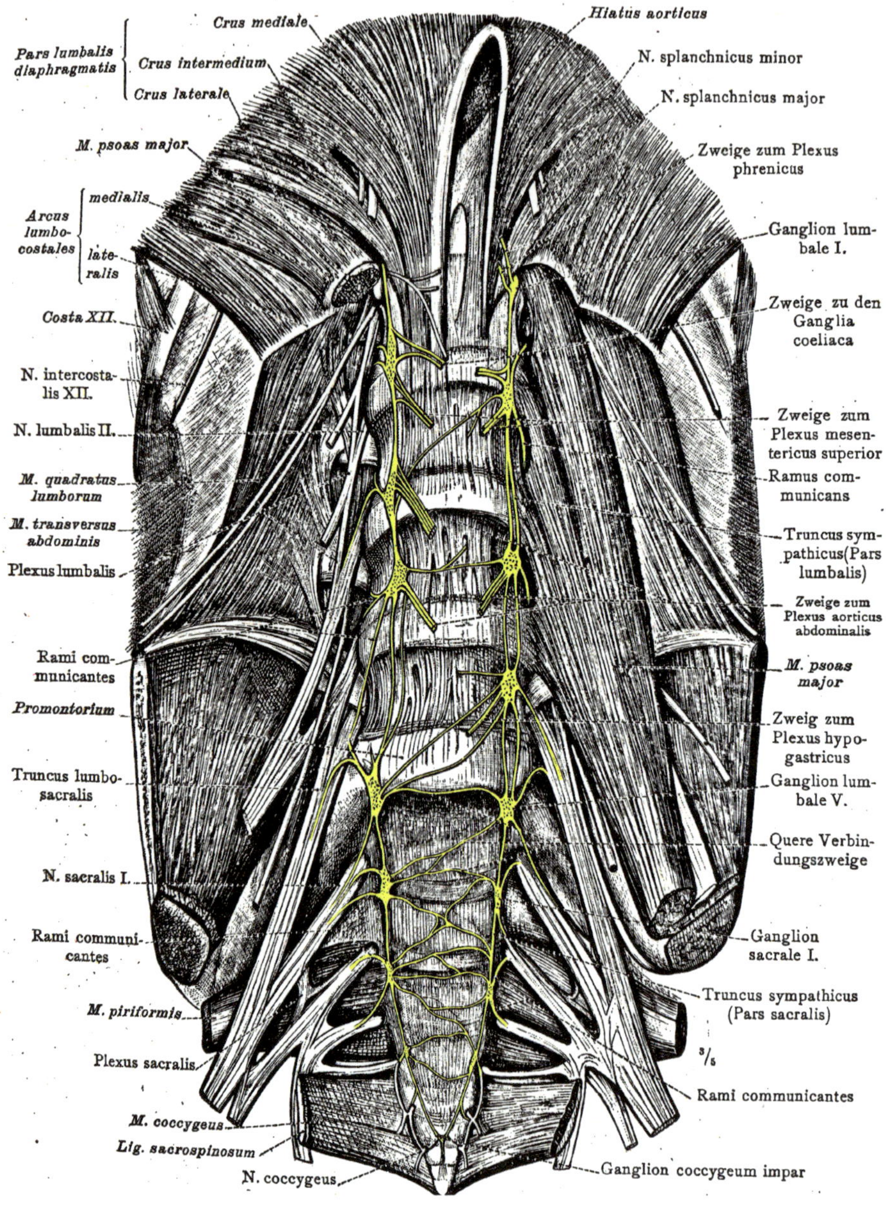

Abb. 3: Zeigt den mit gelb hervorgehobenen Truncus sympathicus der caudalen Wirbelsäule mit dem Plexus hypogastricus. Aus: [62, Fig. 129]

Kapitel 3

Reizaufnahmen und Verarbeitungen

Nicht nur die Genese des Nervensystems ist für das Verständnis des Körpers von Bedeutung. Auch die einzelnen Reizaufnahmen und Reizverarbeitungen zeigen, warum das Nervensystem eine Überlastung erfährt und entsprechende Reaktionen liefert.

3.1 Die Reizflut auf das Nervensystem – Überblick über das somatosensorische System

In Kapitel 2 zeigt sich die Verflechtung der sympathischen Fasern mit den Spinalnerven und die nervale Verteilung des sympathischen Systems ins Integument und deren Ausbildung der Sinnesorgane in den Geweben. Diese Sinnesorgane mit sympathischem Zugang bilden das in sämtlichen Geweben befindliche somatosensorische System.

Wie die Spinalnerven machte dieses System eine Phylogenese durch und entwickelte zwei Hauptsysteme, das spinothalamische und das lemniskale System mit einem gesonderten Nebensystem des N. trigeminus.

Die sensorischen Fasern des somatosensorischen Systems ziehen über die Hinterwurzel in das Hinter- und Seitenstrangsystem des Rückenmarks, wo sie sich verteilen. Neben der phyletischen Genese, die darauf schließen lässt, dass das somatosensorische System zum Sympathicus dazu gezählt werden muss, zeigt auch die Nervenfasergenese eine Verbindung zwischen diesen beiden Systemen. In beiden Gruppen bestehen die Nerven aus nicht myelinisierten Fasern und es wird deutlich, wie eng die C-Fasern des Sympathicus sind. [18, 55, 6] Auch Beobachtungen bei Schädigung der Hinterwurzel zeigen, dass es neben Sensibilitätsstörungen auch zu einem Reflexabfall in den Sehnen kommt. [13] Sämtliche Verbindungen bestätigen somit die Aussage, dass das somatosensorische System zum sympathischen Nervensystem zugehörig ist und damit aus beiden Nervenbereichen ein direkter Zugang zum Thalamus und regulierenden System besteht.

Die Aufgabe dieser Sinnesorgane ist der Schutz des Körpers. Durch die gesammelten Informationen ist das Nervensystem in der Lage, Daten aus der Umgebung und dem Inneren aufzunehmen und zu verarbeiten. Das somatosensorische System teilt sich dabei in zwei verschiedene Stränge. Über die Rezeptoren registriert es Daten zu Temperatur, Schmerzen, Druck und Daten aus den Organen. Aber auch Gelenkstellungen, die die Lage des Körpers in Bezug auf seine Bewegungen und Stellungen im Raum darstellen, werden aufgenommen. Diese Informationen können entweder als Reflexe direkt im Segment oder im Hirnstamm verschaltet und reguliert oder bis ins Großhirn geleitet werden und dort ins Bewusstsein des Patienten gelangen.

3.2 Was bedeutet das?

Eine genaue Betrachtung dieser Verschaltungen, insbesondere die der direkten Reizaufnahme über den Sympathicus, erklärt einige Therapieansätze, wie z. B. Wärmeapplikationen. Um die Therapiemöglichkeiten sinnvoll gegeneinander abzuwägen ist es wichtig, die Verschaltungen und deren Auswirkungen auf die Reizwahrnehmung zu kennen.

Über empfindliche Mechanorezeptoren werden Dehnungen, die im Gewebe an den Gelenken stattfinden, übermittelt. Da die Verteilung der Nervenenden des Systems komplett im Synzytium ohne ein direktes gezieltes Ende erfolgt, werden von dort dauerhafte Veränderungen wie Dehnung, Pressung ins Rückenmark gesendet.

Ebenso ist es wichtig zu wissen, wie die Reizweiterleitung funktioniert, um innerhalb der Behandlung eine gezielte Signalblockierung der Reizweiterleitung zu erreichen. Ein klassisches Beispiel verdeutlicht diese Zusammenhänge: Bekommt ein Patient auf den Schmerzbereich eine Applikation von Wärme oder Kälte, werden die Nozizeptoren von den Thermorezeptoren überlagert und die nervalen Bahnen des Hautnervs sorgen nur noch für die thermale Reizweiterleitung. In diesem Moment wird der Hautnerv in Bezug auf den Schmerz blockiert und die Schmerzen gelangen nur noch über die Muskel- oder Viszeralnerven weiter. Aufgrund des geringen Aktionspotentials werden die Schmerzen nun nicht mehr bis zur Großhirnrinde weitergeleitet und der Patient erfährt eine Linderung.

Allerdings fließen die Aktionspotentiale über den Muskelnerv weiter und die segmentale reflektorische Reizweiterleitung arbeitet weiterhin, wodurch die Strukturen sich nur minimal oder kurzfristig verändern. Da während der Thermoblockierung die Reizverarbeitung nicht verändert wurde, kehren die Schmerzen nach dem Abklingen der Thermobehandlung häufig zurück. So können bei Schmerzen über Druck die Schmerzsignale zwar blockiert werden, sodass sie nicht ins Bewusstsein drängen, jedoch kann eine motorische Reaktions- und Entzündungsschleife über den Sympathicus ausgelöst werden.

Ein weiterer, für den Therapeuten bedeutender Aspekt ist die Tatsache, dass nozizeptive Reize nicht genau lokalisiert werden können und viszerale Reize auf Segmente Einfluss ausüben, die auf den ersten Blick nicht augenscheinlich direkt mit dem Segment in Verbindung stehen.

Durch eine weitere Verschaltung des Systems können somit Schmerzbereiche mit Hilfe von anderen Stellen therapiert werden, ohne Entzündungen auszulösen. Dies ist zum Beispiel im Bereich des Rückens ein Vorteil. Beklagt der Patient dort Schmerzen, können über diese Verschaltungen Wärmeplatzierungen auf dem Bauch für eine bessere Linderung sorgen und gehen der Entzündungsgefahr am ISG aus dem Weg.

Um alle Verbindungen, die dieses System darbietet, selbständig ableiten zu können, ist eine genauere Betrachtung wichtig.

3.3 Aufbau

Wie in 3.2 erwähnt teilt sich das somatosensorische System in zwei Hauptsysteme und den N. trigeminus auf.

Die zwei Hauptsysteme sind das lemniskale und das spinothalamische oder auch extralemniskale System. Dabei wird das lemniskale System auch als Hinterseitenstrang und das spinothalamische System als Vorderseitenstrang bezeichnet. Mit Vorderseiten- und Hinterseitenstrang werden die Bereiche des Rückenmarks bezeichnet, indem sie in Richtung Cortex ziehen, was aber nichts mit der Phylogenese zu tun hat. Beide Systembahnen bestehen aus 4 Neuronen, die als Umschaltstationen von einem Nerv auf den anderen Nerv dienen. [56] Jedoch benutzen beide Hauptstränge im zentralen Nervensystem unterschiedliche Verläufe mit unterschiedlichen Auswirkungen. Jedes der Systeme kreuzt während seines Verlaufs auch zur kontralateralen Seite und zieht über den somatosensorischen Thalamus zum Cortex.

Die unterschiedliche Wirkungsweise unterscheidet sich in den Bahnsystemen erst nach dem 1. Neuron.

Erstes Neuron Das erste Neuron hat die ausschließliche Aufgabe der Reizaufnahme.

Tab. 1: Nervenfasergruppeneinteilung

Fasergruppe	Funktion	Leitgeschwindigkeit	markhaltig/marklos
Aα (I)	Ia: Primäre Muskelspindelafferenzen Ib: Afferenzen der Golgi-Sehnenorgane	70–120 m/s (15 µm)	markhaltig
Aβ (II)	Sekundäre Muskelspindelafferenzen	30–70 m/s (8 µm)	markhaltig
Aδ (III)	Afferenzen von Kältereptoren der Haut Afferenzen von Nozirezeptoren (Muskeln, Haut, Organe) Afferenzen von Meachanorzeptoren der Haut	12–30 m/s (< 3 µm)	wenig markhaltig
B		3–15 m/s (3 µm)	wenig markhaltige präganglionäre sym. Nervenfasern
C (IV)	Afferenzen von Wärme- und Kältereptoren Afferenzen von Nozirezeptoren (Muskeln, Haut, Organe) Afferenzen von Meachanorzeptoren der Haut	0,5–2 m/s (1 µm)	marklose (postganglionäre) sym. Nervenfasern

Klassifikation der Fasergruppen, afferent nach der Reflexstudie von Lloyd und Hunt I–IV
Klassifikation/Daten der Fasergruppe nach [16], Durchmesser in Klammern

Das periphere erste Neuron ist die Verbindung vom Rezeptor, wie z. B. der Ruffini- Körperchen, zur Außenwelt und dieses ist generell für die Weiterleitung der eingehenden Informationen vom entsprechenden Organ wie Haut oder Gelenk zuständig, wo es die Informationen in Aktionspotentiale umsetzt und zum Rückenmark und Gehirn weiterleitet.

Aktionspotentiale, die jedoch eine Frequenz unter 1 Hz aufweisen und damit im niederfrequenten Bereich sind, werden zwar nicht wahrgenommen, aktivieren aber stumme Nozizeptoren[1], wodurch vasodilatatorische Neuropeptide und Zytokine freigesetzt werden. Diese wiederum aktivieren einen nozizeptiven Kreislauf, der chronische Entzündungen aktiv hält und motorische Reflexe auslösen kann, mit denen die stummen Nozizeptoren ebenfalls weiter aktiviert werden.

Durch solch eine Beanspruchung der Nervenbahnen und unbewussten Regelkreise wird, meistens ohne jedwede Beachtung durch Patienten und Therapeuten, eine Hauptursache verdeckt und Kompensationsmechansimen aufgebraucht, da es zu einer Überlastung des Systems kommt. Deshalb gilt es, an die unterschwelligen Reize zu denken, wenn die Therapie erfolgreich sein soll.

Die peripheren Nerven bestehen aus zwei Gruppen: den schnellleitenden myelinisierten Fasern, Gruppe A und B oder I-III und den langsamleitenden unmyelinisierten Fasern, Gruppe C oder IV. Dabei darf in der Therapie nicht vergessen werden, dass die myelinisierten Gruppen besonders druckempfindlich sind und es bei zu hohem Druck zu einer Signalblockade kommen kann.

Die Fasern des sympathischen Bereichs sind in der Gruppe C zu finden und senden innerhalb des spinothalamischen Systems langsame konstante Reize. Somit kann, obwohl es durch Druck zu einer Signalblockade kommen kann, das System trotz allem aus unterschwelligen langsamen Reizen gespeist werden.

Das lemniskale System besteht zum Großteil aus myelinisierten Fasergruppen, wobei die Propriorezeptoren in den Fasergruppen I, II und die Mechanorezeptoren der Haut in II bis IV vertreten sind. Das spinothalamische System mit seinen Thermo- und Nozizeptoren hingegen umfasst myelinisierten Fasern und ist in der Fasergruppe III vorhanden.

[1] Die laut aktuellem Stand im gesunden Gewebe nicht erregbar sind. Hier stellt sich die ketzerische, aber durchaus relevante Frage: wie wird gesundes Gewebe definiert?

[Klassifikation der Fasergruppen, afferent nach der Reflexstudie von Lloyd und Hunt]

3.3.1 Verlauf des spinothalamischen oder auch extralemniskalen Systems

Auch dieses System lässt sich leicht durch die Genese verstehen. Ganz am Anfang gab es nur eine segmentale Verarbeitung der Reizinformation über die Haut. Danach kamen die Nerven der Organe dazu. Durch die spätere Muskeldifferenzierung, und der damit einhergehenden Entwicklung der Medulla oblongata, entstand zunehmend auch eine cerebrale Datenverarbeitung.

Im spinothalamischen System treffen sich nun hauptsächlich die Afferenzen der Gruppe III und die unmyelinisierten Afferenzen der C-Fasern, d. h. die des Sympathicus [16], C-Fasern und die der motorischen Nerven der Gruppen II und IV.

Durch die segmentale Verarbeitung ziehen die Fasern des ersten Neurons (Nerv), das die Reize aufgenommen hat, über die Hinterwurzel ins Rückenmark, wo ein Teil der Fasern in benachbarte Segmente, bis zu 2 Segmente, mit Hilfe der Lissauer-Fasern auf- und absteigen, bevor die Reize in den jeweiligen segmentalen Hinterhörnern auf das zweite Neuron umgeschaltet werden.

Die Reize der C-Fasern werden in Lamina II auf Interneurone umgeschaltet, bevor sie auf das zweite Neuron, das sich in der Lamina I oder in der Lamina V befindet, weitergegeben werden. Die myelinisierten Fasern der Gruppe III werden umgehend in Lamina I und V umgeschaltet. Die zuständigen Interneurone leiten die eingegangenen Reize zum zweiten Neuron in Lamina I.

Zum zweiten Neuron, was sich in Lamina V befindet, werden die Reize ohne vorherige Zwischenstation geschaltet.

Im Gegensatz zu Lamina V erhält das Neuron in Lamina I nur von einer Fasergruppe Informationen, sodass es zu kleinen rezeptiven Felder kommt, die eine genaue Lokalisation des Problems zulassen. Beim Neuron innerhalb der Lamina V hingegen kommen Informationen von Nozi-, Thermo- und Viszerosensoren der Gruppe III und IV, sowie der

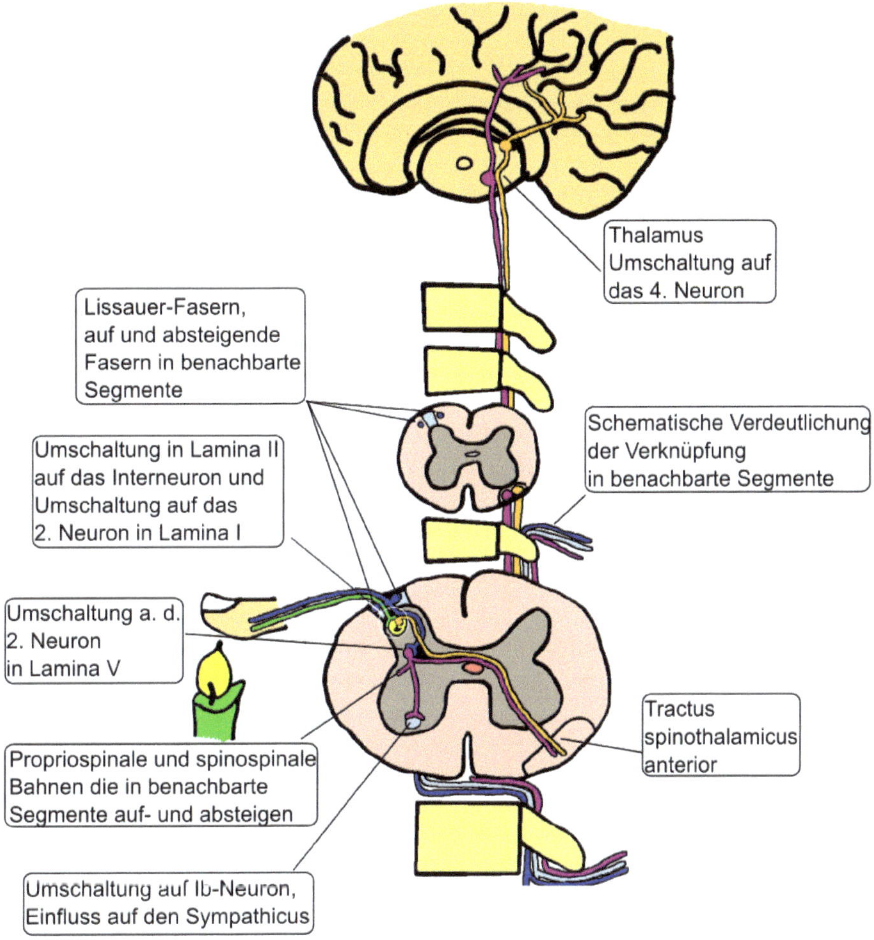

Abb. 4: Schematische Darstellung des spinothalamischen Systems

Mechanosensoren aus der Gruppe II, bei der sich die Fasern ebenfalls im Hinterhorn aufspalten.

Durch diese mannigfaltigen Informationen, die dort hingelangen, kommt es zu einer großen Konvergenz innerhalb der rezeptiven Felder. Rezeptive Felder bezeichnen die Aufnahmefelder, die die Informationen auf dem Kortex abbilden. Je größer diese Felder sind, desto schwieriger ist eine bewusste und genaue Lokalisation der Reize und die eingehenden Informationen erscheinen eher diffus.

Je kleiner die Felder sind, desto besser ist die Plastizität, d. h. umso gezielter ist die Lokalisation der eingehenden Informationen auf dem Cortex, siehe Homunculus, und kann vom Patienten wiedergegeben werden.

Die Fasern des zweiten Neurons aus der Lamina I ziehen umgehend und ohne weitere Aufspaltung über das kontralaterale Vorderhorn in den Vorderseitenstrang, wo sie zum Thalamus aufsteigen.

Ein Teil der Fasern des zweiten Neurons aus der Lamina V zieht ins ipsilaterale Vorderhorn. Auf dem Weg spaltet es sich in verschiedene Fasern auf. Ein Strang, der Tractus, kreuzt zur kontralateralen Seite und zieht ebenso im Vorderseitenstrang zum Thalamus.

Weitere Fasern, sogenannte propriospinale oder auch spinospinale Bahnen, ziehen in den Seitenstrang und verlaufen dort auf- und absteigend in andere Segmente.

Tab. 2: Die Nuclei des somatosensorischen Thalamus

Informationen aus dem lemniskalen und spirothalamischen System	
Proprio-, Mechano-, Thermo- und Nozizeption	
Nucleus	**Verarbeitungsort**
Nucl. ventralis post. lateralis	Somatosens. Kortex, Gyrus postcentris
Nucl. ventralis post. medialis	Somatosens. Kortex, Gyrus postcentris
Nucl. ventralis post. inferior	Somatosens. Kortex, Porietales Operculum (SII)
Nozizeptoren und Thermozeptoren	
Nucl. ventralis med., pars post	Dors. Inselrinde
Nozizeptoren ziehen auch zum	
Nucl. medialis dorsalis	Limbischer Kortex, Gyrus cinguli
Nucl. centralis lateralis	ARAS
Nucl. parafasicularis	ARAS

Die Fasern, die bis ins ipsilaterale Vorderhorn gelangen, geben nach einer monosynaptischen Verschaltung Informationen an ein weiteres Neuron – dem Ib- Interneuron – weiter, das dann die Informationen benutzt, um den Sympathicus zu hemmen oder zu aktivieren und die Reflexmotorik zu beeinflussen. Dieses Neuron kann zudem über absteigende Bahnen vom somatomotorischen Bereich, Großteil der Formatio reticularis, dem Vestibulozerebellum und weiteren höheren Zentren, gehemmt werden. Zudem gibt es auch segmentale hemmende Interneurone. Jedoch müssen für diese Hemmungen die Reize in den höheren Zentren ankommen oder auch so stark sein, dass die segmentale Innervation greift.

Die aszendierenden Bahnen des Tractus thalamicus gliedern sich u. a. in den Tractus spinothalamicus ventralis und Tractus spinoreticularis.

Dabei zieht über den Vorderseitenstrang der Tractus spinoreticularis zur Zwischenstation in die Formatio reticularis, die neben dem ARAS auch den Locus coeruleus, der ebenfalls Informationen von diesen Sensoren (vorwiegend Schmerzsignale) über das zweite Neuron erhält und entsprechend regulierend mit Hilfe des Sympathicus eingreift.

Der Tractus spinothalamicus zieht hingegen direkt zum Thalamus. Dort erreicht er einen der in der Tab, 2 aufgeführten Nuclei, wo der Reiz Einfluss auf die dortige Verarbeitung und Reaktion des Körpers nimmt.

Der Tractus spinothalamicus ventralis leitet die Druck- und Tastempfindung mit geringer örtlicher Auflösung. Von dort geht es bei genügend Reizhöhe zum somatosensorischen Cortex.

3.3.2 Verlauf des lemniskalen Systems

Die Fasern der Propriosensoren, der motorischen Reflexe, teilen sich und wandern mit einem Strang direkt zur Umschaltung im ipsilateralen Vorderhorn und bilden dort erregende Synapsen, die auch die Daten der anderen Sinneseindrucke, die für die Muskellänge wichtig sind, verarbeiten und diese über α-Motoneurone aktivieren, sodass die richtige angepasste Muskellänge eingestellt werden kann.

Die anderen Fasern ziehen im Hinterseitenstrang Richtung Medulla oblongata und der Formatio reticularis, die mit Hilfe der Reize die Stellreflexe beeinflusst.

Die Mechanosensoren zweigen sich ebenfalls auf und ziehen mit einer Bahn im Hinterseitenstrang zur Medulla oblongata. Mit den anderen Fasern setzen sie am zweiten Neuron des spinothalamischen Systems an und geben über dieses ebenfalls die Reize an den Sympathicus und die Motoneurone weiter.

Die Fasern, die ohne Umschaltung ipsilateral im Hinterstrang des Tractus spinothalamicus laufen, ziehen zu dem Nucleus cuneatus und gracilis der Medulla oblongata. Dort werden sie auf das zweite Neuron umgeschaltet, mit dem sie die Mittelebene kreuzen und zum kontralateralen somatosensorischen Thalamus ziehen, wo sie in einem der Nuclei auf das dritte Neuron umgeschaltet werden.

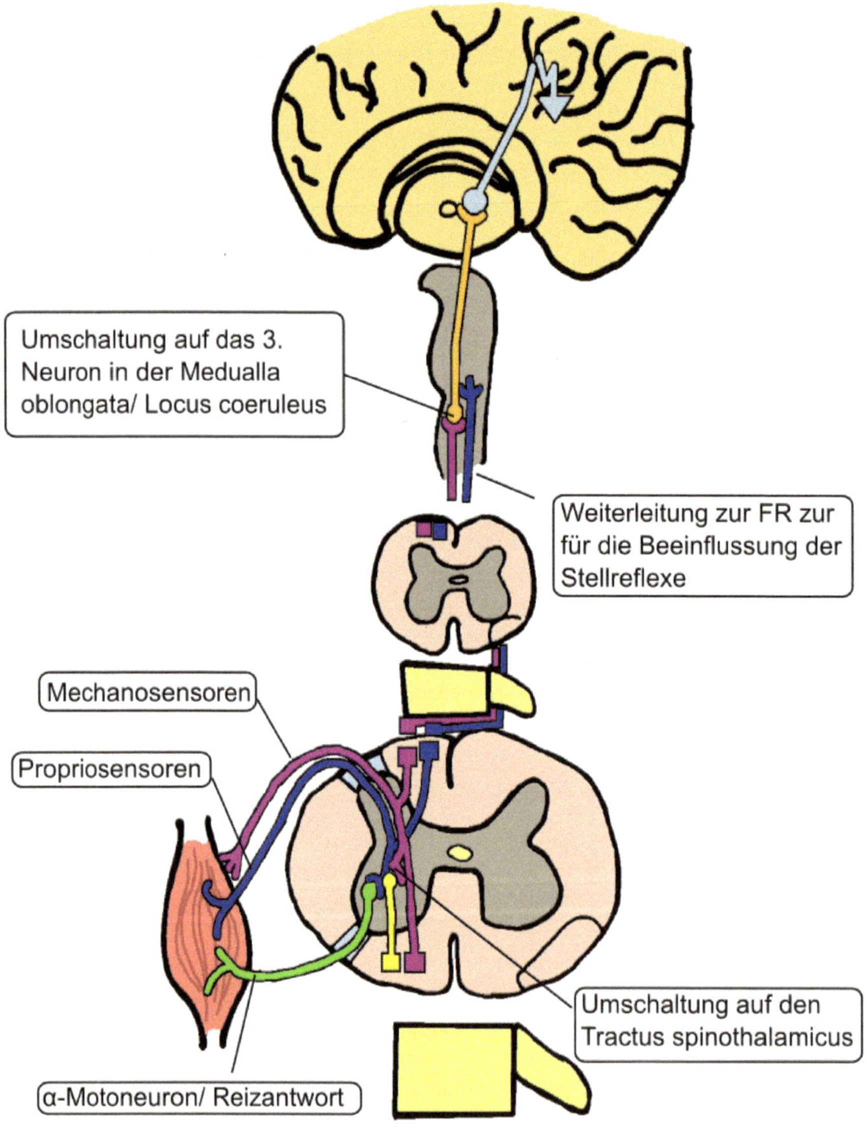

Abb. 5: Schematische Darstellung des lemniskalen Systems

Da die Fasern des lemniskalen Systems wenig zusammenlaufen, besitzen die Kerne kleine rezeptive Felder und können zudem auch noch über ein lateral liegendes Neuron eine Hemmung erfahren. Dadurch wird dem Thalamus eine genauere Lokalisation des Problems ermöglicht.

Im Thalamus werden wie beim spinothalamischen System die Informationen verarbeitet und auf das dritte Neuron umgeschaltet, mit dem es dann bei Erreichen der Reizschwelle zum somatosensorischen Cortex und zur letzten Umschaltung geht.

Das lemniskale System gehört weniger dem Sympathicus oder der dorsalen Wurzel an. Phylogenetisch ist es ein Regulationssystem der ventralen motorischen Wurzel. Durch die kleinen rezeptiven Felder und die direktere Verarbeitung in der Medulla oblongata können die Stell- und Haltereflexe reguliert und koordiniert werden.

Für die Therapie ist dieser Unterschied deshalb wichtig, da wir in der Lage sind, dieses lemniskale System durch die Behandlung in Bauchlage besser auszuschalten als das spinothalamische System. Somit bleibt der Tonus der Muskulatur durch die Reizverarbeitung des spinothalamischen Systems aufgrund von Gelenkdepositionierungen bestehen. Jedoch wird der Tonus für die Haltemuskulatur außer Kraft gesetzt.

Zu beachten bei der Weiterleitung und Reaktion auf die Reize ist, dass viele der vegetativen und motorischen eingehenden Reize nicht im Rückenmark, sondern im Hirnstamm verarbeitet werden. Dazu gehören die Hirnstammkerne Nucleus ruber, vestibularis lateralis und Teile der Formatio reticularis. Dies ist deshalb wichtig zu erwähnen, da verschiedene Reize innerhalb der Therapie auf diese Regulationsbereiche im Hirnstamm – z. B. Ernährung – zugreifen und das System damit beruhigen, aber auch aus dem Gleichgewicht bringen können.

3.3.3 Nervus trigeminus

Ein weiteres Reizverarbeitungssystem ist das des N. trigeminus. Vom Verlauf ist es wichtig, dass dieser Nerv zusammen mit dem N. facialis aus dem dorsalen Bereich der Pars dorsalis der Pons entsteht und damit aus dem dorsalen Nervensystem kommt.

Die Datenverarbeitung des N. trigeminus ähnelt der des spinothalamischen Systems. Der N. trigeminus benutzt sogar die gleichen Nuclei wie die des Vestibularsystems zur Umschaltung in der Medulla oblongata sowie der Pons und endet ebenfalls mit einem Teil seiner Fasern im kontralateralen somatosensorischen Thalamus.

Die Verschaltung auf das zweite Neuron erfolgt bei den Mechanosensoren in der Pons im Nucleus principalis. Die Propriosensoren ziehen zum Nucleus mesencephalicus nervi trigemini, wo auch von anderen Nerven Informationen Eingang finden, wie z. B. vom N. facialis.

Dabei ist anzumerken, dass beide Nerven in der Lage sind, über die beiden Ursprungskerne, die nebeneinander liegen, zu kommunizieren. Die Thermorezeptoren und die Nozizeptoren ziehen hingegen ins Halsmark zu den ipsilateralen Trigeminuskernen des Nucleus spinalis nervi trigemini, die dort einen längeren Abschnitt einnehmen. Der dort liegende Nucleus caudalis bekommt dann als zweites Neuron die Informationen aufgeschaltet.

Von den gesamten Trigeminuskernen zieht ein Teil der Fasern wie die der anderen beiden Systeme zum Nucleus ventralis posterior medialis, wo sie auf das dritte Neuron umgeschaltet werden. Da die Trigeminuskerne wie das Hinterhorn der anderen beiden Systeme fungieren, zieht der andere Teil der Fasern zur Formatio reticularis.

Vom Nucleus ventralis post. medialis geht es wie beim lemniskalen und spinothalamischen System zum sensomotorischen Cortex, dem Gyrus postcentralis, weiter.

3.4 Zusammenfassung

Das somatosensorische System mit seinen zwei bzw. drei Anteilen ist also ein reiner Verarbeiter eingehender Informationen und zuständig für verschiedene Reflexbögen. Damit wird deutlich, dass ein Großteil der Reizverarbeitung nicht direkt auf segmentaler Ebene durchgeführt wird, sondern im Hirnstamm. Das bedeutet, dass die Antwort auf eingehende Reize von oben herab (aus dem Hirnstamm) in viele, und nicht nur in die benachbarten Segmente, verteilt werden können. Es kommt durch die Verarbeitung zu einer ganzkörperlichen Antwort und zu einer Aktivierung des Sympathicus. Solange Reize über das sensomotorische System an den Locus coeruleus gelangen, findet eine Aktivierung des Sympathicus statt.

Aufgrund eines Hypertonus des Gewebes (ausgelöst durch den Sympathicus) und der gleichzeitig vorliegenden chemischen Veränderung des

Gewebes, können Nozizeptoren so sensibilisiert werden, dass gerade polymodale Nozizeptoren äußerst empfindlich auf die verschiedensten Reize (chemische, Thermo) reagieren und über Spontanaktivität dauerhaft Aktionspotentiale senden können, obwohl keine „Faktoren“ (z. B. Distorsion) vorliegen, die direkt die Schmerzen auslösen. Des weiteren ist der Körper in der Lage, sogenannte stumme Nozizeptoren zu aktivieren, die die neurogenen Entzündungen und deren Gewebefolgen sowie die weitere Sensibilisierung und einen erhöhten Fluss an Aktionspotentialen ins Rückenmark begünstigen.

Somit ergibt sich ein deutlicher Zusammenhang zu einer dauerhaften Schleife, die den Sympathicus und das restliche System in Aktion hält. Sorgt man über Entspannung des Bindegewebes für eine bessere Durchblutung und damit einem elektrolytischen Gleichgewicht an den Nervenfasern, werden Spannungsverhältnisse wieder verändert und es kann zu einer Repolarisation und Entspannung des Systems kommen.

Kapitel 4

Innervation des Wirbelsäulensegments mit der Dura mater spinalis, Ligamentum longitudinale anterius und posterius

Bei den Gelenken melden die Propriozeptoren in den Gelenkkapseln die Stellungen der Gelenkkörper. An der Wirbelsäule erfolgt die Meldung der Wirbelkörperstellungen über die Dura mater spinalis. Die Dura mater spinalis verläuft ventral und dorsal entlang des Rückenmarks. Sie liegt direkt an den Wirbelkörpern an und hält über kleine Ligamente die Spinalwurzeln in ihrer Position. [18] Sie wird von einem Nervengeflecht versorgt, das über verschiedene rückläufige sympathische Fasern Zugang zu diesem hat.

Dabei wird die ventrale Dura mater vom Sinuvertebralnerv, auch Ramus menigeus genannt, innerviert, der gleichzeitig die dorsale Bandscheibe und das Periost der Wirbelkörper innerviert.

Dieser Nervus sinu-vetrebralis entspringt aus dem Ramus visceralis, heute Ramus communicans, und verbindet sich dann mit einem weiteren Abzweig aus dem Ramus communicans des dazugehörigen Spinalnervs

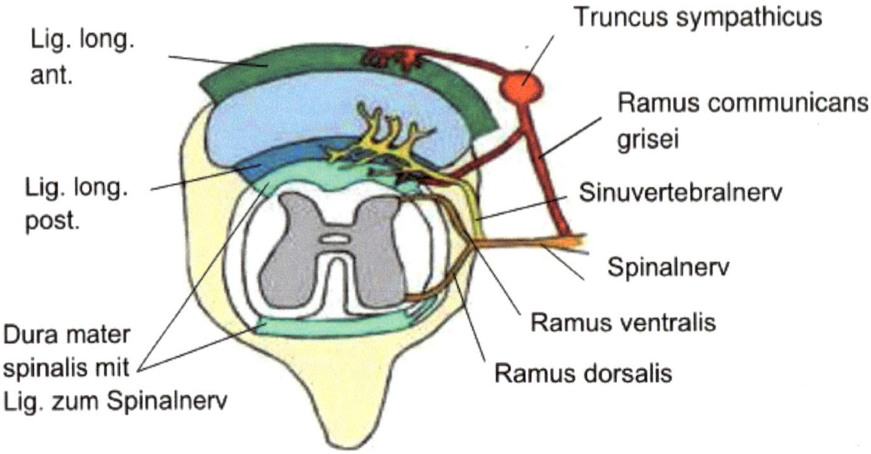

Abb. 6: Neurologische Verschaltung des Wirbelsäulensegmentes von cranial

und zieht bogenförmig in das Foramen intervertebrale zurück. (Luscka) Dieser Sinuvertebralnerv besteht aus beiden Arten, den sympathischen und den spinalen Nervenfasern. Diese Fasern ziehen als auf-und absteigende Äste im Wirbelkanal in benachbarte Segmente und verbinden diese miteinander. [18]

In sämtlichen Bereichen bekommt er Reize aus dem Lig. longitudinale posterior, Discus und Dura mater spinalis. Über seinen Abzweig vom und zum Ramus communicans grisei mit seinen sympathischen Fasern hat er Zugang zum Truncus sympathicus. Gleichsam wird die ventrale Dura mater vom Plexus des posterioren longitudinalen Ligaments und auch von den Segmentarterien und Venen versorgt, an denen der Sinuvertebralnerv anhaftet. Auch über feine Anastomosen hat er Kontakt zur Hinterwand des Wirbelkanals. [18] Somit sind sämtliche Strukturen des Wirbelsäulensegments in Kontakt zum Truncus sympathicus.

Die in der Dura mater spinalis enthaltenen Nervenfaserbündel können in einer leichten Verwringung vorliegen, damit sie bei Verschiebung der Dura mater spinalis in Richtung der Extension und Flexion keinem Zug ausgesetzt sind. Im Bereich der Brustwirbelsäule wird das Ligamentum longitudinale anterius vom ventralen Nervengeflecht segmentübergreifend versorgt. Neben dem ventralen Längsband werden dem gleichen Nervengeflecht auch die costovertebralen Gelenke versorgt.

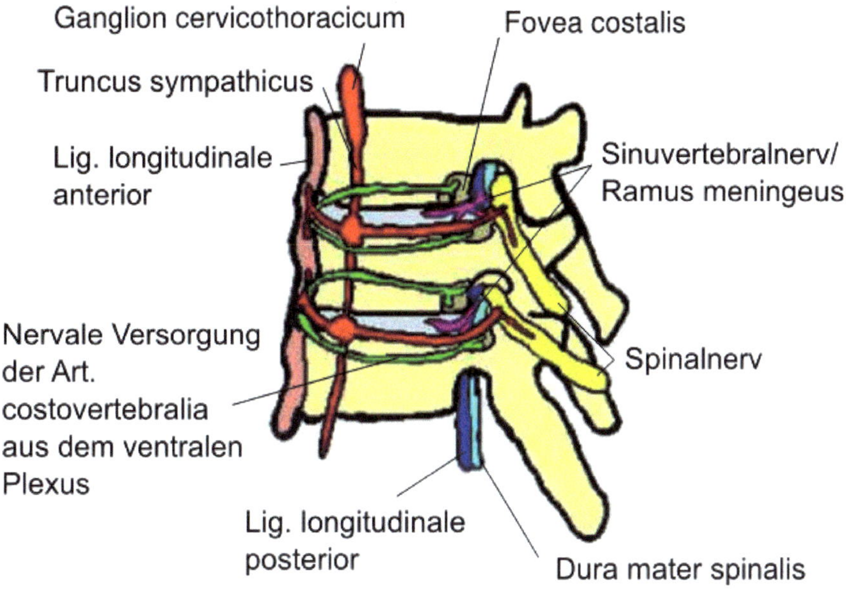

Abb. 7: Neurologische Verschaltung der Wirbelsäulensegmente von lateral

Dabei muss beachtet werden, dass die Innervation und Kommunikation im ventralen Bereich sich bis zu über 8 Segmente erstrecken kann, wobei die direkt benachbarten Segmente nerval stärker zusammenhängen. [23, 24]

Im cervicalen Bereich wird die Dura mater spinalis über ein Nervengeflecht versorgt, das aus dem N. vertebralis entspringt, der als Ramus communicans grisei aus dem Ganglion cervicale inferius bzw. dem Ganglion cervicothoracicum, auch stellatum genannt, kommt und die Verbindung durch die Querforamina C6 und C7 zu den Spinalnerven herstellt. [60]

Durch die Verbindung zu den Spinalnerven hat das Ganglion cervicothoracicum über den Plexus brachialis Kontakt zum N. radialis, N. thoracicus longus und N. thoracodorsalis, da nur diese im oberen Abschnitt aus dem dorsalen Längsstamm entspringen.

Verschiedene Studien und klinische Beobachtungen zeigen, dass eine Verbindung von den oberen dorsalen Wurzelganglien L1 und L2 über die sensorischen und den sympathischen Fasern zu der Dura mater spinalis in L4 und L5 und auch den Spinalnerven besteht. Ebenso gab es einen Nachweis in diesen Fasern von CGRP – Calcitonin Gene Related Peptide[40, 57], die eine Vermutung über neurogene Entzündungen in dem unteren LWS-Bereich unterstützt, die durch die obere LWS ausgelöst wurden. Diese Vermutung von neurogenen Entzündungen kann durch die Studie bei neuseeländischen weißen Kaninchen untermauert werden. Dabei wurden Nervenfasern im gesamten lumbalen Gewebe in der ventralen Dura mater spinalis und in den longitudinalen Ligamenten festgestellt. Anhand der entdeckten Stoffe, wie die Substanz P und CGRP in diesen Fasern, können sie den nozizeptiven Fasern zugesprochen werden. [32]

Somit zeigt sich hier die Beeinflussung von sympathischen Fasern bis hin zu neurogenen Entzündungen in der Dura mater spinalis über Segmente hinweg. Eine klare Aussage über die genaue Lokalisation der Ursache lässt sich unter diesen Umständen nicht mehr treffen. Diese Tatsache wird untermauert, da klinische Beobachtungen zeigen, dass bei einer Behandlung der oberen LWS eine Beruhigung der unteren schmerzhaften Nerven einsetzen kann.

Ebenso sollte erwähnt werden, dass die Dura mater spinalis am Ende über eine längere Strecke einen nervalen Zusammenschluss mit dem Filum terminale eingeht und als Filum durae matris spinalis bezeichnet werden kann. Da die Dura mater spinalis über die Geflechte der Gefäße und selbst sympathisch innerviert ist, kann auch eine Beeinflussung des Sympathicus durch das Os coccygeus stattfinden, da die Fasern des Filum terminale externum ins Periost am 2. Wirbel des Steißbeins ziehen. [41] Eine weitere Beeinflussung des Systems der Dura mater spinalis findet über die Dura mater encephali statt, die mit der Dura mater spinalis verbunden ist. Auch die Dura mater encephali enthält Nerven, die sympathisch innerviert und somatosensorische Eigenschaften besitzen. Was zur Folge hat, dass Informationen über die Position und Verschiebungen weitergegeben werden können. [41]

4.1 Was bedeutet das für die Therapie

Betrachtet man sich die Datenlage, so wird deutlich, dass die gesamten Strukturen des Wirbelsäulensegments zusammen mit der Dura mater spinalis, den Ligamenten longitudinale anterior und posterior mit sympathischen und sensorischen Fasern versorgt werden.

Kommt es zu einer Wirbelkörperdepositionierung oder einer Depositionierung der Costovertebralgelenke, werden diese Fasern gereizt. Durch diese dauerhafte Reizung kann eine neurogene Entzündung im Gewebe entlang der Wirbelsäule entstehen, die die stummen Nozizeptoren des Sympathicus aktivieren können.

Durch die Gelenkdepositionierungen im Mikrometerbereich wird der Sympathicus zur Gelenkstabilisierung auf den Plan gerufen. Der aktive Sympathicus ist nun in der Lage, verschiedene Gewebestrukturen, wie die Ligamentum longitudinale anterius und Ligamentum longitudinale posterius, aber auch das Gewebe um die Art. costovertebralis, im Tonus zu erhöhen.

Ebenso können über die dorsalen Spinalnerven und den Truncus sympathicus die Muskeln entlang der WS im Tonus erhöht werden. Diese flächige Tonuserhöhung sorgt für eine Verringerung der Beweglichkeit und der inter- und intramuskulären Koordination bei Bewegung der Wirbelkörper und der Rippen zueinander. [53] Durch die negativ veränderte Beweglichkeit entstehen Reize, die über die Verbindung zum Rückenmark für eine Aktivierung des spinothalamischen Systems sorgen können. Dies kann weitere ausgeweitete Koordinationsstörungen und Hypertonien in Muskeln und Geweben auslösen.

Bei der Gelenkdepositionierung kommt es nicht nur zu einer Verwringung, sondern auch zur Dehnung der wirbelkörpernahen Strukturen, wodurch die Nervenfaserbündel der Dura mater spinalis entdreht werden können bis zur Dehnung und es zu einer Aktivierung des Sinuvertebralnervs kommt. Die Aktivierung des Sinuvertebralnervs ist auch durch die Positionsveränderung der Ligamente der Dura mater spinalis, die die Spinalwurzeln in den Foramina vertebralia positionieren, möglich. Der Spinalnerv und der Sinuvertebralnerv sind dann in der Lage, über die Verbindung ebenfalls die Rami communicantes grisei zu aktivieren.

Durch die wirbelkörpernahe sensorische Versorgung sind minimale Depositionierungen an der Wirbelsäule in der Lage, auf das gesamte sympathische System einzuwirken und dies neben den großen Gelenken durch viele Reize in den sympathischen Ganglien zu überlasten. Zu beachten ist auch, dass sich die innervierte Dura mater spinalis durch das

Foramen magnum, zwischen C1 und Os occitpitale, zieht und bei Irritationen durch minimale Dehnung, die auch ohne größere Verschiebungen der oberen Kopfgelenke entsteht, den Sympathicus aktivieren kann. Weiteren Input in das System kann es dann zusätzlich über die Ligamente und Kapseln der oberen Kopfgelenke geben.

Die Reizung des sympathischen Systems führt zu einer weiteren Reizung der Spinalnerven aus dem dorsalen Längsstamm. Klinische Beobachtungen zeigen, dass Behandlungen an der WS eine Verbesserung z. B. einer „Epicondylitis humeri" (siehe Abschnitt Ellenbogen S. 101) zur Folge hat. Dabei muss unterstrichen werden, dass die Behandlung nicht ausschließlich die HWS beinhaltet. Auch Behandlungen, die rein an der LWS erfolgen, zeigen einen Einfluss auf den Ellenbogen. Dieses nervale System an der Wirbelsäule kann über den Sympathicus sogar Einfluss bis zum Handgelenk haben, was dort zu Schmerzen führt, die einer Arthrose zugesprochen werden.

Zum Lendenwirbelsäulenbereich sei noch zu erwähnen, dass zu vermuten ist, dass die Ganglia coeliacum, mesentericum superius, inferius und aorticorenale für eine neurogene Entzündung und damit einhergehende Tonuserhöhung entlang des Lig. long. ant. auf Höhe der unteren LWS sorgen können. Dies würde ebenfalls zu den charakteristischen Bewegungseinschränkungen – wie z. B. der morgendlichen Steifigkeit – sorgen, die Patienten häufig beklagen und dem M. iliopsoas zugesprochen werden. Auch hier zeigen klinische Beobachtungen einen kausalen Zusammenhang.

Dass dieses System eine wichtige Rolle im Bereich der Therapie spielt, können auch die perivaskulären segmentalen Arterien, die über den Sympathicus nerval versorgt werden, unterstreichen. Durch die neurogenen Entzündungen und die Aktivierung des Sympathicus werden die Arterien und Kapillarwände über die Sympathicusinnervation im Tonus erhöht. Diese Verringerung des Durchmessers der Arterien und Kapillaren sorgt für eine verminderte Versorgung des Gewebes, das durch die Mineralienverschiebung weitere Reize auslöst. [65]

Bei Behandlungen kann beobachtet werden, dass es zu einer leichten bis heftigen Hyperthermie der betroffenen Segmente kommt. Die Behandlung muss dabei nicht in dem Segmentbereich stattfinden, der von einer späteren Hyperthermie betroffen ist. Somit kann eine Behandlung an den cerebralen Strukturen eine Hyperthermie an der unteren LWS auslösen.

Kapitel 5

Medulla oblongata, die Pons und die Basis des Mittelhirns

In diesem Abschnitt bündeln sich die Aussagen der vorderen Kapitel. Es zeigen sich im folgenden Kapitel Symptome von Patienten, die den sympathischen Zusammenhang erkennen lassen. Denn die Medulla oblongata, die Pons und die Vierhügelplatte des Mittelhirns bestehen aus vielen verarbeitenden Nuclei und Fasern. Auch bilden sich in dem Bereich (wie in Kapitel 2.1 beschrieben) Nuclei aus, aus welchen die Hirnnerven entspringen.

Das Nachhirn ist für viele Funktionen zuständig, die allgemein als Reflexe bezeichnet werden. Darunter fallen z. B. der Lidschlussreflex, Atemreflex, Schluckreflex, Husten und Niesen.

Die sich in der Medulla oblongata befindende Formatio reticularis ist ein Verarbeiter von verschiedensten lebenswichtigen Informationen und ein Hauptregulator, was die Stützmotorik und Reflexmotorik angeht. Dies ist bedeutend für die Befundung innerhalb der Therapie, s. u.

5.1 Aufbau

Die Formatio reticularis ist in der Medulla oblongata eingebettet und besteht aus verschiedenen Nuclei und markhaltigen Fasern. Einige der Fasern ziehen aus dem Rückenmark bis zur Formatio reticularis und

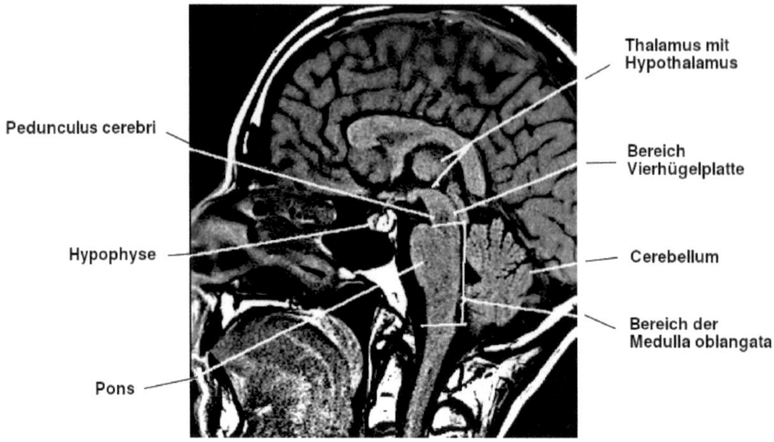

Abb. 8: Übersicht der Gehirnbereiche im MRT

werden dort auf ein neues Neuron (Nerv) umgeschaltet. Mit ihren neuen Nervenfasern ziehen sie dann zur oder über die Pons zum Thalamus. Einige andere ziehen vom Rückenmark gleich zur Pons oder in den Nucleus ruber im Bereich der Vierhügelplatte und werden dort auf ein neues Neuron geschaltet, das bis zum Thalamus zieht.

Nach einer erneuten Umschaltung ziehen einige Fasern in den Cortex. Durch diese Fasern haben die Kerne der Medulla oblongata, Formatio reticularis und der Pons (die beide zum Zentralnervensystem gehören) direkten Zugang zum Thalamus, Hypothalamus und dem limbischen System. Da die Formatio reticularis die Verlängerung des Rückenmarks ist, hat sie auch direkte Verbindung zu den Spinalnerven. Sie ist das Bindeglied zwischen den Spinalnerven des Rückenmarks und dem zentralen Nervensystem.

Aufgrund der nervalen Verflechtungen bildet sie verschiedene Ganglien und Kerne aus, die longitudinal und transversal miteinander in Verbindung stehen und verschiedene Regulationszentren bilden. Darunter wird die Kernregion des Nucleus vestibularis medialis in der Medulla oblongata, die des Nucleus vestibularis lateralis und superius in der Pons gebildet, ebenso der Nucleus reticularis tegmenti. In der Vierhügelplatte, die sich an die Pons anschließt, befindet sich der Nucleus ruber, der Fasern aus dem Tractus rubrospinalis erhält, die von caudal kommen. Der Locus coeruleus befindet sich als reizverarbeitender Nucleus in der Pars dorsalis der Pons. [41]

Im Gegensatz zum Thalamus und Hypothalamus arbeiten bei der Formatio reticularis verschiedene Kerne innerhalb einer Aufgabe zusammen.

Folgende Kerne, die für die Therapie wichtig sind, gehören zu diesen drei Bereichen:

- Nucleus ruber
- Nucleus reticularis tegmenti
- Nucleus vestibularis lateralis (Nucleus Deiters)
- Nucleus fastigii
- Locus coeruleus
- Raphé-Kerne

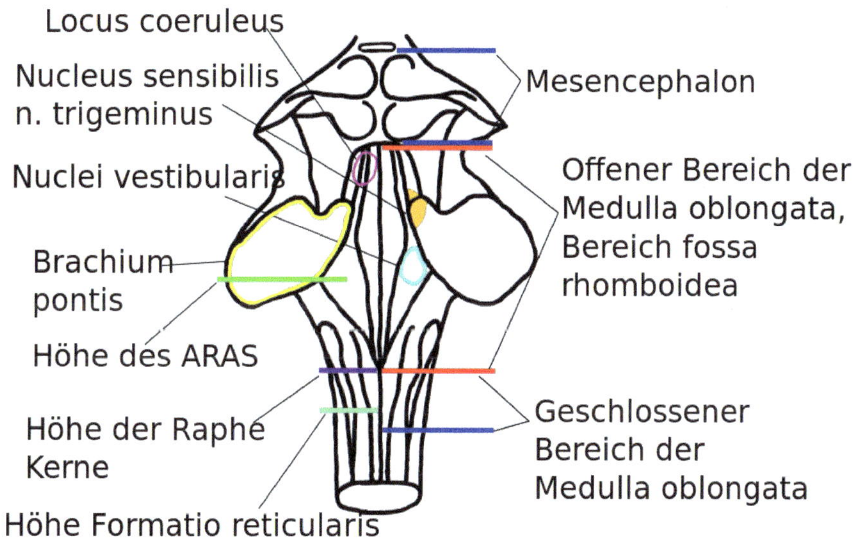

Abb. 9: Schematische Zeichnung der Bereiche in der Medulla oblongata

5.2 Aufgaben des Bereichs

5.2.1 Überblick

Die Formatio reticularis zählt zum Zentrum des motorischen Hirnstammes und ist ein Verarbeiter von eingehenden Informationen (u. a.

Propriozeption). Dazu dient sie innerhalb des lemniskalen Systems als „Durchgangsbahnhof" weiterer motorischer Hirnstammnerven, bzw. Zentren, wie dem Vestibulozerebellum.

Diese Zentren beeinflussen über efferente Bahnen, mit Hilfe einer reflektorischen Kontrolle, das Rückenmark und somit die Haltemuskulatur und reflektorische Körperhaltung im Raum.

5.2.2 Körperhaltung

Die mit Hilfe des lemniskalen Systems eingegangenen Informationen werden rückläufig von den nervalen Bahnen, die vom Cortex ins Rückenmark ziehen, beantwortet. Hierbei übernimmt die Formatio reticularis mit 2 von insgesamt 4 verantwortlichen Kernregionen 50 % der Kontrollfunktion für die Körperhaltung gegen die Schwerkraft. Dabei liegen die lateral gelegenen motorischen Kerne in der Medulla oblongata und die übrigen medialen motorischen Kerne in der Pons.

Eine weitere Aufgabe bekommt die Formati reticularis über das „Durchgangsbahnhofsprinzip" vom Vestibulozerebellum über den Nucleus fastigii, darüber erhält sie ebenfalls Informationen zur Verarbeitung des Gleichgewichts.

Das Vestibulozerebellum hat zudem über den Nucleus vestibularis lateralis ebenso direkten Zugang zum Rückenmark und damit zur benötigten Muskulatur, die für die reflektorische Stützfunktion im jeweiligen Fall zuständig ist. Somit gibt nicht nur das Gleichgewichtssystem im Ohr Informationen an die Muskulatur, sondern auch die Gelenke mit Hilfe der Propriozeption geben Informationen für diesen Verarbeitungsbereich.

In Abhängigkeit von der Lage der Bahnen im Rückenmark und in der Kernregion üben die jeweiligen Efferenzen die Kontrollfunktion über die zugehörige Muskulatur aus. Das bedeutet, dass die stark lateral verlaufenden efferenten Nervenbahnen, Tractus reticulospinalis lateralis, Tractus rubrospinalis und die des Tractus corticospinalis, auf die α- und γ- Flexormotoneurone eine erregende und auf die Antagonisten eine hemmende Wirkung ausüben. Die stark medial verlaufenden Efferenzen, Tractus vestibulospinalis und die des Tractus reticulospinalis medialis, wirken in Bezug auf die lateral verlaufenden Efferenzen antagonistisch, womit sie die α- und γ-Extensoren erregen und eine hemmende Kontrolle auf die entsprechenden Antagonisten ausüben. [56]

5.2.3 Locus coeruleus/caeruleus, LC [56]

Die Fasern des Locus coeruleus liegen zum Teil in der Pars dorsalis der Pons, wo sich lateral der Colliculus facialis befindet. Der LC ist die größte Ansammlung der noradrenergen Neurone des ZNS. Mit seinen ausgehenden efferenten Fasern unterhält er Kontakt zum Rückenmark, Hypothalamus, Thalamus, dem Kortex, der Amygdala mit dem limbischen System, dem Kleinhirn, sowie weiteren Unterbereichen des Cortex. Bei Aktivierung schüttet der Locus coeruleus Noradrenalin aus und aktiviert somit sämtliche Gebiete im Gehirn.

Neben den Efferenzen erhält er auch Afferenzen aus dem Hypothalamus, durch die er neben diesem eine wesentliche Rolle im Bereich der Homöostase spielt.

Durch die Afferenzen aus der Amygdala, die ebenfalls bei ihm für eine Ausscheidung von Noradrenalin sorgen können, ist er mit dem limbischen System über eine neurologische Schleife verbunden. Diese Verbindung sorgt dafür, dass das limbische System direkten Zugang zu den Spinalnerven und den Reaktionen des Gewebes bekommt.

Diese Schleife ist eine der Hauptursachen der dauerhaften Aktivierung des Sympathicus und der damit verbundenen reaktiven Stressantworten der Spinalnerven aus dem dorsalen Längsstamm.

Wie sich oben durch die gesamten Verbindungen abzeichnet, hat der LC Kontakt zum Sympathicus und ist damit der Hauptverantwortliche für die Aktivität des Sympathicus unter Stress. Neben den Stressantworten, wie u. a. Erhöhung der Aufmerksamkeit und Konzentration, steigert er die Aktivität des Sympathicus und inhibiert den Parasympathicus. Gleichzeitig sorgt er für eine Ausschüttung von Noradrenalin und für die Aktivierung der Hypothalamus-Hypophysen- Nebennierenrinden-Achse und damit für eine Ausscheidung von CRH, ACTH und CORT. [Siehe Kapitel 15 ab S. 205]

Diese Hormone stehen so in Verbindung, dass sie in der Lage sind, in der Regel unter normalen Umständen die Ausschüttung von Noradrenalin zu inhibieren. [61]

Ein weiterer Zufluss von Informationen bekommt der Locus coeruleus von vestibulären Afferenzen und vom somatosensorischen System, die ihm mit Hilfe der Rezeptoren aus den Muskeln, Fascien und Gelenken sowie dem vegetativen Bereich, Reize über falsche z. B. Länge, Tonus und Gelenkstellung oder Zustand übermitteln. Im Gegensatz zu spinalen Reflexen, wie eine heiße Herdplatte, werden solche motorischen und vegetativen Reize über Fehlstellungen vorwiegend im Hirnstamm verarbeitet und verschaltet, sodass die Antworten für eine schützende Haltung direkt vom Locus coeruleus kommen. Mit Unterstützung der Efferenzen aus den Nucleii vestibularis, ruber und dem Reticulärsystem, also über die vestibulospinalen, rubrospinalen und reticulospinalen Bahnen, entsteht eine Anpassung des Tonus der Muskulatur und den Fascien im Bereich der Extremitäten und des Rumpfes, woraufhin sich Gelenkstellungen anpassen. [56]

5.2.4 LC – Raphé-Kerne

Der Locus coeruleus sowie die Raphé-Kerne [56], die sämtliche nucleii entlang des Sulcus medianus zusammenfassen, sind für die Schmerzregulation zuständig. Diese Teile der Formatio erhalten Informationen über Schmerzen, einmal mit Hilfe des Tractus spinoreticularis und zum anderen aus dem Cortex und anderen Bereichen über das PAG (periaquäduktale Grau). Für diese Regulation ziehen Efferenzen aus diesem Bereich bis ins Rückenmark, wo sie u. a. für die absteigende Hemmung, aber auch die absteigende Fazilitation der Schmerzschwelle zuständig sind. Dabei wird bei der absteigenden Hemmung die Schwelle für Aktionspotentiale (AP) der Neurone im Rückenmark angehoben, sodass nur noch starke Reize Eingang finden und AP´s auslösen können. Die Fazilitation hingegen erleichtert die Reizweiterleitung über erregende Bahnen, sodass schon kleinste AP´s durchkommen und Schmerzen empfinden lassen. Beide Bahnarten ziehen vom Hirnstammbereich zum Hinterhorn des Rückenmarks und erreichen dort spinale Interneurone.

Da der Locus coeruleus über die Chemotaxis von CO_2 auch Einfluss auf die Atmung und die kardiovaskuläre Situation hat, können diese Bereiche sich ebenfalls bei Schmerzen über die Datenverarbeitung innerhalb des Locus coeruleus verändern.

Einfluss auf die Raphé-Kerne haben zu dem die thermischen Afferenzen unter der Haut, sodass – therapeutisch gesehen – auch darüber die Schmerzregulation und über die Datenverarbeitung ebenfalls die Atmung beeinflusst werden kann.

Ein weiterer wichtiger Punkt ist, die Verbindung zum Hypothalamus, da der Locus coeruleus dadurch auch für die Homöostase und damit für den Säure-Basen-Haushalt, Wasser- Elektrolyhaushalt, Blutkreislauf Informationen bekommt und gegebenenfalls Maßnahmen mit Hilfe des Sympathicus treffen kann.

Mit seinem Noradrenalin ist er auch für den Schlaf-Wachrhythmus zuständig und kann gezielte Aufmerksamkeit durch Aktivierung des Cortex hervorrufen.

5.2.5 ARAS – Aszendierendes Retikuläres Aktivierendes System

Ein weiterer Teil der Formatio reticularis ist das unspezifische System. Dieses erhält aus verschiedenen Sinnesbahnen, z. B. dem tractus olfactorius (Riechbahn) und über den somatosensorischen Thalamus Reize, durch die das aszendierende (aufsteigende) retikuläre (Fasern) aktivierende System stimuliert wird. Über dieses sogenannte ARAS kann die Formatio reticularis über Thalamuskerne die Pyramidenzellen im Cortex aktivieren und den Wachzustand der Großhirnrinde regulieren. [56]

Da dieses System allerdings auch efferente Fasern beinhaltet, ist es der Formatio reticulares möglich, jedes kortikale Gebiet auch ohne äußere Reize zu aktivieren und den „Wachzustand" in dem Bereich zu erhöhen.

Je höher die Impulsfrequenz der Pyramidenzellen ist, desto wacher werden wir. Die höchste Reizfrequenz geht dabei bis max. 40 Hz.

Eine Hemmung des ARAS erfolgt durch Kerne im vorderen lateralen präoptischen Bereich des Hypothalamus. Zu diesem System gehört in der Verlängerung auch der Nucleus reticularis, der dem Thalamus angehört. Dieser kann einzelne Kerne des Thalamus hemmen und aktiveren und somit eine selektive Aufmerksamkeit hervorrufen. Dieser wird bei zunehmender Aktivierung des Cortex über das Striatum gehemmt. Eine erhöhte Beanspruchung des Cortex, um sämtliche eingehende Reize zu verarbeiten, sorgt somit für eine Senkung der selektiven Aufmerksamkeit. Es kommt zu Konzentrationsstörungen.

Was bedeutet das für die Therapie?

5.3 Was bedeutet das für die Therapie?

Liegen Gelenkfehlstellungen vor und sind dadurch deren stabilisierende Muskeln im Tonus stark erhöht, reagiert ebenfalls die Stützmotorik entsprechend, sodass verschiedene Systeme, das somatosensorische, das reflektorische Stützsystem des Nucleus vestibularis lateralis, der LC und die Reflexantworten innerhalb des Rückenmarks, die voneinander unabhängig sind, behandelt werden müssen. Gelingt es, die Fehlstellungen zu korrigieren, passt sich automatisch die reflektorische Stützmotorik an.
Wichtig zu bedenken ist, dass bei der Schmerzbeurteilung die Formatio reticularis auch die Schmerzschwelle heruntersetzen kann. Somit können selbst die leichtesten Handgriffe sehr schmerzhaft sein und ungewohnte kleinste Reize, wie eine raue Stoffunterlage, massive Schmerzen verursachen.
Ein großer Bereich in der Ursachen-Symptom-Kette ist die Aktivierung des Sympathicus über den Locus coeruleus. Da er mit der Amygdala in einer Schleife arbeitet, kann dadurch der Tonus dauerhaft erhöht werden. Zugleich wird der Tonus der Muskulatur aufgrund falscher Gelenkstellungen oder Muskellängen mit Hilfe des somatosensorischen Systems im Hirnstamm verarbeitet. Deshalb muss bei der Therapie eine Korrektur dieser Fehlstellungen so erfolgen, dass keine weiteren Meldungen über Fehlstellungen und Fehllängen sowie Fehltonus den Hirnstamm erreichen. Bleiben diese Reize aus, kann eine automatische Korrektur des Tonus vom Locus coeruleus erfolgen.

5.3.1 Fazit

Alle Systeme, die Informationen von außerhalb bekommen, laufen ebenfalls über die Formatio reticularis, die im Anschluss Einfluss auf die Stellreflexe und sämtliche motorische Reaktionen des Körpers hat. Ein direkter manueller Einfluss auf die Formatio reticularis ist aus therapeutischer Sicht nicht möglich, aber durch verschiedene Maßnahmen kann die Formatio reticularis sowie die weiteren angeschlossenen regulierenden Systeme über Gelenkstellungen und Muskeltonus „in“direkt beeinflusst werden.

Auf diesem Wege können Beckenbehandlungen, neben dem direkten Einfluss auf den Sympathicus, auch über das somatosensorische System, sowie über den Locus coeruleus wiederum auf den Sympathicus wirken, die dann über den Thalamus und Hypothalamus rückwirkend über die Formatio reticularis bis hin zum N. trigeminus und N. facialis Einfluss haben.

Dieser Weg gilt jedoch auch andersherum. Dabei kann mit Hilfe der Muskelaktivierung ein Beckenproblem – durch Beckenschiefstand – ausgelöst werden. Die Muskelaktivierung erfolgt dabei über das sympathische, spinothalamische, usw. System. Ist dies der Fall, hat eine direkte Beckenbehandlung durch die neurologische Verknüpfung keinen Erfolg.

Ein wichtiger Aspekt bei der Therapie und der Wahl der Maßnahmen bzw. Ausgangsstellungen ist die Beachtung von äußeren Informationseingängen wie Stellreaktion und Emotionen, bzw. die Grundemotion.

Ebenso ist eine Einflussnahme auf die Tonus- und Stressregulierung über die orale Kommunikation des Systems, der allgemeine Ernährungszustand und Mineralienhaushalt für die Therapie ein unerlässlicher Baustein. Vor allem die gezielte und bewusste orale Aufnahme sorgt für einen großen Einfluss auf dieses System. Betrachtet man sich hier die Genese, so zeigt sich ein enger Kontakt des Nasen-Rachenraums und der verarbeitenden Hypophyse. In der Entwicklung zeigt sich, dass der Nasen-, Rachen- und Mundbereich zusammen mit ⅔ der Hypophyse zuerst eine Einheit bildeten und erst nach Bildung eine Abtrennung in die einzelnen Bereiche erfuhren. [39] Klinische Beobachtungen zeigen mit Hilfe dieses engen Entwicklungsprozess eine Kausalität, die dort noch engere nervale Kontakte zwischen dem Nasen- Mundbereich und der regulierenden Hypophyse vermuten lassen.

Auch die Untersuchung sollte in einer Position erfolgen, in der das Systemzusammenspiel reflektorisch keinen zusätzlichen Einfluss auf den Muskeltonus ausüben kann das bedeutet: im Liegen.

Kapitel 6

Sympathicus

In den vorigen Kapiteln wurde aufgezeigt, wie Informationen aus der Peripherie wahrgenommen und verarbeitet werden, aber auch, wie sie den Sympathicus, der bei der Reizaufnahme beteiligt ist, aktivieren und wie er in die Reaktion eingebunden ist. Deshalb wird der Sympathicus heutzutage in erster Linie als ein ausführendes Organ des Nervensystems in Bezug auf die Organregulation betrachtet und eingestuft.

Wie im zweiten Kapitel dargestellt, lassen Wissenschaftler im Bereich Evolution und Genese unsere Ansicht jedoch wanken. Bezieht man sämtliche Daten der Genese ein, so ist der Sympathicus das Nervensystem, das für den Schutz des Körpers zuständig ist. Neben der Aktivierung zur Flucht oder zum Kampf schützt es auch die Gelenke bei Depositionierungen vor weiteren Schäden durch einen flächigen Hypertonus. Der, wie oben schon beschrieben, über die flächige Verteilung der Nervenenden in den Muskeln erreicht werden kann. [6]

6.1 Überblick über Lage und Verflechtung

Tab. 3: Übersicht über die Innervationssegmente der Organe des Sympathicus

Segmente	Direkter Einfluss auf die Organe, Umschaltung aufs 2. Neuron im Truncus sym.	Indirekter Einfluss auf die Organe Umschaltung aufs 2. Neuron über:	Einfluss nach dem Ganglion auf die Organe
C1–C4	Auge, Glandulae, Blutgefäße v. Kopf, Kehlkopf – Bronchien, Lunge, Zwerchfell, Herz		
C7–C8	Herz, Plexus pulmonalis		
Th1–Th4	Herz, Plexus pulmonalis		
Th5	Herz		
Th5–Th9		Ganglion (G.) coeliacum	Magen, Leber, Gallenblase, Gallenwege, Pankreas
		G. mesentericum superius	Dünndarm, Colon ascendens und transversum
		G. mesentericum inferius	Colon descendens Colon sigmoideum
Th10–Th12		G.aorticorenale	Nebenniere, Niere
		G. mesentericum superius	Dünndarm, Colon ascendens und transversum
		G. mesentericum inferius	Colon descendens Colon sigmoideum
Th12–L2		G. mesentericum superius	Dünndarm, Colon ascendens und transversum
		G. mesentericum inferius	Colon descendens Colon sigmoideum
Th12, L3–L4	Colon descendens, Rectum, Harnblase, Prostata		
Th12, L5–S1	Harnblase, Prostata		
S2–S3	Äußere Genitalien		
S4–Coccygeal-Mark	Kontakt zum Truncus bis Th12		

Der Sympathicus ist ein Geflecht aus Nervensträngen. Die präganglionären, spärlich markhaltigen Fasern ziehen aus dem Seitenhorn des Rückenmarks über den Ramus vertebralis heraus über den Ramus communicans grisei zu dem Ganglion des jeweiligen Segmentes. Die Ganglien bilden den Truncus sympathicus, der alle Ganglien miteinander verbindet. Dieser Truncus liegt direkt an der Wirbelsäule. [56]

In dem jeweiligen Ganglion des entsprechenden Segmentes werden die Fasern des Sympathicus weiter verschaltet und umgeschaltet. Dabei zieht ein Teil als postganglionäre Fasern zurück und läuft im N. spinalis zu verschiedenen Skelettmuskeln [6] und Geweben, darunter auch periphere Blutgefäße, Haarfolikel mit Talgdrüsen und auch zu Hautdrüsen.

Ein anderer Teil wird umgeschaltet und läuft zu weiteren Ganglien, wie z. B. Ganglion coeliacum.

Über diese größeren Ganglien sind sämtliche Segmente des gesamten Truncus direkt miteinander verbunden. Von dort laufen Efferenzen und Afferenzen zu den Eingeweiden und zentralen Gefäßen. Weitere postganglionäre Fasern laufen über den Ramus meningeus zu den Rückenmarkshäuten und Lig. long. ant., aber auch zum perivasculären Plexus und von dort zum Rücken zurück. Andere präganglionäre Fasern ziehen als Sinuvertebralnerv zum Lig. long. post., den Bandscheiben, der Dura mater spinalis des ventralen Bereichs.

Durch ihre schnellere Weiterleitung haben sie damit in der Therapie einen besonderen Stellenwert. Durch die direkte Innervation der Dura mater spinalis bis hinunter zum Filum durae matris spinalis und der Reizweiterleitung kommt es zu einem dauerhaften Input ins Nervensystem.

Das Entscheidende für die Therapie ist, neben der Versorgung der Dura mater spinalis bis hinunter zum Filum durae matris spinalis, die folgende Verknüpfung von verschiedenen Segmenten und der rückläufigen Regulation:

Präganglionäre Fasern aus den Segmenten Th5–Th9 ziehen als N. splanchnicus thoracicus major zum Ganglion coeliacum. Ein Teil dieser Fasern wiederum zieht direkt zu den Ganglien mesentericum superius und mesentericum inferius. Rückläufig haben diese Fasern auch Kontakt zum Ganglion aorticorenale.

Im Ganglion aorticorenale treffen diese Fasern auf die Fasern der Nn. splanchnici thoracici aus dem Segment Th10–Th12.

Im Ganglion mesentericum superius treffen sich Fasern der Nn. splanchnici lumbales L1–L2 und im Ganglion mesentericum inferius nur Fasern aus L2. Allerdings hat dieser wiederum Kontakt zum Plexus hypogastricus superior. Durch diese Verschaltungen sämtlicher Fasern sind alle Ganglien caudal des Ganglion coeliacum miteinander verbunden. Von allen dieser Ganglien werden über weitere postganglionäre Fasern die Organe und über weitere Kontakte die Muskulatur versorgt. Aufgrund dieser Verschaltungen hat letztendlich Segment Th5 ebenso Einfluss auf das Colon wie das Segment L4.

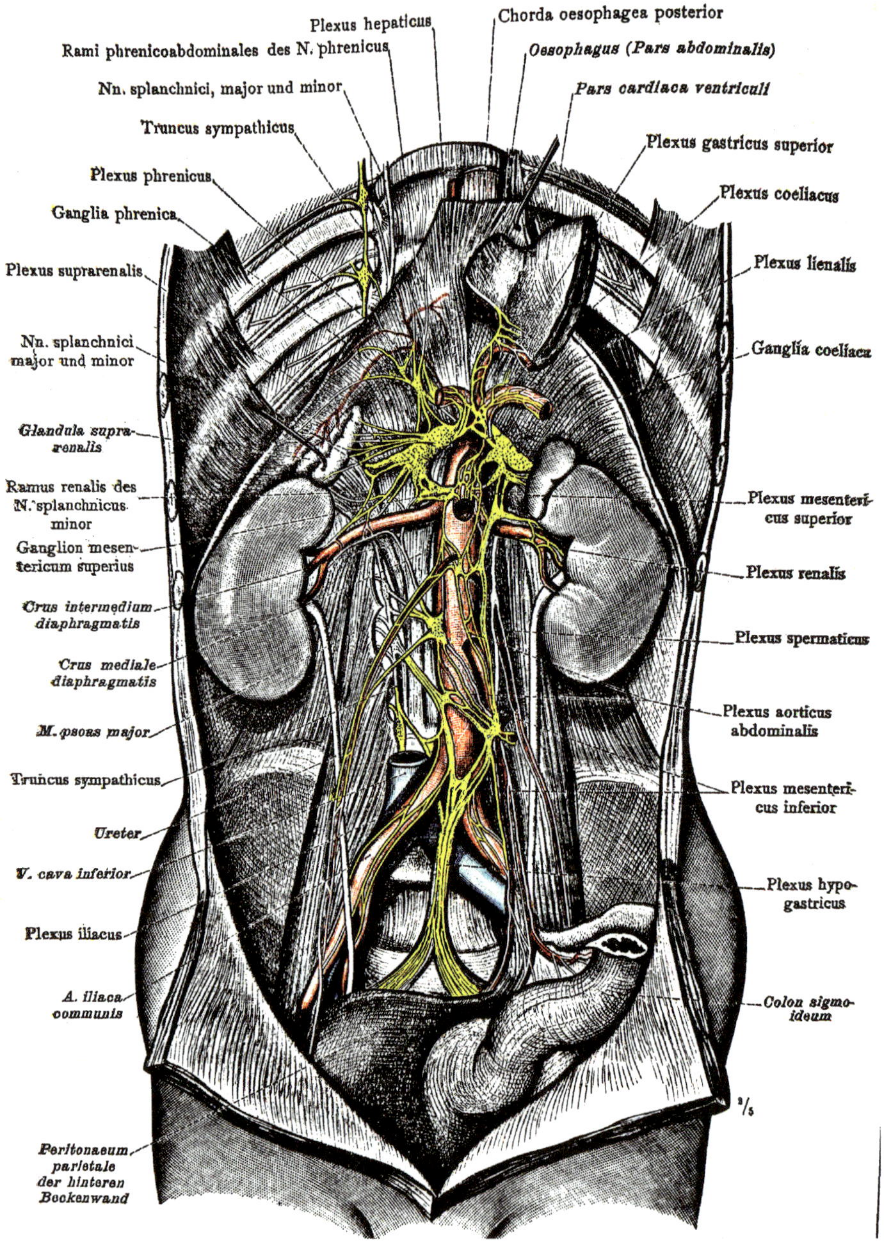

Abb. 10: In gelb hervorgehobener Truncus sympathicus mit den Ganglien im Bauchraum und dem Plexus hypogastricus. Aus: [62, Fig. 1300]

Ein weiterer wichtiger Zusammenhang für die Therapie ist die Tatsache, dass ein Teil der präganglionären Fasern des Segmentes Th12, L1 und L2 innerhalb des Truncus sympathicus bis ans Ende auf Höhe des Sacral-Marks läuft. [30] Aus diesem erstrecken sich, wie oben schon angedeutet, ebenfalls sympathische Fasern, die bis in den Plexus haemorrhoidales, Nn. anococcygei und bis in die Ganglia pelvica ziehen und von dort in die äußeren Geschlechtsorgane. Dabei kann aus dem Bereich des Sacrums zu einer Aktivierung des gesamten Sympathicus kommen.

Reflektorische Informationen zur Behebung sämtlicher Reize kommen lediglich aus den Seitenhörnern der Segmente Th1–L2. Dies bedeutet, dass die anderen Segmente nicht über die Verarbeitung im Vorderhorn, sondern ausschließlich über den Truncus sympathicus, sowie den anderen Ganglien des Körpers, die vom Sympathicus durchzogen werden, agieren.

Der craniale Bereich wird aus den Segmenten Th1–Th4 gesteuert.

Die Steuerung und Informationsverarbeitung der Reize vom Herzen und der Bronchien, Lunge, usw. sorgen ebenfalls für einen Kontakt im Bereich der Reizverarbeitung und Überlastung zwischen den Segmenten Th4 und Th5.

Über den Plexus pulmonalis und cardiacus werden Reize direkt an das Ganglion stellatum weitergeleitet, das sich unterhalb der Clavicula befindet und entsprechend rückwirkende Kontrolle auf die Organe ausübt. Ebenso werden Informationen direkt vom und bis zum Ganglion cervicale medium und superius geleitet.

Die afferenten Fasern ziehen über die gleichen Wege zurück zum N. spinalis, ziehen durchs Ganglion spinale über die Radix posterior ins Rückenmark, wo sie erneut im Seitenhorn auf die Umschaltstation zu den efferenten präganglionären Fasern des Sympathicus treffen.

Zusammenfassend ist der Sympathicus einmal über das sensomotorische System, über den Truncus sympathicus und über die Ganglien segmentübergreifend verbunden.

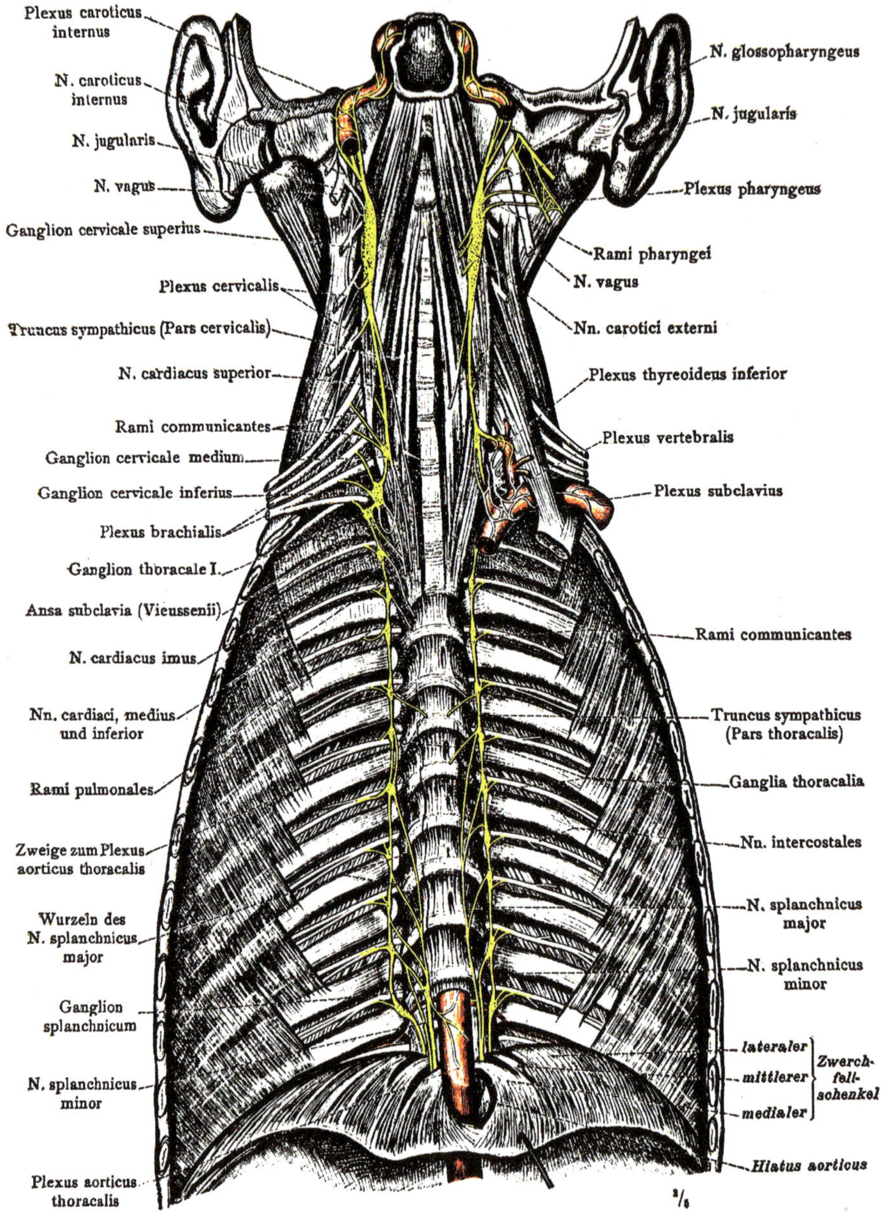

Abb. 11: In gelb hervorgehobener Truncus sympathicus mit den Ganglien im Halsbereich. Auch zu sehen: die Kontakte zu den peripheren Nerven. Aus: [62, Fig. 1295]

6.2 Überblick über einige Aufgaben

Wir sehen die Hauptaufgabe des Sympathicus darin, dass er den Körper aktiviert und in den Modus „Flucht oder Kämpfen“ versetzt. Dabei werden Hormone freigesetzt, die die Muskeln aktivieren und aus Speichern zusätzliche Energie zur Verfügung zu stellen.

Einige Wirkungsgebiete des Sympathikus:

- Reguliert über Vasokonstriktion die Durchblutung in der Tiefe, sodass diese vermindert wird und ein schlechter Ernährungszustand der Zellen die Folge sein kann
- Aufgrund des Hormonhaushaltes, den er reguliert, kann die Durchblutung der Muskeln nach oben und der Organe nach unten reguliert werden
- Beeinflusst die Nervenaktivität
- Hat über die Hormone Einfluss auf den Wasserhaushalt
- Hat über die Hormone auch einen erhöhenden Einfluss auf den Blutzucker
- Hat direkten Kontakt zu den Pupillen und deren Steuerung
- Über Thalamus und Formatio reticularis zuständig für die Umsetzung der Stellreaktionen im Körper
- Über Noradrenalin, Adrenalin hemmenden Einfluss auf die Nahrungsaufnahme
- Reguliert den Blasenentleerungsprozess und leitet diesen ein
- Steht indirekt in Kontakt mit dem pH-Wert, da ein sauerer „Körper“ zu Stress führt

6.3 Steuerung

Der Sympathicus erhält über seine Fasern zwar auch eigene Reize, die er verarbeitet und die ihn steuern, wird aber seinerseits vom Locus coeruleus gesteuert, der wiederum von

- Hypothalamus
- dem lemniskalem und spinothalamischem System
- Thalamus
- der Formatio reticularis

gesteuert wird.

Durch die Reflexbögen des lemniskalen und spinothalamischen Systems ist der Sympathicus in der Lage, Informationseingänge aus den Organen und von den Gelenken selbst zu beantworten und darauf zu reagieren. Dabei ist zu beachten, dass er auch motorisch reagieren kann, was für die Therapie äußerst wichtig ist.

Somit wirken über das lemnisko-spintothalamische System, über den Thalamus, Hypothalamus, Formatio reticularis und über die eigenen Reflexbögen Informationen auf den Sympathicus ein, die alle den gleichen Stellenwert zu haben scheinen.

Die weitere Signalübertragung geht auf einzelne Gewebezellen und von dort (über Verbindungen, die als Nexus bekannt sind) zu weiteren Gewebezellen des entsprechenden Organs weiter. Dadurch werden sogenannte funktionelle Synzytien gebildet. Wichtig ist, dass die Innervierung vom Zustand des Gewebes abhängig ist und somit auch vom Widerstand und der Kapazität der Zellmembran. Ebenfalls ist auch der Zustand des Zytoplasmas für eine Aktivierung entscheidend. Alle drei Komponenten sind von der Ernährung und vom Elektrolythaushalt abhängig, die Einfluss auf die Reaktionsempfindlichkeit des Gewebes ausüben und die sich schlechter und empfindlicher darstellen kann.

6.4 Hormone, deren Auswirkungen und Regulationsschleifen

Hormone haben ebenfalls eine große Auswirkung auf den Körper. Eine grobe Übersicht über die Zusammenhänge zeigt Abbildung 12. Eine genauere Beschreibung folgt in Kap. 15.

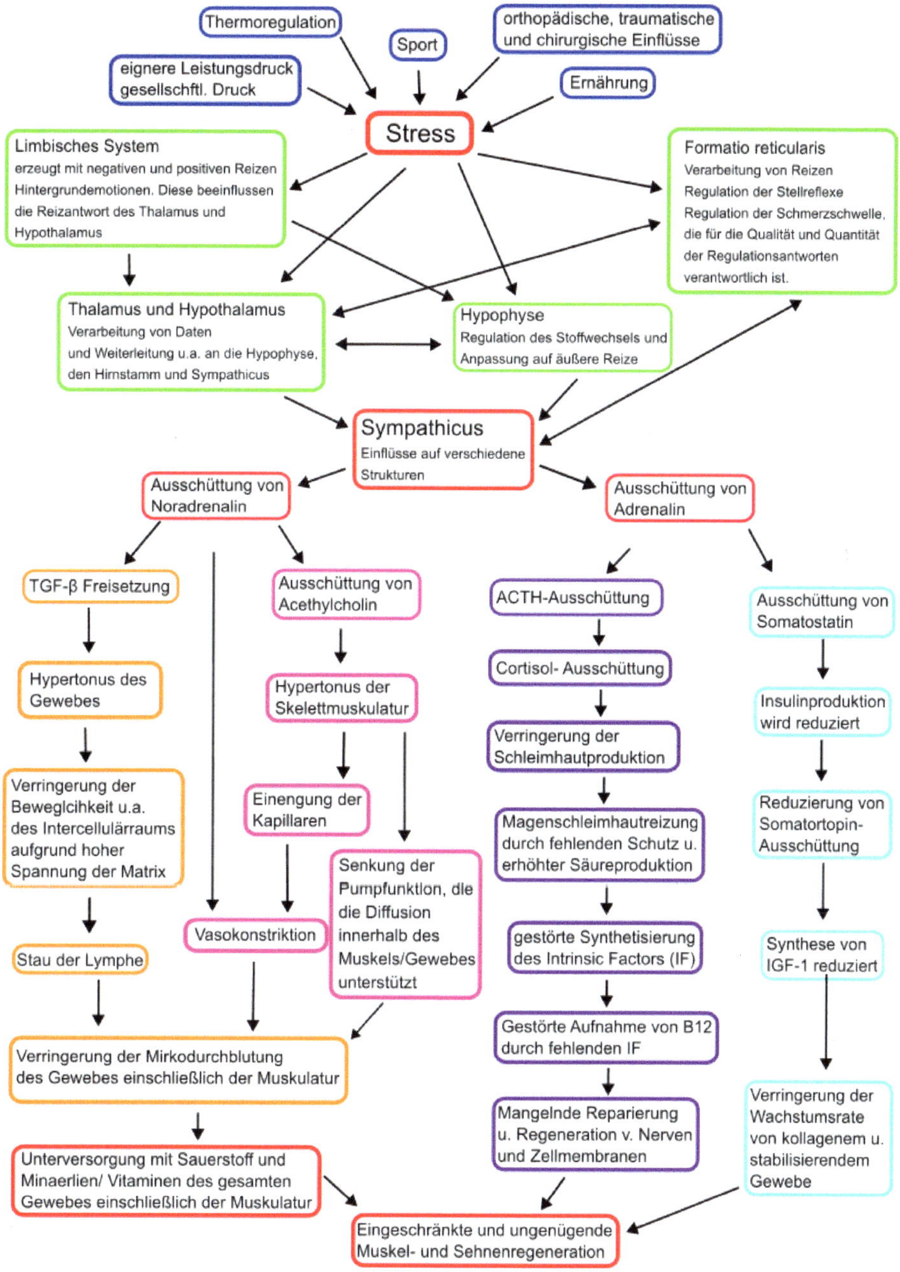

Abb. 12: Grafische Darstellung der Stressauswirkung im Körper – Beispiele

6.5 Einflüsse auf die Muskeln und Nerven

6.5.1 Muskeln

Wie oben schon beschrieben hat der Sympathicus Zugang zu den extensorischen Muskeln.

Eine Studie zeigte anhand der Ablation des Sympathicus, dass es ohne dieses Nervensystem zu einer Muskelatrophie kommt und bewies damit den Einfluss des Sympathicus auf die Muskulatur. [53]

Der Sympathicus hat über die β-Adrenorezeptoren an den eng umschlingenden Nervenenden Einfluss auf die Innervation der Skelettmuskulatur. [7]

Dieser Einfluss des Sympathicus auf die Motoneurone und deren Aktivierung erhöht die Pulsfrequenz und damit die Vesikelfreisetzung deutlich. [64]

Baut man diese Aussagen mit der Beziehung zu den ventralen und dorsalen Längsstämmen zusammen, so wird die extensorische Muskulatur stärker aktiviert als die flexorische Muskulatur, was zu einer leichten Hemmung mit muskulärer Dysbalance zwischen beiden Gruppen führt. Diese Dysbalance zeigt sich in einem Leistungsabfall in Bezug auf die Schnelligkeit durch ein schlechtes intermuskuläres Zusammenspiel, sprich schlechtere Koordination. Dies wird in einer Studie verdeutlicht, die ergab, dass ein erhöhter Sympathicus in Korrelation mit einer schlechten Gangqualität bei Schlaganfällen steht. [10]

Die Frage, die sich bei allen Aussagen stellt: Kann der Sympathicus dadurch eine funktionelle gezielte Muskelbewegung ausführen? Hier zeigt sich eine deutliche Absage. Selbst Boeke [6] ging schon davon aus, dass mit Hilfe der interstitiellen Zelle (Cajal-Zelle) eine „plexiforme Innervation" und über die „retikulierte Endigung" (Neuron) eine „individuelle Innervation" ausgelöst wird. Das bedeutet, dass der Sympathicus über die nicht vorhandene motorische Endplatte eine universelle Kontraktion im Muskel auslöst. Auch klinische Beobachtungen bei der Therapie zeigen, dass es durch den Sympathicus zwar zu einer Steigerung des Tonus kommt, zum Teil sogar bis zu einem Hypertonus, jedoch dort keine isolierte funktionelle Bewegung zugelassen wird. Somit ist der Sympathicus dafür zuständig, dass nach der sensitiven Registrierung einer Gelenkfehlstellung dieses Gelenk mit einem Hypertonus stabilisiert und damit geschützt wird.

Nicht nur durch Gelenkdepositionierungen, auch durch Stress und Aktivierung des Systems durch eine neurogene Entzündung oder Schmerzen, auch unter der 1 Hz-Schwelle, kann ein erhöhter Tonus in den extensorischen Muskeln entstehen, die nicht im direkten Bereich des Geschehens liegen, sogar weit weg vom Ganzen (Despositionierung Sprunggelenk → schmerzhafte Schulter) und damit an den Gelenken und im intermuskulären Zusammenspiel für eine Störung in den funktionalen Bewegungen sorgen.

Eine reine Erhöhung des Sympathicus, aus welchen Gründen auch immer, sorgt für eine Erhöhung der motorischen Aktivität.

Zusammenfassend gesagt: der Sympathicus ist in der Lage, die eigentliche funktionelle neurologische Reizweiterleitung und die neuromuskuläre Ansteuerung zu stören, wodurch Spastiken und fehlerhafte Bewegungsabläufe, Koordinationsstörungen in Grob- und Feinmotorik entstehen, auf die der Patient keinen Einfluss hat.

Klinische Beobachtungen bei Patienten zeigen, dass ein aktives sympathisches Nervensystem, was zu Schmerzen unterhalb der 1Hz-Schwelle führt, in der Lage ist, so stark auf die funktionelle Bewegung negativen Einfluss zu nehmen, sie sogar hemmen kann, dass die minimale Innervationen eines Muskels zum Erliegen kommen kann. Betroffen sind dabei Muskeln mit einem Ansteuerungs- und Kraftwert im Muskeltestbereich von 1–2.

Ebenso zeigen Beobachtungen bei vielen Patienten, dass ein Üben von Bewegungsabläufen keine Besserung im reflektorischen Benutzen der entsprechenden Muskelgruppe zeigt. Erst wenn der Level des Sympathicus und der störenden Einflüsse reduziert wird, zeigen die Patienten eine reflektorische Muskelanspannung ohne Koordinationsstörungen in sämtlichen Bereichen. Beispielsweise bedeutet eine reflektorische Muskelanspannung die automatische Aktivierung der Bauchmuskeln beim Wasserkastenhochheben, dies ist die normale Funktion. Im normalen Alltag werden im Sport zwar die Bauchmuskeln trainiert, diese können in der Übung zwar angespannt werden, aber eine reflektorische Anspannung beim Hochheben, wenn sie benötigt wird, fehlt.

Eine reflektorische Anspannung wird ebenfalls bei einer Störung im Ca^{2+}-Speicher behindert, da durch die Störung im Speicher es zu einer Störung in der Signalgebung kommt. Eine schmerzhafte Verletzung des Nervs führt durch die Störung des Calciumhaushaltes zu einer Hyperalgesie. [19] Kommt es nun über Mikromangelernährung zu einem Calciummangel im Gewebe, ist es nicht auszuschließen, dass es zu einer Veränderung der Signalgebung Richtung Schmerz kommen kann. Diese Signalstörung sorgt für eine erhöhte Reflexantwort der C-Fasern (siehe Kap. 3). Durch die Reizung der C-Fasern, die eine lange Latenzzeit und nur Muskulatur erregend [38] arbeiten können, kommt es dann auch in diesem Bereich zu einer Verschiebung des Calciums. Durch die Calciumspeicherstörung in der Muskulatur kommt es bei der funktionellen Motorik ebenfalls zu einer Verschlechterung der Ansteuerung. Erfolgt eine Calciumgabe, verbessert sich diese Ansteuerungsproblematik sichtlich.

Nimmt man die Daten, sollte klar sein, dass die übliche Herangehensweise von Therapien an solch einem Hypertonus falsch ist und eine willentliche Beeinflussung nicht erfolgen kann.

6.5.2 Nerven und deren Entzündungen

Der Sympathicus steht ebenso mit neurogenen Entzündungen in Verbindung, sowie mit der Einflussnahme auf die Motorik. So konnten Studien [54, 52] zeigen, dass es an lokalen Bereichen zu einer Aktivierung des sympathischen Nervensystems kommt. Dabei werden aus den peptidergen, stummen Nozizeptoren, die in dem umgebenden Gewebe liegen, Entzündungsmediatoren ausgeschüttet, also Botenstoffe. Unter den freigesetzten Substanzen befinden sich Bradykinin, Prostaglandine, die Substanz P, CGRP und die proinflammatorischen Zytokine, wie zum Beispiel der Tumornekrosefaktor TNF-α, die Interleukine IL-1 und IL-6. [45] Über diese Ausschüttung wird die Erregungsschwelle der Nozizeptoren gesenkt, sodass minimale Reize ausreichen, um Aktionspotentiale zu senden. Mit Hilfe dieser Dauerschleife scheint die dauerhafte Sensibilisierung von stummen Nozizeptoren unaufhaltsam zu sein, die zu einer chronischen Aktivierung des Sympathicus, zur Überempfindlichkeit und Übererregbarkeit des Systems führt.

Da sie darüber selbständig Aktionspotentiale zum Rückenmark senden und damit eine Reizverstärkung durch die Erhöhung der Rückenmarkssensibilisierung erreicht wird, kommt es zu einer Dauerschleife im System.

Die oben angeführte Studie zeigt auch auf, dass diese Inflammationen mit chronischen Schmerzzuständen einhergehen, die sich überlappen, wie diffuse Kopfschmerzen, Fibromyalgie und Rückenschmerzen.

Für die Therapie wichtig

Die wesentliche Bedeutung, die dem Ganzen zukommt, wird im folgenden Kapitel erklärt.

Kapitel 7

Parasympathicus

Der Parasympathicus befindet sich im Hirnstamm und versorgt von dort aus über den X. Hirnnerv, dem N. vagus, die Organe bis hin zur linken Kolonflexur. Dabei hat er über den N. vagus über die Genese der Hirnnerven eine kleine Verbindung zum Sympathicus. Aber auch strukturell benutzt er in einigen Bereichen die gleichen Strukturen. So ziehen Fasern des Nervs in das Ganglion coeliacum und das Ganglion mesentericum superius und von dort aus in die Organe.

Ein weiterer Punkt ist die Vernetzung mit dem N. accessorius, die weiter unten nochmals ausgeführt wird. Durch diese Verbindung kann die Reizweiterleitung des Parasympathicus vom Sympathicus unterbunden werden.

Der Rest der Organe im Becken wird über die austretenden Nerven des Sacralmarks innerviert.

Der Parasympathicus wird bei vielen Menschen als aktiver Gegenspieler zum Sympathicus gesehen. Dies ist jedoch nicht richtig, da sie in der Regel getrennte Effektorzellen haben, die nebeneinander agieren und sich gegenseitig nicht hemmen. Somit hat der Parasympathicus keinen regulierenden Einfluss auf den Sympathicus, in einigen Fällen ergänzen sie sich sogar und arbeiten zusammen. Sie bilden also eher eine Koexistenz, was für das Verständnis des Ganzen wichtig ist. Der Sympathicus kann somit nicht durch den Parasympathicus reguliert werden.

Weiterhin ist interessant zu wissen, dass der Sympathicus auf mehr Organsysteme Einfluss hat als der Parasympathicus.

Forscher haben herausgefunden, dass Parasympathicus und Sympathicus innerhalb der Schwann-Zellen sehr eng zusammen verlaufen und als Axonbündel am Ende größere Geflechte bilden. In der sogenannten „vegetativen Endformation", in der jedes System seine speziellen Transmitter enthält, kommt es zu sogenannten „en passant/passage" Innervationen von verschiedenen Geweben. [19, 52, 36] Dabei bilden die Axone Verdickungen aus, die als Synapsen agieren und im „Vorbeigehen" die Reize an das Gewebe – wie Drüsenzellen, Arterienwände, glatte Muskulatur – weitergeben. Dort werden die Reize über einen sogenannten Nexus weitergegeben, mit dessen Hilfe der elektrische Widerstand geringer wird und es zu einer Übertragung der Innervation über die Membranwände kommt. In den vegetativen Endformationen kommt es ebenso zu häufig auftretenden axoaxonalen Verbindungen. Das bedeutet, dass die Nervenfasern des Parasympathicus und des Sympathicus mit dem jeweiligen anderen Axon in Kontakt treten.

Durch diesen Kontakt kann der Sympathicus dauerhaft Einfluss auf die Aktivierung der Synapsen des Parasympathicus ausüben. [**W**]omit Symptome erklärt sind, die eigentlich dem Parasympathicus zugeschrieben werden müssten.

Für die Therapie wichtig

Der Parasympathicus hat keinen aktiven Einfluss auf die Therapie. Bei der Behandlung des Sympathicus kann es durch seine Senkung zu einer Aktivierung des Parasympathicus kommen und es können Symptome auftreten, die von ihm ausgelöst werden. Dazu gehören z. B. vermehrte Darmmobilität und Müdigkeit, welche Zeichen für eine anschlagende Behandlung sind.

Kapitel 8

Aktivierung des Sympathicus: Mechanismen und Muster

8.1 Auslösende Faktoren und Mechanismen

Faktoren, die eine Aktivierung des Sympathicus auslösen:

- Informationen aus Gelenkfehlstellungen
- Muskeldysbalancen
- Entzündungsherde
- Mangel an Vitaminen, Elektrolyten, Proteinen, Spurenelementen
- Organstörungen
- Narben
- Temperatur und weitere äußere Sinnesreize
- Schmerzen
- Angst

Gleichzeitig muss beachtet werden, dass der Sympathicus durch zwei Mechanismen aktiviert wird:

1. Indirekte Aktivierung über den Locus coeruleus, Formatio reticularis und über das gesamte Regulationssytem mit Thalamus und Hypothalamus. Auslöser dabei sind Gelenkdepositionierungen, inter- und intramuskuläre Dysbalancen, Verschiebung des pH-Wertes, Schmerzen, Angst.

2. Direkte Aktivierung des Sympathicus über die C-Fasern. Dabei wird er durch Gelenkdepositionierungen, Mechanorezeptoren, Wärme und Kälte, krankhafte Organe und den neurogenen Entzündungen und Druck auf die Ganglien gereizt.

Bei den Gelenkdepositionierungen ist zu beachten, dass die Reize der indirekten Aktivierung eher von den Extremitäten kommen und die direkte Aktivierung vorwiegend von der Wirbelsäule ausgehen kann.

Durch die neurogenen Entzündungen und die muskulären Reaktionen auf die Fehlstellungen, die dadurch verstärkt werden, und weitere Probleme wie Minderdurchblutung auslösen, entsteht eine Ursachen-Symptom-Schleife.

Dieses System über einen längeren Zeitraum zu beruhigen kann wegen dieser mannigfaltigen Beeinflussungskaskade erst durch die Beseitigung aller krankhaften Einflüsse erreicht werden. Erst dann verschwinden die physiologischen Probleme und Beschwerden, der Körper kann wieder Stress aufnehmen und kompensieren, ohne neue Symptome zu generieren. Da die Beseitigung aller Einflüsse in der Regel utopisch ist, kann nur eine Optimierung vorgenommen werden.

8.1.1 Ursachen-Symptom-Schleife in Bezug zur Therapie

Um diese Schleife zu therapieren, muss diese noch einmal genauer betrachtet werden. Das somatosensorische System ist neben dem Sympathicus im Bereich der Dura mater spinalis der Hauptlieferant der Reize. Dabei senden die Thermo-, Mechano-, Propriorezeptoren auch aus sämtlichen Gelenkkapseln und vor allem die C-polymodalen Nozizeptoren die Informationen schlussendlich zum Thalamus.

Festgelegte Bindegewebszüge des Integuments (äußere Haut, die die C-Fasern und damit die Mechanorezeptoren des Sympathicus enthält) sorgen bei Zug und Druck für Reize und eine direkte segmentale Antwort über das Vorderhorn. Da die Segmente jedoch im spinothalamischen System durch auf- und absteigende Bahnen verbunden sind, kommt es zu einer segmentübergreifenden Aktivierung des Sympathicus.

Eine weitere zusätzliche Aktivierung des Sympathicus erfolgt über die Regulationsschleife, die bis in die Medulla oblongata und den Thalamus zieht und vom kompletten somatosensorischen System gespeist wird. Durch die entstehenden negativen Folgen wie Minderversorgung des Gewebes, einhergehend mit Mineralienverschiebungen durch dauerhafte Vasokonstriktion, bleibt die Reizung des Sympathicus dauerhaft erhalten.

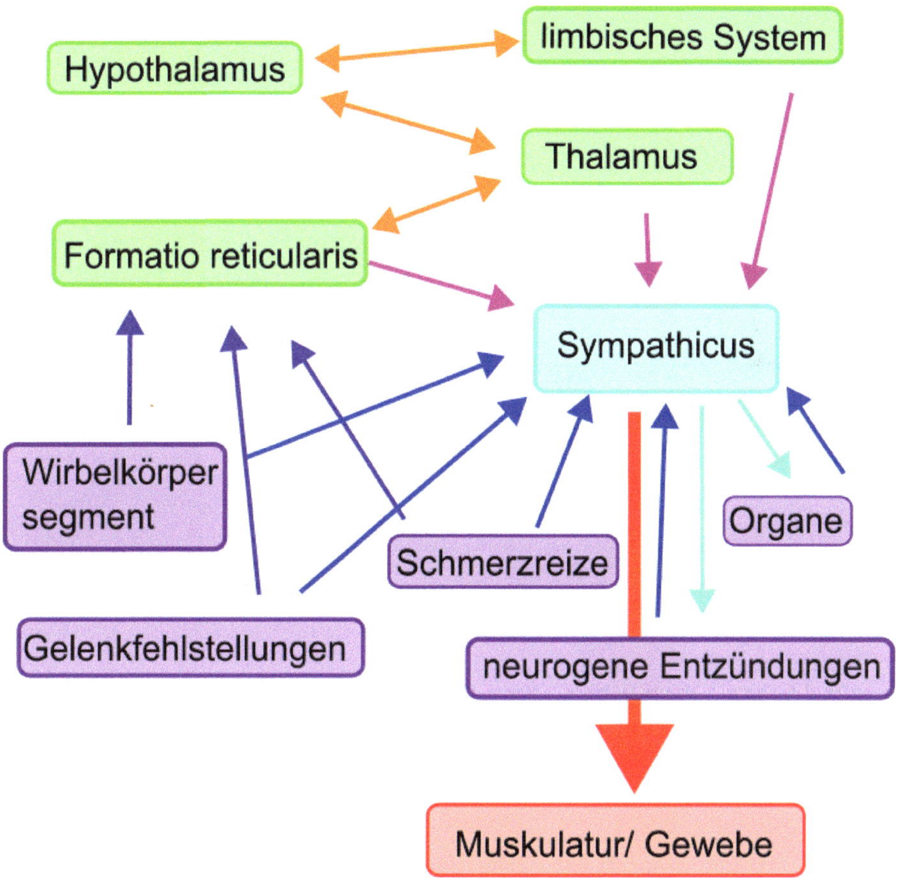

Abb. 13: Reizschleifen und Einflussnahme zwischen Gewebe und verarbeitenden Systemen in der groben Übersicht

Die Informationen der gesamten Rezeptoren gelangen nicht nur in den Sympathicus, sondern ebenfalls bis zum Hirnstamm und werden darüber hinaus weitergeleitet. Damit werden ebenso der Locus coeruleus, der Formatio reticularis, zusammen mit dem Thalamus, Hypothalamus aktiviert und die Antworten beeinflusst. Über das limbische System (Emotion), gelangen Reize über dezendierende Bahnen zu den präganglionären Neuronen des Sympathicus, die in der intermediären Zone des

Rückenmarks liegen. Dazu zählen der Nucleus intermediolateralis Pars funicularis (IL_f) und Nc. intermediolateralis Pars principalis (Il_p). Einige Bahnen aus dem Hirnstamm ziehen auch zum Nucleus intercalatus (IC). Durch diese deszendierenden Bahnen kann der Sympathicus somit direkt vom Hirnstamm aktiviert werden. [56]

Der Nucleus intermediolateralis Pars funicularis liegt in der weißen Substanz und vereint die meisten sympathischen präganglionären Neurone. Die Position des Nucleus ist im Rückenmark lateral.

Durch die Aktivierung der Stellreflexe und den hohen Muskeltonus ist es möglich, dass die Wirbelkörper eine Rotation erfahren und damit zusätzlich Druck auf die weiße Substanz ausüben, wodurch die präganglionären sympathischen Neurone eine Druckaktivierung erfahren können.

> **Für die Therapie wichtig**
>
> Die Aktivierung über das limbische System sorgt unverzüglich für eine Verschlimmerung der neurogenen Entzündung, Vasokonstriktion und Minderdurchblutung mit Schmerzen an dem Nervende.

Neben dem Einfluss des spinothalamischen Systems hat auch der Sympathicus selbst Einfluss auf seine Aktivierung. Die Afferenzen und Efferenzen sämtlicher C-Faserrezeptoren der Organe werden im Rückenmark – sowie auch in der intermediären Zone – zu Reflexbögen zusammengeschaltet.

Diese spinalen vegetativen Reflexbögen spielen eine große Rolle bei der Überlastung des Ganglion coeliacum, da es Informationen aus 5 Segmenten, den caudalen Ganglien und den lebenswichtigsten Organen im Reflexbogen verarbeitet.

Diese di- oder polysynaptischen Reflexbögen können wiederum über das Rückenmarkssegment durch das spinothalamische System rückwirkend beeinflusst werden.

Diese segmentübergreifenden Reizinformationen des Sympathicus aus den Organen, der Extremitäten, dem Wirbelsäulensystem zusammen mit den Reizen der Dura mater spinalis und den Ligamenten longitudinale ant. und post. und andere Reize werden nicht nur im Ganglion coeliacum gebündelt, sondern gelangen über den Truncus sympathicus und über Verbindungsäste in sämtliche sympathische Ganglien.

Durch die Überlastung der Ganglien kommt es zu einer Überreizung und Ausbildung von Reflexbögen, die den Sympathicus aktiviert halten.

In der Therapie kann eine Überlastung des Ganglion coeliacum und des Ganglion mesentericum superius durch Palpation festgestellt werden. Das sorgt bei Überlastung für Schwellungen und massive Schmerzen bei Palpation, die sich bei Senkung der Sympathicusaktivität beruhigen.

Durch die Überlastung der Ganglien kommt es zu einer Ausschüttung von Entzündungsmediatoren wie Bradykinin, Zytokine usw. (siehe Abschnitt 6.5.2 S. 68). Durch diese Ausschüttung findet eine Sensibilisierung der Rückenmarksneuronen auch im segmentübergreifenden System und den polymodalen Nozizeptoren, sowie eine Aktivierung der stummen Nozizeptoren statt, wodurch der Körper wiederum eine Reflexantwort des Stresssystems produziert. Durch die Ausschüttung der neurogenen Entzündungsmediatoren kommt es schlussendlich u. a. zu einer Tonuserhöhung des Gewebes und einer vermehrten lokalen Flüssigkeitsansammlung im Gewebe.

Neben den Entzündungsmediatoren werden auch Regulationsmechanismen des Sympathicus aktiviert, wodurch es zu einer Ausschüttung u. a. von Adrenalin und Histamin kommt. Adrenalin wiederum sorgt dafür, dass TGF-β-1 Fasern freigesetzt werden. Diese leiten eine zusätzliche Aktivierung der Myofibroblasten in den Fascien ein [45] (s. Fascien), die sich daraufhin zusammenziehen. Durch die aktivierten TGF-β-1 Fasern und den damit aktivierten Myofibrillen kommt es zu einer weiteren Zugbelastung des Gewebes im Bereich des Rippenperiosts rund um die oberen Reflexpunkte, s. 8.2.1. Die Aktivierung der Myofibroblasten bewirkt einen hohen Gewebetonus. Zusammen mit der Flüssigkeitsansammlung, die im intercellulären Bereich den Platz verengt, wird der Druck im Gewebe erhöht. Dieser verminderte Platz zwischen den Zellen ist in der Lage, für eine zusätzliche Mikromangelernährung und Verschiebung des Mineralienhaushaltes zu sorgen.

Diese Mangelernährung wird auch durch die Innervation des Sympathicus, der die Kapillaren innerviert und im Tonus erhöht, begünstigt. Die mangelnde Versorgung des Gewebes an den Nervenenden bedeutet auch weniger Calcium, womit eine Steigerung der Nervenaktivität Richtung Schmerz einhergeht. Ebenfalls senkt die Mikromangelernährung wiederum zusätzlich, neben der Entzündung, den pH-Wert. Durch die Senkung des pH-Werts werden die natriumpermeablen Ionenkanäle, ASIC (acid-sensing ion channel) geöffnet, wodurch ebenfalls die polymodalen Nozizeptoren aktiviert werden können. [45] Als weitere Folge der Flüssigkeitsansammlung und der Tonuserhöhung wird der Lymphfluss und damit die Versorgung eingeschränkt, was wiederum zu einer Mikromangelernährung führt.

Durch die vorliegende Mikromangelernährung und das damit verbundene Ungleichgewicht im Elektrolytbereich und des chemischen Gleichgewichts, sowie die dauerhafte Innervierung des Nervenendes, wird wiederum eine Öffnung der Kationenkanäle an den sich dort befindenden polymodalen Nozizeptoren ausgelöst, die eine Depolarisation zur Folge hat. Neben der Bildung des Aktionspotentials wird aus den peptidergen Nozizeptoren die in dem umgebenden Gewebe liegen, wiederum die Substanz P und CGRP freigesetzt. Diese Freisetzung ist in der Lage, in diesem Bereich eine Dauerschleife der neurogenen Entzündungen auszulösen. Damit wird die Erregungsschwelle der Nozizeptoren, durch die Ausschüttung von CGRP, Substanz P und weiteren Entzündungsmediatoren wie z. B. Bradykinin (für die Vasodilatation) und Prostaglandin gesenkt [45], sodass minimale Reize ausreichen, um Aktionspotentiale zu senden. Mit Hilfe dieser Dauerschleife scheint die dauerhafte Sensibilisierung von stummen Nozizeptoren unaufhaltsam zu sein, da sie selbst ebenfalls Aktionspotentiale zum Rückenmark senden und damit eine Reizverstärkung durch die Erhöhung der Rückenmarkssensibilisierung erreicht wird.

8.1.2 Charakteristikum der Reaktionsbereiche

Sämtliche Bereiche, die vom Sympathicus aktiviert werden, wie die Reflexpunkte und die Kommunikationspunkte, unterliegen der 1 Hz-Schwelle. Die Nozizeptoren werden aktiviert, jedoch bleibt die Reizschwelle trotz konstanter Reizweiterleitung häufig unter oder an der Grenze der Wahrnehmung. Erst durch zusätzlichen Druck werden die Nozizeptoren der Fasern Aδ (III) [56] gereizt und erfahren solch einen starken Reiz, dass die 1 Hz-Schwelle übersprungen wird und der Reiz am SRP (sympathischen

Reflexpunkt) so stark wird, dass er für den Thalamus und Cortex eine genaue Lokalisation zulässt. In einigen Fällen ist die Ischämie an den Nervenenden jedoch so ausgeprägt, dass es in einem größeren Bereich zu Schmerzen kommt. Die Schmerzbeschreibung lautet: Schmerzen wie Brennen und Ziehen, punktuell bis gleißend ausstrahlend oder linienartig.

Dass es zu einer Mangelernährung im Bereich der Elektrolyte kommt, lässt sich am einfachsten nachweisen, indem man bei PatientenInnen das Gewebe mit Hilfe von Elektrolytsalben wieder auffüllt, also „lädt", und die Patienten deutlich und vor allem langanhaltend schmerzreduziert sind.

Ein Kreislauf zur Aktivierung ist also mehr als deutlich und auf verschiedenen Wegen erreichbar.

8.2 Sympathische Reflexpunkte

Die sympathischen Reflexpunkte sind die 4 Hauptbereiche, die bei einer hypersympathischen Aktivität als erstes auftreten und als letztes verschwinden. Diese 4 „Hauptpunkte" werden in zwei obere und zwei untere Reflexpunkte eingeteilt und entsprechend den mathematischen Quadranten beziffert. Das bedeutet jedoch nicht, dass der SRP 1 immer als erstes bewusst wird und Schmerzen bereitet.

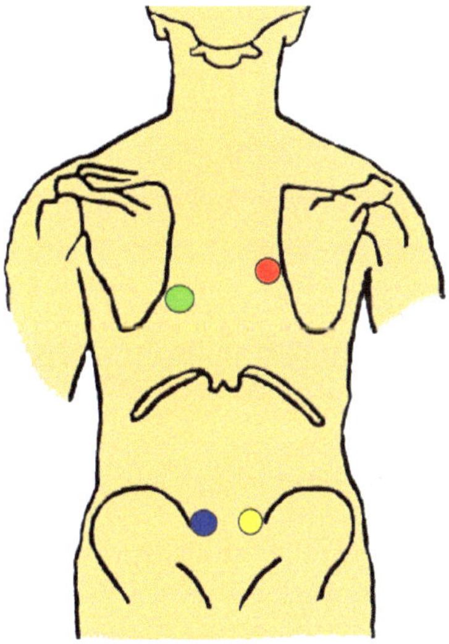

Abb. 14: Position der 4 sympathischen Reflexpunkte:
Reflexpunkt 1 = rot, 2 = grün, 3 = blau, 4 = gelb

8.2.1 Die Entstehung der oberen sympathischen Reflexpunkte

Die Entstehung der sympathischen Reflexpunkte ist eine reine Überlastung des sympathischen Nervensystems, siehe Kapitel 8.1.

Bei der Lokalisation der SRP spielt die Entwicklung des Nervensystems eine zentrale Rolle. Die Genese, s. Kapitel 2, zeigt die efferente Verbindung der Spinalnerven des dorsalen Längsstamms und dem Sympathicus. Diese Verbindung und die Genese des N. accessorius, der sich zum ersten Spinalnerv entwickelt hat (oder vom Rückenmark ausgesehen als letzter), sorgen neben dem ungewöhnlichen Ursprung des Nervs für eine Kommunikation zwischen Sympathicus und N. accessorius. Wie schon beschrieben gehört er der Vagusgruppe an, die sich aus dorsalen und ventralen Spinalnerven zusammensetzt. Der Ramus internus des N. accessorius zieht nach dem Austritt aus dem Schädel in den N. vagus, der dem Parasympathicus angehört. Der N. accessorius spinalis (oder Ramus externus) gehört zum dorsalen Ast und hat damit und durch seine Verbindungsäste Kontakte zum Sympathicus. [18] Er ist also der „letzte" Spinalnerv, der Informationen aus dem gesamten Rückenmark bekommt, die von caudal nach cranial weitergeleitet werden. Dazu entspringen seine sensiblen und motorischen Nerven im Seitenhorn auf der Höhe von C1 bis C5 direkt neben dem Sympathicus, verlassen dort das Rückenmark und ziehen innerhalb der Wirbelsäule nach cranial, wo der Nerv die Schädelgrube als N. accessorius verlässt und in die Peripherie wandert. Der Ramus externus zieht nach dem Verlassen Richtung caudal zum M. sternocleidomastoideus und zum M. trapezius. Hier sei angemerkt, dass der M. sternocleidomastoideus ein in der Genese abgesonderter Teil vom M. trapezius ist. [18]

Aus den Cervicalnerven C1–C4 erhält er Verbindungsfasern aus den dorsalen Spinalnerven. Ebenso bekommt er aus dem Ansa cervicalis aus C2 und C3, die Kontakt zum Ganglion cervicale superius haben, Fasern, die sich an der Innervation vom M. trapezius und seinem kleinen Bruder, dem M. sternocleidomastoideus, beteiligen. Einige Fasern aus C3 und C4 ziehen über den N. accessorius zum M. levator scapulae. [29, 49]

Durch diese zwei Punkte bündeln sich sämtliche Reize aus dem kompletten sympathischen Nervensystem im Spinalnerv N. accessorius, der daraufhin durch die Aktivierung der C-Fasern eine neurogene Entzündung und Ca^{2+} Verschiebung an seinem Ende erfährt und den Reflexpunkt 1 + 2 ausbildet.

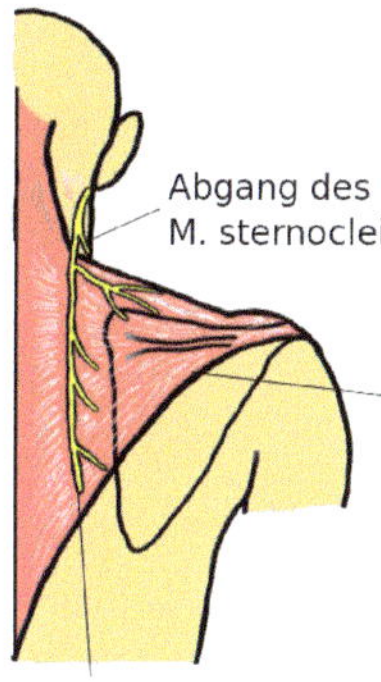

Abb. 15: Verlauf des N. accessorius

Diese Betrachtungen sind bei der Entwicklung und der Therapie zu berücksichtigen, da es um ein reines autonomes Regulationssystem geht, das nicht willentlich und nur zum geringen Teil vom limbischen System beeinflussbar ist.

Auf Höhe von C4 und C5 kommt es über Verbindungsfasern zu einem Reizaustausch zwischen dem Ganglion cervicale superius, den Spinalwurzeln von C5, sowie zwischen dem Ganglion cervicale medium, das auf Höhe des Segments C5 liegt und Kontakt zu C4 hat. Somit kommt es zu einer Bündelung von Reizen aus dem cranialen sympathischen Bereich, den Hirnnerven, und aus dem caudalen sympathischen Bereich. Das heißt, das Ganglion cervicale medius wird vom Ganglion cervicothoracicum und vom Ganglion cervicale superius gespeist. Gerade durch die starke craniale Speisung mit Aktionspotentialen aus den höher gelegenen Ganglien aus dem Occiput, kommt es in diesem Ganglion, und damit in diesem Segment C5, zu einer sehr frühen Überlastung. Diese Reizüberflutung kann sich ebenfalls im N. accessorius widerspiegeln.

8.2.1.1 Lokalisation und Palpationscharakteristika der sympathischen Reflexpunkte 1 und 2

Die beiden oberen palpatorischen Schmerzpunkte befinden sich auf dem Rücken ca. ein bis zwei Fingerbreit lateral von den Dornfortsätzen, ein Fingerbreit von der Margo medialis der Scapulae und in einem Segmentbereich meistens zwischen Th4 und Th5. Sie sind in der Position nicht festgelegt und können bis Th6 nach caudal wandern. In der

Regel liegt der sympathische Reflexpunkt 2 etwas weiter caudal als der Reflexpunkt 1. Die betroffenen Bereiche sind schmerzhaft und verhärtet. Die Art der Verhärtung ist sehr unterschiedlich. Die Bereiche können sich wie ein verspannter länglicher Muskelknoten, aber auch wie ein Gewebeknoten mit einem festen Innenleben, oder wie eine flache und verhärtete Erhebung der Rippe anfühlen.

In einigen Fällen sind sie, wie oben beschrieben, nur bei Palpation schmerzhaft, in anderen Fällen auch für den Patienten dauerhaft bewusst schmerzhaft oder unangenehm, was zu ständigen unbewussten Schulterbewegungen führt. Diese äußern sich entweder in einer Flexion der Wirbelsäule und gleichzeitig einer Dehnung (Abduktion) der Schulterblattmuskulatur, was zu einem neuen Reiz führt oder in einer Extension der Wirbelsäule mit Adduktion der Schulterblätter, was zur Entlastung des Schmerzbereiches führt, um dieses Gefühl über muskuläre Reize zu überlagern, mit Nahrung zu versorgen und die Schmerzen kurzfristig loszuwerden.

In der Regel haben die oberen Hauptpunkte der Reflexpunkte eine Größe von ungefähr einem 1–2-Euro-Stück oder auch Daumenkuppengröße.

Bei längerer Aktivierung können mehrere Schmerzpunkte im Bereich von Th4 bis Th7 auftreten, da der N. accessorius auch verschiedene Endäste in diesen Bereichen aufweist. Dabei ist zu beachten, dass immer der schmerzhafteste Punkt der Hauptreflexpunkt ist. Diesen gilt es zu behandeln, die Nebenpunkte werden sich in der Regel durch die Behandlung des Hauptpunktes zurückbilden.

8.2.1.2 Schmerzcharakteristika und Dauer der Aktivierung des Sympathicus

Da die Reflexpunkte die ersten sind, die aktiviert werden und die letzten sind, die verschwinden, kann aus deren Verhalten die Dauer der Beeinflussung abgeschätzt werden. Dazu dienen einerseits die Symptome, aber auch das Kriterium der Schmerzempfindlichkeit kann hinzugezogen werden. Je länger die Dauer der Aktivierung, desto empfindlicher reagieren die Patienten auf den Druck mit Schmerzen. Dabei reicht manchmal der Druck von einem bis zwei Millimeter Tiefe an der richtigen Stelle aus.

Eine genaue Datierung, seit wann der Einfluss des Sympathicus vom Körper nicht mehr kompensiert werden kann, gibt es aufgrund der 1

Hz-Schwelle nicht. Es geht dabei lediglich um eine Abschätzung, wie groß der Einfluss auf die nächsten Bereiche sein kann, welche Beschwerden und zusätzlichen Reizpunkte schon aktiviert sein könnten. Die Datierung gibt einen leichten Hinweis, ob evtl. auch eine längere und intensivere Therapie von Nöten ist. Dabei gilt, je weniger Symptome und umso geringer die Schmerzempfindlichkeit, desto kürzer die Therapie.

Die Reflexpunkte haben nicht nur unterschiedliche Stadien, in denen sie Einfluss auf den Körper ausüben, diese fallen auch von Reflexpunkt zu Reflexpunkt unterschiedlich aus. Zu berücksichtigen ist, dass der zweite Reflexpunkt selten über das Stadium zwei (= mittlere Palpationssschmerzen) hinauskommt.

So sind für die oberen Reflexpunkte folgende Stadien palpabel:

1. Minimale Palpationsschmerzen
2. Mittlere bis starke Palpationsschmerzen, deutlich ausstrahlende Symptome
3. Schmerzen bei geringster Palpation oder dauerhafter bewusster Schmerz

8.2.2 Entstehung der sympathischen Reflexpunkte 3 und 4

Die beiden unteren Reflexpunkte befinden sich oberhalb des Sacrums lateral des LWK 5. In diesen Bereich strahlt der mediale Zweig des Ramus dorsalis L3 hinein. In ihm bündeln sich verschiedene Aspekte, die zu einer Überlastung des Nervs führen können und diesen besonderen Kontakt zum sympathischen Nervensystem herstellen.

Zum einen endet kurz vor dem L3 das Rückenmark als Conus medullaris und das Filum terminale beginnt. Dadurch weist L3 als erstes Segment einen besonderen Kontakt im Bereich Rückenmark auf und zudem bildet das Segment den letzten direkt sichtbaren Ramus dorsalis aus, der Richtung Dornfortsätze zieht. Dieser letzte Ramus dorsalis zweigt aus dem gleichen Lumbalnerv ab, der mit seinen Fasern auch den N. femoralis bedient. Ein weiterer Aspekt in dieser Entstehung ist die direkte Verbindung des Plexus lumbalis, aus dem der N. femoralis hervorgeht, zum Sympathicus. Zum einen hat der Plexus Kontakt zu Th12, aber auch über die Rami communicantes zum Truncus sympathicus. Zudem befinden sich auf Höhe Th12–L1/2 das Ganglion coeliacum, Ganglion aorticorenale und Ganglion mesentericum superius, die alle schlussendlich Kontakt zum sympathischen Plexus hypogastricus superior ausbilden, aus dem sich dann der Plexus hypogastricus inferior formt. Dieser bildet weitere Geflechte, mit denen er Reize aus dem Beckenbereich und Mastdarmbereich sammelt und dort Entzündungen bilden kann. Auch das Ganglion mesentericum inferius hat Kontakt zum Plexus und kann aus der caudalen Richtung, aus dem gesamten ventralen Beckenbereich, Informationen in den N. femoralis senden.

Durch die anatomische Struktur, dass L3 der nahezu erste Nerv ohne eigenen segmentalen Zugang zum Rückenmark ist, hat das Filum terminale einen deutlich anderen Einfluss auf das Segment L3 als auf Th12. Denn das Filum terminale kann Reize aus der Gelenkdepositionierung des Os coccygeus an den Conus medullaris und auch an die Dura mater spinalis weitergeben.

Über die verschiedenen Wege stehen die unteren Reflexpunkte mit dem N. accessorius, aber auch mit dem N. thoracicus longus in Kontakt. Denn bei Behandlungen des oberen HWS-Bereichs mit Reduktion der N. accessorius-Aktivität kann eine Reaktion an den unteren Reflexpunkten beobachtet werden.

8.2.2.1 Lokalisation und Schmerzcharakteristika

Die unteren sympathischen Reflexpunkte befinden sich generell im Trigonum des unteren Dornfortsatzes des Wirbelkörpers L5 und der Spina iliaca posterior superior.

Auch diese können der 1 Hz-Schwelle unterliegen, senden jedoch häufiger als SRP 1 + 2 Schmerzsignale über der wahrnehmbaren Schwelle aus.

Im Gegensatz zu den oberen Reflexpunkten sind die Fälle eher selten, bei denen die unteren Punkte nicht schmerzhaft sind, sodass das Augenmerk zu oft auf das Symptom, statt auf die Ursache gerichtet wird.

Nicht nur im Schmerzverhalten, sondern auch in der Einteilung der Stadien gibt es zu den oberen Reflexpunkten Unterschiede. So gibt es nur zwei Stadien.

1. Ohne Aktivierung der oberen Reflexpunkte
2. Mit Involvierung der oberen Reflexpunkten

8.3 Verschaltung der Reflexpunkte untereinander – Kommunikationsbahnen

Reflexpunkte kommunizieren über den Truncus sympathicus, die Verbindungsäste zwischen den Ganglien des sympathischen Nervensystems, dem spinothalamischen System oder über die nervalen Verschaltungen im Bereich der Dura mater spinalis und den dazugehörigen Ligamenten miteinander und sind dadurch in der Lage, sich gegenseitig zu beeinflussen. Durch diese Verbindungen können sich die SRP's gegenseitig aktivieren oder aktiv halten. Dabei ist zu bedenken, dass entweder die Reflexpunkte in Reihe oder parallel geschaltet sind.

Sind die Reflexpunkte in Reihe geschaltet, so findet eine Aktivierung über einen SRP statt und es reicht aus, diesen Reflexpunkt zu behandeln, da er die anderen Reflexpunkte aktiviert. Besteht allerdings eine Parallelschaltung zwischen zwei Reflexpunkten, so muss zwingend eine Zwei-Punkte-Behandlung erfolgen, d. h. es muss eine gleichzeitige Behandlung beider miteinander kommunizierender SRP's erfolgen, um eine gleichzeitige Beruhigung zu erreichen.

Da die Kommunikationsbahnen unterschiedlich verlaufen können, muss während der Therapie die Verschaltung befundet werden.

8.3.1 Verlauf der Kommunikationsbahnen

Die miteinander kommunizierenden Reflexpunkte können ipsilateral oder kontralateral miteinander verschaltet sein.

Wie also genau die Reflexpunkte endgültig miteinander in Verbindung stehen, ist nur während der Therapie palpatorisch und durch Austesten mit Hilfe der Restitution zu ermitteln.

Entscheidend ist, dass die Kommunikationsbahnen in aufsteigender oder absteigender Form verlaufen. Dies ist davon abhängig, welcher SRP zuerst überlastet war. Nicht immer ist dies zu Beginn einer Therapie festzustellen, wodurch es schwierig ist, den besten Therapieansatz genau zu ermitteln.

- Kommunikationsbahn 1 und 2
  - Die Kommunikationsbahn 1 verläuft zwischen den Punkten 1 und 4
  - Die Kommunikationsbahn 2 verläuft zwischen den Punkten 2 und 3
- Kommunikationsbahn 3 und 4
  Diese kreuzen die Wirbelsäule, sodass die Reflexpunkte folgendermaßen kommunizieren:
  - Die Kommunikationsbahn 3 verläuft zwischen den Punkten 1 und 3
  - Die Kommunikationsbahn 4 verläuft zwischen den Punkten 2 und 4
- Kommunikationsbahn 5 und 6
  Eine Kommunikation zwischen den sympathischen Reflexpunkten innerhalb des gleichen Segmentbereichs:
  - Die Kommunikationsbahn 5 verläuft zwischen den Punkten 1 und 2
  - Die Kommunikationsbahn 6 verläuft zwischen den Punkten 3 und 4

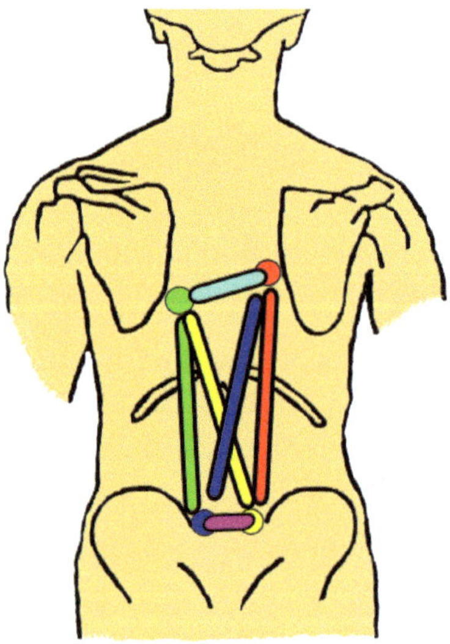

Kommunikationsbahn 1 = rot
Kommunikationsbahn 2 = grün
Kommunikationsbahn 3 = blau
Kommunikationsbahn 4 = gelb
Kommunikationsbahn 5 = türkis
Kommunikationsbahn 6 = rosa

Abb. 16: Verdeutlichung der Kommunikationsbahnen zwischen den einzelnen SRP's

8.4 Die Reflexpunkte im System gesehen

Therapeutisch stehen immer wieder die Reflexpunkte im Vordergrund, weil sie für uns als Therapeuten am ehesten palpabel und auswertbar für die Effektivität der Therapie sind.

Eine wesentliche Bedeutung hat dabei in der Regel der sympathische Reflexpunkt 1, weil dieser oft schon lange im Hintergrund aktiv ist, ohne dass es Einschränkungen in der Beweglichkeit gibt.

Ebenso wie der obere SRP dienen die unteren Reflexpunkte, wenn sie aktiv sind, für den Therapeuten, aber auch den Patienten, als Kontrolle für den Erfolg der Therapie.

Sind die Reflexpunkte stark überlastet, kommt es im sympathischen System zu weiteren Reaktionen. Es entstehen die Reaktionsbahnen mit den Kommunikationspunkten, die ebenfalls Einfluss auf die Reflexpunkte und den Sympathicus haben. Auch diese sind bei einem Trauma in der Lage, die SRP's auszulösen.

8.5 Sympathische Reaktionsbahnen (SRB) und deren Kommunikationspunkte (KP)

Die sympathischen Reaktionsbahnen entstehen nach der Überlastung des sympathischen Systems und der Ausbildung der Reflexpunkte, indem sie die dorsalen Spinalnerven mit den überzähligen Reizen „fluten“.

Zuerst findet eine Überlastung im Ganglion coeliacum oder/und des Ganglion mesentericum superius oder im Ganglion cervicothoracicum statt. Diese Überlastung entsteht, weil zu viele Aktionspotentiale in einem oder mehreren Ganglien eintreffen. Von dort werden die AP's im Truncus sympathicus, über das ventrale Nervengeflecht der Dura mater spinalis und den Verbindungsästen zwischen den Ganglien zu benachbarten Ganglien, bis zum letzten cranialen Ganglion, weitergeleitet. Danach erfolgt die Weiterleitung der Reize in die angrenzenden dorsalen Spinalnerven oder in die dorsalen Anteile der ventralen Spinalnerven, sowie den Trigeminusnerv.

Weitere Reize, die auf das Ganglion einfließen, kommen aus der Reizverarbeitung des spinothalamischen Systems. Die Aktivierungskaskade und Ursachen-Symptom-Schleife unterliegen den gleichen Bedingungen wie die Reflexpunkte, nur zeitlich nach hinten versetzt.

Wie bei den Reflexpunkten kommt es auch hier zu einer Steigerung der Nervensensitivität und die neurogenen Entzündungen an den betroffenen Nervenenden sorgen rückläufig bis ins RM für eine Aktivierung des Systems und halten die Schleife in Gang. Welche Reaktionsbahnen dabei betroffen sind, scheint im Augenblick sehr individuell zu sein.

8.5.1 Charakteristika der Reaktionsbahnen

Neben den Reflexpunkten zeigen sich im Muster wiederkehrende Reaktionsbahnen, von denen es jeweils zwei mit einem cranialen und distalen Anteil gibt. Nach der Entstehung der Reaktionsbahn bildet diese schmerzhafte Kommunikationspunkte aus, die immer in Kontakt zu den Reflexpunkten stehen, die die Bahn aktiviert haben. Dies muss nicht zwangsläufig der SRP sein, der in der Nähe der Bahn liegt, da die Reaktionsbahn über eine Kommunikationsbahn von einem anderen SRP aktiviert werden kann.

Die Reizung der Strukturen setzt sich sukzessive vom zentralen Ausgangspunkt fort, bis die komplette Reaktionsbahn im distalen Bereich aktiviert ist. Dabei gilt zu beachten, dass der letzte schmerzhafte Kommunikationspunkt auf der Reaktionsbahn in Kontakt mit dem SRP liegt und diesen aktiv halten kann. Somit beeinflussen sich die Endpunkte an der Reaktionsbahn, der SRP und der KP sich gegenseitig.

In einigen Fällen sind auch die Kommunikationspunkte, die auf der Bahn zwischen beiden Endpunkten liegen, in der Lage die SRP's aktiv zu halten, auch wenn er nicht die gleiche Schmerzintensität wie der Endpunkt hat. Durch die Verflechtungen über die Kommunikationsbahnen und den Überlappungen an den Ganglien sind Kommunikationspunkte einer Reaktionsbahn in der Lage, andere Kommunikationspunkte auf anderen Reaktionsbahnen negativ und bei Therapie positiv zu beeinflussen.

Deshalb ist bei der Therapie zu beachten, dass alle Punkte zwischen dem SRP und dem letzten Kommunikationspunkt behandelt werden müssen.

Die Bahn setzt sich so lange fort und bleibt aktiv, bis sie von außen von möglichst beiden Enden, inklusive der Restitution der Wirbelkörper, durchbrochen wird.

Die Kommunikationspunkte und Endpunkte auf der Reaktionsbahn unterliegen häufig, wie auch die SRP's, der 1 Hz-Schwelle und sind somit oft erst bewusst schmerzhaft, wenn ein zusätzlicher palpatorischer Reiz die Schwelle übertritt.

8.5.2 Therapiekonsequenz

Durch die Möglichkeiten der gegenseitigen Beeinflussung müssen, zum Teil gleichzeitig, Kommunikationspunkte und SRP's behandelt werden, um eine Blockade der konstanten Reizweiterleitung zu erreichen. Dabei ist es von Bedeutung herauszufinden, welche Kommunikationspunkte miteinander in Kontakt stehen und aktiv gehalten werden.

Diese Kaskade der sukzessiven Aktivierung der Ganglien hat Einfluss auf die Therapie und in einigen Fällen auch Einfluss auf die Therapiedauer. Je länger das Problem im Körper besteht, desto wahrscheinlicher wird es, dass weitere Reaktionsbahnen aktiviert werden. Nicht immer ist eine Reaktionsbahn an allen Kommunikationspunkten schmerzhaft. Eine Überprüfung der Kommunikationspunkte muss somit auf der kompletten Reaktionsbahn erfolgen.

8.5.3 Reaktionsbahn 1, Verlauf cranial

Die Reaktionsbahn 1, mit dem Verlauf nach cranial, hat Kontakt zum sympathischen Reflexpunkt 1 oder am SRP 2, sowie zum Ganglion coeliacum.

Durch die Reizüberflutungen an den Ganglien cervicothoracicum (stellatum) und mediale (wenn vorhanden), kommt es zu einer fortlaufenden Reizung des nach cranial verlaufenden Sympathicus. Da das Ganglion cervicothoracicum ungünstig direkt an der ersten Rippe liegt, ist es auch aufgrund dieser Position schon möglich, dass es eine Aktivierung erfährt. Die zusätzlichen Rotierungen und Verschiebungen der ersten Rippe und des Wirbelkörpers werden vom Nervus vertebralis, der als Ramus communicans grisei des sympathischen Nervensystems gesehen wird, registriert. Der Nerv verläuft zu den Querfortsätzen der Wirbelkörper, wo

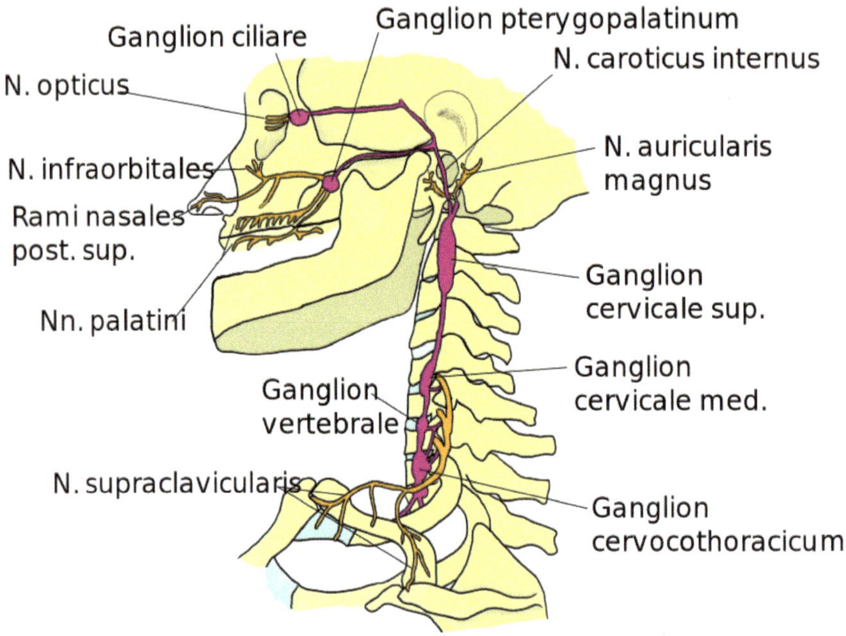

Abb. 17: Reaktionsbahn 1, cranialer Verlauf

er in die Spinalnerven C8–C6 mündet. Zudem verbindet er nicht nur die Spinalnerven, sondern schafft auch durch weitere Äste eine Verbindung zwischen den Wirbelkörpern und den Meningealhäuten im Rückenmark der HWS. [24, 63]

Somit kann es durch Gelenkfehlstellung der Wirbelkörper an der unteren HWS zu einer zusätzlichen Aktivierung des Ganglions kommen und damit eine weitere Reizung der nach cranial verlaufenden Nerven erfolgen. [24]

Eine der aktiven Nervenbahnen des Rami communicantes zieht zum Plexus brachialis C8–Th1, wodurch es im ventralen Nervengeflecht auch zu einer Versorgung der Rippengelenke über den Sympathicus kommt. Über die Verbindung zu den Spinalnerven [55, 16] wird über den Plexus der N. supraclaviculares intermedii der Sympathicus in seiner Sensibilität erhöht und die Reizschwelle der Nozizeptoren gesenkt. Dadurch kann es zu einer neurogenen Entzündung im Bereich des Art. sternoclaviculare und der Schlüsselbeingrube kommen. Im Gegensatz zum Bereich am Art. sternoclaviculare ist das Nervenende in der Schlüsselbeingrube häufiger bewusst ausfällig. Durch die Tonuserhöhungen kann es zu einer Rotation der Clavicula und der gesamten Depositionierung der Strukturen zu einer Dehnung des Lig. costoclaviculare und des Lig. costocoracoideum, das von der ersten Rippe zum Coracoid zieht, kommen.

Nach der Aktivierung des Ganglion cervicothoracicum, aus dem der N. cardiacus cervicalis inferior und Kontakte zu den Nervii cervicalis 7 und 8 entspringen, geht es über das Ganglion vertebrale, Höhe HWK 7, zum Ganglion cervicale medium, das auf Höhe HWK 5 liegt und Kontakte zu den Nervii cervicalis 5 und 6 ausstrahlt. Danach zieht der Truncus sympathicus zum Ganglion cervicale superius weiter, das sich über die Wirbelkörper C1–3 erstreckt und verschiedene Fasern ausstrahlen lässt. Dabei gehen die Fasern zu den Nn. cervicales 4–1. Ein weiterer Teil der Fasern verläuft als Plexus caroticus externus zur A. carotica und umfasst sie. Andere Fasern bilden einen Teil des Plexus pharyngeus. Das Ganglion cervicale superius wird nach oben hin vom N. caroticus internus verlassen, von dem sich dann das Ganglion ciliare ausbildet, dessen vegetative Versorgung über den 3. Trigeminusast mit den N. ciliares breves ins Auge zieht.

Ebenso spalten sich vom N. caroticus internus die N. petrosus major und profundus ab und vereinigen sich zum N. canalis pterygoidei. Dieser bildet mit Fasern aus dem N. maxillaris dann das Ganglion pterygopalatinum, aus dem die Nn. palatini als drei Äste entspringen. Dabei zieht der anteriore Ast zur Schleimhaut des harten Gaumens und mit dem Rami nasales posteriores superiores zur Nasenschleimhaut (untere Muschel, sowie mittlerer und unterer Nasengang). Der zweite Ast, N. palatinus posterior, zieht zur Schleimhaut des harten Gaumens.

Es gibt ebenfalls Verbindungsfasern, die Rami ganglionares, oder auch pterygopalatini, zum N. maxillaris, der dann im N. infraorbitalis (Fortsetzung des 2. Trigeminusastes) endet.

Neben dem Verlauf über den N. caroticus internus kann es über das Ganglion cervicale superior zu einer Überlastung von C2 und C3 mit Aktivierung des Plexus cervicalis kommen. Diese Verbindung, auch über das Ganglion oticum ziehend, hat eine Aktivierung des N. auricularis magnus zur Folge. Der Nerv tritt auf Höhe von C3 aus und verläuft dabei hinter dem M. sternocleidomastoideus Richtung Ohr. Dort teilt er sich, sodass ein Ast posterior des Ohres endet und ein Ast vor das Ohrläppchen zieht, so dass das Ohr von beiden Seiten umschlossen wird. Dabei zieht der vordere Ast in den Bereich des Unterkiefers Richtung Kiefergelenk.

Es kommt durch die neurogene Entzündung zu einem Kommunikationspunkt häufig im Bereich um das Ohrläppchen auf Höhe vom HWK1. Diese Entzündung teilt sich häufig mit, wenn die Ohren auskühlen und es zusätzlich zu einer Unterversorgung des Gewebes kommt.

Beim Vergleich der einzelnen Nerven und deren Verlauf zeigt sich eine starke Involvierung des N. trigeminus und des N. facialis. Daraus ergeben sich dauerhaft gleichbleibende Symptome, die diesen Nerven zugeschrieben werden, jedoch viel stärker mit dem kompletten Nervensystem des Körpers zusammenhängen.

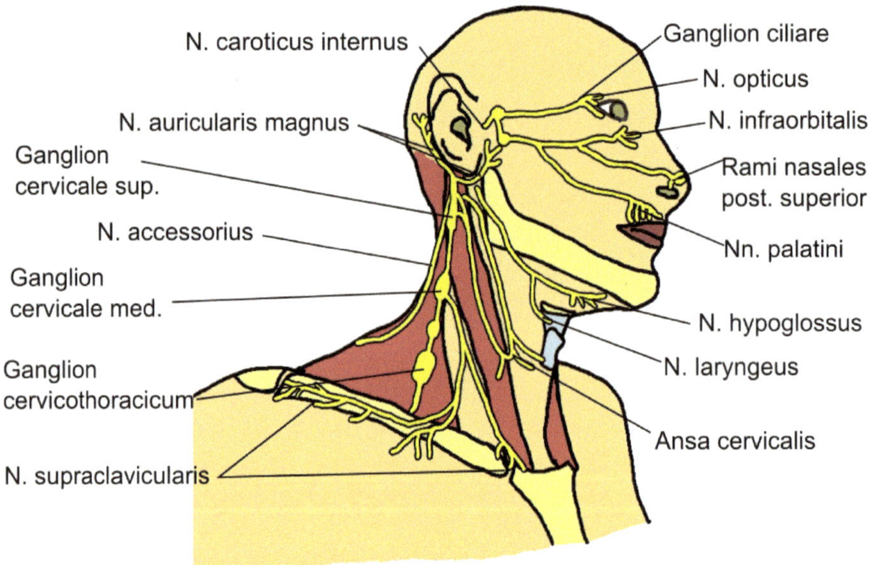

Abb. 18: Reaktionsbahn 1, cranialer Verlauf

Bei allen Kommunikationspunkten am Kopf ist zu beachten, dass der N. trigeminus mit dem N. facialis und dieser mit dem N. glossopharyngeus und dieser wiederum mit dem N. vagus in Verbindung steht. Durch die Evolution haben der N. trigeminus und die dorsalen Wurzeln über die Verbindungsstellen Einfluss auf ventrale Wurzeln. Das bedeutet, dass Symptome, die dem N. vagus zugerechnet werden, auch durch den Einfluss über die Anastomosen, schlussendlich vom Sympathicus ausgelöst werden können. [18]

Ein weiterer Punkt ist die Aktivierung der dorsalen Spinalnerven wie der Nn. laryngei recurrens und superior, sowie die Augenmuskulatur, die ebenfalls dorsalen Spinalnervenursprungs ist. [18]

8.5.3.1 Kommunikationspunkte der Reaktionsbahn 1, cranial

- Schulter, ventral
- Kehlkopf
- Ohr
- Augen
- Nase
- Zähne

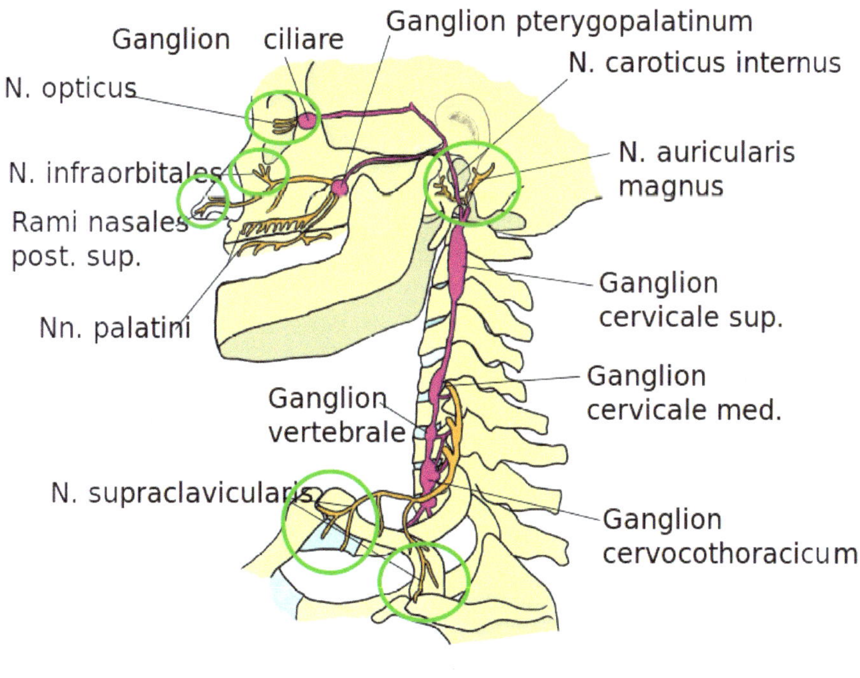

Abb. 19: Kommunikationspunkte der Reaktionsbahn 1, cranialer Verlauf

8.5.3.2 Symptome der Kommunikationspunkte

Aus dieser Verkettung der Aktivierung einzelner sympathischer Nerven und dorsalen Spinalnerven sind Schritt für Schritt folgende Schmerzen und Einschränkungen feststellbar und auch erklärbar. Nicht zu vergessen dabei ist, dass die Reihenfolge des Auftretens immer konstant bleibt und von den Ganglien dem Nervenverlauf folgt.

8.5.3.2.1 Schulter Schmerzen im vorderen Bereich der Schulter, teilweise mit Bewegungseinschränkungen über den Rami cardiaci thoracici und den N. cardiacus cervicalis inferior aus dem Ganglion cervicothoracicum. Genauere Erklärung der Symptome folgt unter Reaktionsbahn 1, Verlauf distal.

8.5.3.2.2 Kehlkopf Durch die Aktivierung des Plexus pharyngeus, N. glossopharyngeus und N. hypoglossus, die über den N. facialis oder die Ansa cervicalis, Kontakt zum sympathischen Nervensystem haben [41], kommt es zu einer Anspannung der Strukturen im Bereich des Kehlkopfes.

Dieses Phänomen wird auch durch die Aktivierung des N. accessorius, der Kontakt zu den Nn. laryngeii hat, unterstützt.

Dabei ergibt sich das Symptom des „Kloß im Hals“ oder ein Gefühl der „Abschnürung“. Patienten sprechen auch mit einer „tiefen“ oder „gedrückten“ Stimme, da durch die Spannungserhöhung der Muskulatur und des umliegenden Gewebes der Kehlkopf einen Druck erfährt, durch den ein klares Sprechen nicht möglich ist.

8.5.3.2.3 Ohr Es konnte ein Zusammenhang zwischen dem Auftreten von Tönen und Rauschen im Ohr und einer Aktivierung des Ganglion coeliacum festgestellt werden. Zur Ausbildung des Kommunikationspunktes kommt es am Ende des N. glossopharyngeus, bzw. Plexus tympanicus.

Dies geschieht wie folgt: Der N. glossopharyngeus zieht vom Ganglion petrosus als N. tympani, dann als N. petrosus superficialis minor zum Ganglion oticum. Dort ziehen Anastomosen vom N. facialis und Sympathicus ein, die dann einen Plexus tympanicus ausbilden, der sich entzünden kann.

Diese Entzündung kann für Schwellungen und damit für Töne sorgen. Diese Töne können durch Druck auf die Ganglien oder durch Reize auf

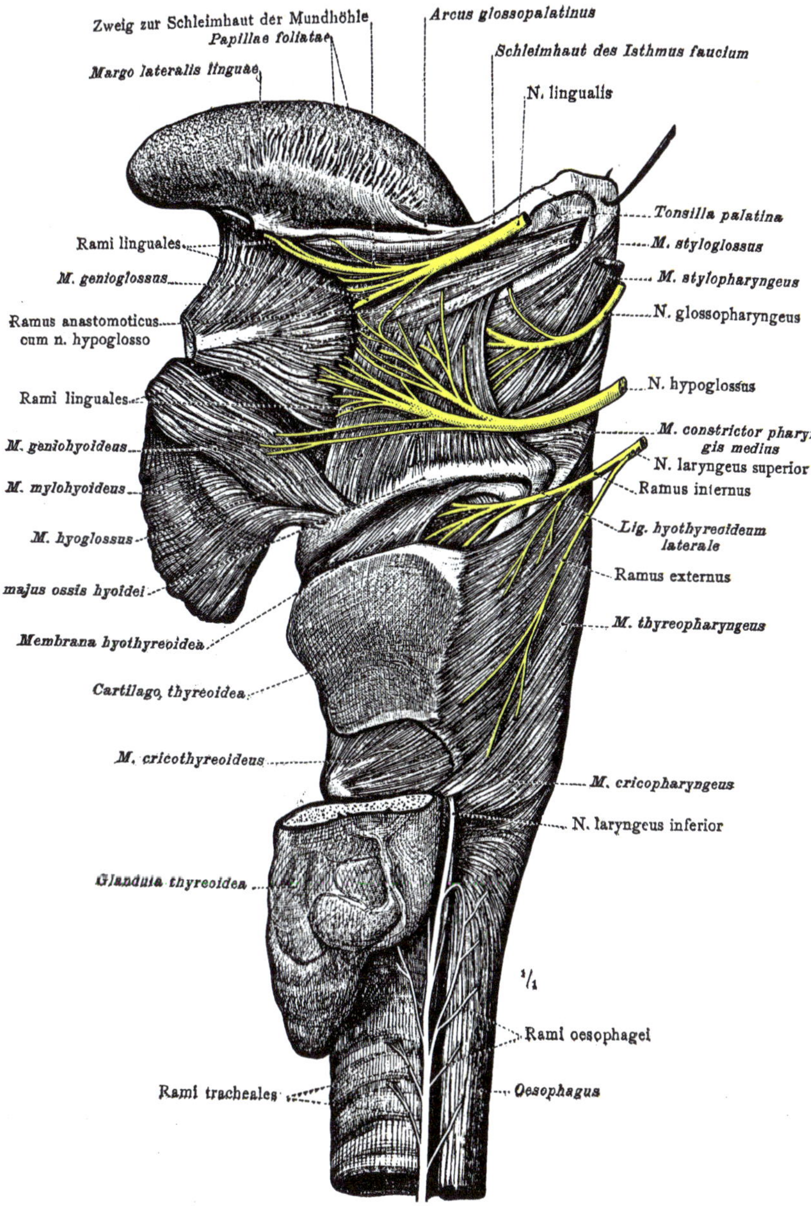

Abb. 20: Nerven um den Kehlkopf mit gelb hervorgehoben. N. laryngeus; N. glossopharyngeus; N. hypoglossus; N. laryngeus superior. Aus: [62, Fig. 1293]

diese und das gesamte System verstärkt werden. Inwieweit es, über die M. salpingopharyngeus und M. levator veli platini mit Hilfe der Tonuserhöhung, ausgelöst durch den Sympathicus und übertragen über den N. glossopharyngeus, zu einer muskulär bedingten Veränderung der Eustachischen Röhre sowie zu stärkerer Reizung der Rezeptoren durch die Verschiebung des Elektrolytgleichgewichts kommt, ist im Moment nicht zu verifizieren.

Auch der N. caroticus internus spielt als Kommunikationspunkt eine Rolle, da er vorwiegend bei Kälte in der Lage ist, starke Ohrenschmerzen auszulösen.

8.5.3.2.4 Zähne Zahnprobleme im Oberkiefer können auch über eine neurogene Entzündung ausgelöst werden. Dabei kommt es zu einer Überreizung der Nn. alveolares superiores, die Äste des N. infraorbitalis sind, der aus dem N. maxillaris kommt. Sie werden über das Ganglion pterygopalatinum mit Reizen versorgt, haben damit Zugang zum Sympathicus. Eine Behandlung ist durch die konstante Innervation der Nn. alveolares nur mäßig von Erfolg gekrönt. Ebenso kann es durch die Entzündungen zu einer Unterversorgung mit Mineralien (vorwiegend mit Calcium) kommen, die eine gute Stabilität und Widerstandskraft des Zahns verhindert.

8.5.3.2.5 Nase und Gaumen mit N. infraorbitalis Es gibt zwei Einflussbereiche mit unterschiedlichen Auswirkungen der neurogenen Entzündungen im Gaumen-Nasenbereich mit N. infraorbitalis. In der Ontogenese beschrieb Kölliker, dass Nasen- und Mundraum zuerst ein Bereich sind, der sich durch die Bildung des Gaumens in zwei Bereiche teilt. [39] Diese Aussage erklärt auch die enge Verbindung der Nerven und deren Verknüpfung bei der Reizaufnahme des Schmeckens.

Aus dem sympathischen Ganglion pterygopalatinum, durch das Fasern ziehen und aus ihm entstehen [18], treten die Nn. nasales mit verschiedenen Ästen an die laterale Wand der Nasenhöhle und ebenso der N. nasopalatinus an die Septumwand (Nasenscheidewand). Hinzu kommen die Nervenäste des N. palatinus. Dieser teilt sich ebenso in drei Äste auf, die u. a. den harten Gaumen sensibel versorgen. Dabei zieht ein Ast in den unteren Teil der Nase und Nasengang. Ein anderer zieht neben dem Gaumen in das benachbarte Zahnfleisch.

Der N. infraorbitalis sei in diesem Bereich hier erwähnt, da nicht nur die Zähne innerviert werden, sondern auch der innere untere Bereich der

Haut unterhalb des Auges (Tränensackbereich) und wenige Fasern ziehen von außen in den inneren Bereich der Nasenspitze.

Interessant dabei ist, dass einige mit den Facialis-Zweigen im Bereich der Muskeln anastomosieren und dadurch Hypertonie auslösen können, die aus dem sympathischen Bereich aktiviert wird. Neben dem Einfluss auf die Muskeln kann der N. infraorbitalis unter dem Auge und an der Nasenspitze für Sensibilitätsstörungen wie Jucken oder leichtes Stechen sorgen, was zu einem reflexhaftem Reiben führt.

Weitere Symptome einer sympathischen Überreizung der Nn. nasales und des N. nasopalatinus sind Entzündungen der Nasenhöhle ohne bakteriellen oder viralen Eintrag. Das heißt, Patienten leiden durch die Wasseransammlungen unter Schnupfen oder verstopfter Nase. Patienten berichten auch von starkem Geruch nach Eiter bei erhöhtem Stress ohne Erkältung. Es kommt zu einer Störung der Geruchs- und Geschmackswahrnehmung, da auch wenige feine Rami orbitales aus diesem Ganglion zu den hinteren Siebbeinzellen (Geruchssinneszellen) ziehen.

Während der Therapie kommt es, durch die stärkere Durchblutung bedingt, ebenso zu einer Anschwellung im Bereich der Nasenwände.

8.5.3.2.6 Auge Das Auge dient ebenso als Kommunikationspunkt, in zweifacher Hinsicht.

Da der Sympathicus auf die dorsalen Spinalnerven zugreifen kann, sind hier – neben den Sinnesnerven – auch die Augenmuskeln, Mm. recti und obliquii, über den N. oculomotorius betroffen, da sie zu dem dorsalen Spinalnervensystem zählen. [18] Der Einfluss des Sympathicus auf diese Nerven können die Feinmotorik und Koordination der Augenmuskeln stören, was zu einer verlangsamten Augenbewegung, zu unscharfem Sehen, schnellerer Müdigkeit durch Überlastung und weiteren Symptomen führen kann.

Neben der direkten Beeinflussung der motorischen Muskeln hat der Sympathicus über das Ganglion ciliare und den Nervi ciliares breves über kleine Fasern Kontakt zum N. opticus [18] Dadurch kann eine Entzündung des Nervs begünstigt werden, womit auch ein Druck auf den Augapfel von dorsal oder ein Brennen auftreten kann.

Die Aufgabe des M. ciliaris ist die Anpassung der Linse an das Nah-und Fernsehen. Werden die Mm. ciliares jedoch vom Sympathicus beeinflusst

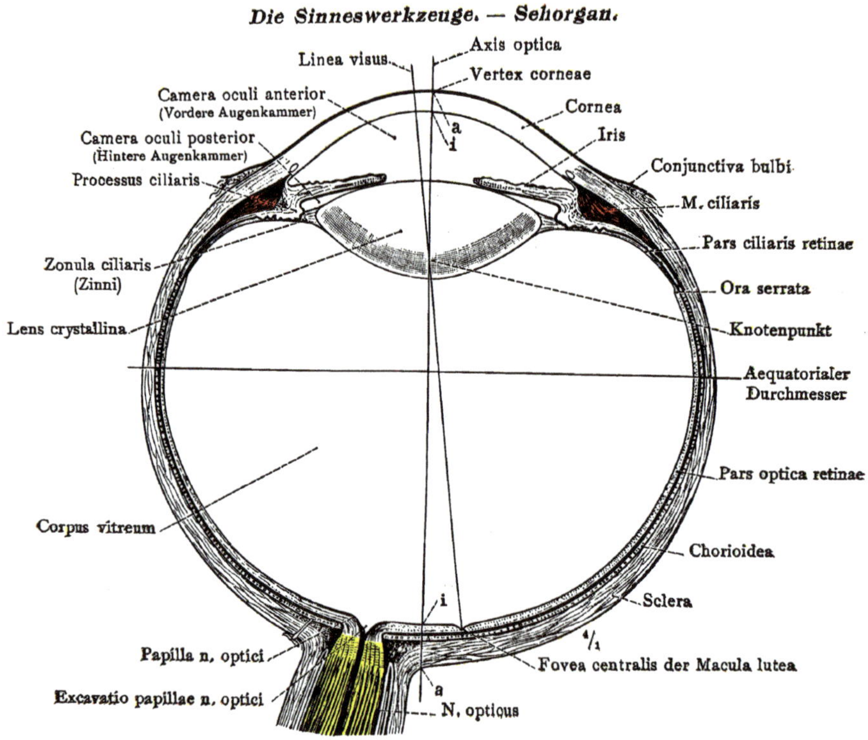

Abb. 21: Auge im Längsschnitt mit roter Hervorhebung des M. ciliaris und gelb des N. opticus. Aus: [62, Fig. 1303]

und der Tonus gestört, kommt es in dem Bereich zu einer verzögerten Anpassung, ebenfalls mit schnellerer Erschöpfung und Einfluss auf das Gleichgewicht.

Auch unbewusste Einschränkungen des Sichtfeldes und Mydriasis wurden beobachtet, denn neben den nervalen Einflüssen beeinflusst auch Histamin das Auge.

Da jedoch nicht nur der Sympathicus für die gleichen Probleme zuständig ist, sollte ein Besuch beim Arzt bei Augenproblemen angeraten werden, denn auch schwere Ursachen können sich hinter den Symptomen verstecken.

Da das Auge ein Kommunikationspunkt ist, kann eine Brille das System über eine Entlastung der Muskulatur und Nerven positiv beeinflussen.

8.5.4 Reaktionsbahn 1, Verlauf distal

Die Reaktionsbahn 1 mit dem Verlauf nach distal hat ebenfalls Kontakt zum Ganglion cervicothoracicum/stellatum. Dies steht mit dem Ganglion cervicale superius in Kontakt und bekommt von dort Einflüsse. Die Überlastung betrifft die dorsalen Spinalnerven des Plexus brachialis. Dabei handelt es sich um den N. axillaris, C5–6, und den N. radialis, C5–8.

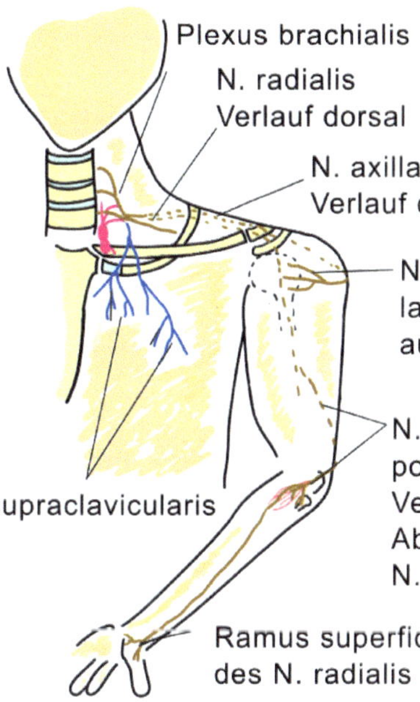

Abb. 22: Schematische Darstellung der SRB 1 mit distalem Verlauf

Der N. axillaris teilt sich und bildet den N. cutaneus brachii lateralis superior. Dieser zieht von dorsal über den M. deltoideus auf die ventrale Seite des Oberarms auf Schulterkopfhöhe, wo er einen Schmerzpunkt verursachen kann.

Der N. radialis teilt sich auf der dorsalen Seite auf und zieht auf Höhe des Ellenbogens als N. cutaneus antebrachii posterior nach ventral. Dort spaltet er sich wieder auf und bildet den Ramus superficialis des N. radialis, wobei ein Teil als Nervenenden den Kommunikationspunkt am Ellenbogen auf Höhe des Radiusköpfchens verursacht. Der kann sich bis auf den Muskelbauch des M. extensor digitorum longus ziehen und damit mit einem Tennisellenbogen verwechselt werden. Ist dieser Kommunikationspunkt überlastet, kommt es zeitlich etwas später zu einer Aktivierung des weiteren Endes des Ramus superficialis nervi radialis. Dort sorgt er ebenfalls, wie am Radiusköpfchen, für eine neurologische Entzündung und damit für einen schmerzhaften und in der Funktion eingeschränkten Thenar (Daumenballen).

8.5.4.1 Kommunikationspunkte der distalen Reaktionsbahn 1

- N. supraclavicularis
- ventrale und laterale Seite der Schulter
- Ellenbogen
- evtl. Handgelenk
- Thenar

8.5.4.2 Symptome der Kommunikationspunkte

Aufgrund der Kommunikationspunkte kommt es bei einer Aktivierung der Reaktionsbahn zu folgenden direkten Symptomen und Problemen:

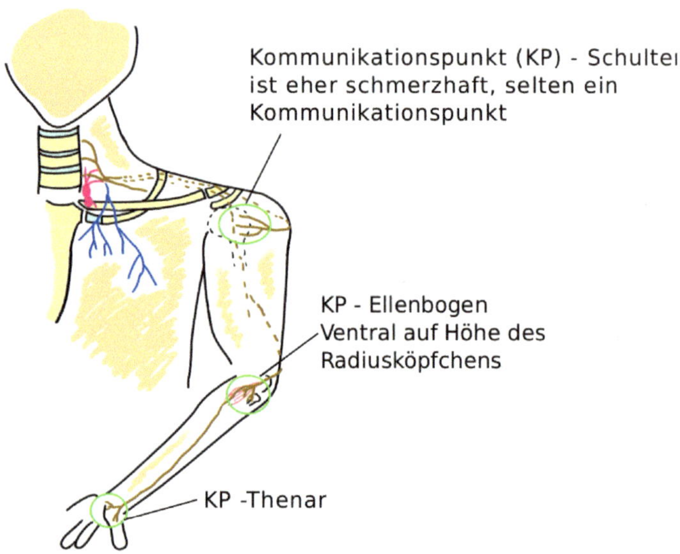

Abb. 23: Kommunikationspunkte der SRB 1 mit distalem Verlauf

8.5.4.2.1 N. supraclavicularis Der Nerv, der aus C5 und C6 kommt, zieht zum Sternoclaviculargelenk und entlang der Clavicula bis zum Acromion. Kommt es durch einen Energie-Input auf die Clavicula oder durch dauerhafte Gelenkdepositionierungen zu einer Reizung der Nervenenden, entsteht hier ein schmerzhafter Kommunikationspunkt, der die Beweglichkeit der Schulter empfindlich und die weiteren Bewegungen im Körper und Durchblutungen bis ins Bein hinunter stören kann.

8.5.4.2.2 Schulter Die Schmerzen liegen ventral und lateral auf dem Humeruskopf im Bereich des M. deltoideus, aber auch über der kurzen und langen Bicepssehne. Dabei wird der N. cutaneus brachii lateralis superior, der aus dem N. axillaris entspringt, gereizt und verursacht in seinen Endästen Schmerzen.

Die Schmerzen können zu einer Schonhaltung führen, die zusätzlich den Sehnenansatz des M. supraspinatus einklemmen und damit reizen kann. Durch die dort entstehenden Schmerzen kann sich der Tonus der Mm. scaleni erhöhen, wodurch eine zusätzliche Reizung der Reaktionsbahn und des N. thoracicus longus entstehen kann. Es zeigen sich Einschränkungen in der Funktionalität, vorwiegend im Bereich der Außenrotation.

Weitere muskuläre Auswirkungen sind im Abschnitt 10.9.1 beschrieben.

8.5.4.2.3 Ellenbogen Der Ellenbogen weist auf der radialen Seite in Höhe der Nervenden des Ramus superficialis des N. cutaneus antebrachii posterior aus dem N. radialis Schmerzen auf, die entweder spontan oder erst durch Druck spürbar werden. Der Schmerz ist ähnlich einer Epicondylitis humeri. Bei dieser handelt es sich jedoch um Tendiniden der Mm. extensor digitorum longus und brevis. Der Schmerz befindet sich dabei weiter lateral an der Epicondyle des Humerus und nicht auf dem Muskelbauch des M. brachioradialis. Aufgrund der Schmerzen am Nervenende des N. radialis kann es neben einer schlechten Stabilisation des Handgelenks auch zu einer Einschränkung der Supination und Pronation kommen.

8.5.4.2.4 Thenar Zwischen den Kommunikationspunkten Ellenbogen und Thenar ist im Bereich des Handgelenks ein fließender Übergang. So kann eine Reizung des Ramus superficialis des N. radialis nicht nur zu einer Einschränkung der Supination und Pronation führen, auch eine Einschränkung der Extension und Flexion des Handgelenkes ist möglich. (siehe N. radialis in Abschnitt 9.2 ab S. 9.2)

Früher als Ramus marginalis bezeichnet, zieht der N. digitalis dorsalis zum Thenar. Dadurch besteht direkt auf dem Thenar, wie bei allen Kommunikationspunkten, ein Schmerzpunkt, der häufig erst durch eine Palpation bemerkt wird. In einigen Fällen treten unwillkürliche Zuckungen an diesem auf.

8.5.5 Kommunikationspunkte im Kopfbereich

Im Kopfbereich entstehen Kommunikationspunkte, die unbemerkt dauerhaft existieren. Aber auch direkt am Os occiput kann es zu Überlastungen der nervalen Strukturen kommen, was zu Schmerzen am N. occipitalis tertius führt. Die Patienten klagen häufig über Migräne oder von hinten heraufziehenden Kopfschmerzen. Äußerst selten sind dabei die Nn. occipitales major und minor betroffen. Dabei ist auch eine Verschiebung der Schädelknochen nicht auszuschließen.

8.5.6 Zwischenbahn

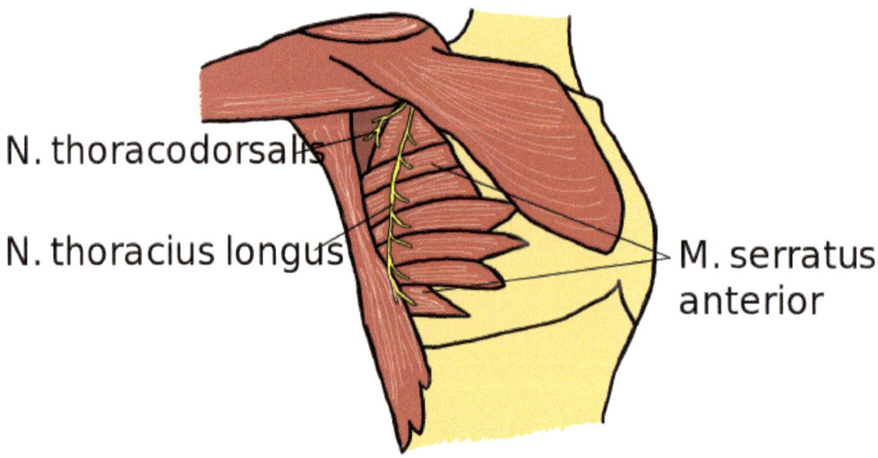

Abb. 24: Zwischenbahn. Verlauf des N. thoracodorsalis und des N. thoracius longus

Die Zwischenbahn besteht aus einem einzelnen Nerv, der aus der Genese heraus aus dem Cervicalbereich entspringt und mit seinem „kleinen Bruder“ die ersten Thoracalnerven bildet. Bei den beiden Nerven handelt es sich um den N. thoracodorsalis aus C6–8 und den stärkeren N. thoracicus longus, der aus C 5–7 entspringt.

Der N. thoracicus longus zieht durch den M. scalenus medius zur lateralen Brustseite an den M. serratus anterior und verzweigt sich dort. [29] Kommt es an den Enden zu neurogenen Entzündungen, sind Anzeichen von eingeschränkter Atmung zu beobachten. Die Entzündungen haben, wie auch die anderen Kommunikationspunkte, einen Einfluss auf die weiteren Nerven der Reaktionsbahnen. Eine Aktivierung des Nervs kann nicht nur über die Wirbelsäule ausgelöst werden, sondern ebenso durch Frakturen an den Rippen, sowie über Thoraxdrainagen.

Eine Beteiligung am SRP 1 und 2 des ersten Thoracalnervs, N. thoracodorsalis, der aus dem Cervicalbereich während der Evolution nach caudal wanderte und dorsalen Ursprung aus C6–8 hat, kann nicht ganz ausgeschlossen werden, da auch er im Bereich der M. rhomboidei endet. Jedoch ist er sehr dünn und wandert vorwiegend in den M. latissimus dorsi. [18, 29] Dort kann er einen Schmerzpunkt generieren, der bei Palpation sehr schmerzhaft ist. Eine Beeinflussung auf den SRP 1+2 oder die Reaktionsbahn ist möglich, aber nicht zwingend. Die Charakteristika der Zusammenhänge und seine geringe Dicke lassen den Schluss zu, dass er eine untergeordnete Rolle in der Reizung der Kommunikationspunkte und Reaktionsbahnen spielt, aber nicht in der Reizung des Ganglion cervicothoracicum. Zu beachten ist dabei die Regel, dass die Stärke eines dorsalen Nervs von seiner Aufgabe und seinem Gebiet abhängig sind. Je größer das Gebiet, desto dicker der Nerv. [18] Da diese beiden eher einen geringen Umfang besitzen, ist somit das Einflussgebiet nur bis zum nächsten Ganglion.

8.5.7 Reaktionsbahn 2, Verlauf cranial

Der craniale Verlauf der Reaktionsbahn 2 steht mit drei Nerven in Verbindung: Durch die Überreizung des Ganglion mesentericum superius, sowie der Reizung der Dura mater spinalis und Ligg. long. ant./post. kommt es zu einer Überlastung der auf Höhe Th12 und L1 entspringenden dorsalen

Spinalnerven N. iliohypogastricus und des auf Höhe L1 entspringenden N. ilio-inguinalis. Während des Verlaufs zieht der N. iliohypogastricus mit Anastomosen in den N. ilio-inguinalis. Auch zum N. genitofemoralis ziehen vom N. hypogastricus Anastomosen. Über diese Anastomosen kann der N. iliohypogastricus beide Nerven beeinflussen. Somit hat der N. iliohypogastricus über den N. ilio-inguinalis und dem N. genitofemoralis Kontakt zu den Srcoten bzw. Labien, und dem Spermabereich und kann dort Probleme auslösen.

Auch eine isolierte Involvierung des N. ilio-inguinalis auf den Scroten und Oberschenkelbereich sind in Betracht zu ziehen. Der N. iliohypogastricus zieht zudem mit einem Ende zur Symphyse. Andere Zweige des N. iliohypogastricus ziehen über die Crista iliaca zum M. gluteus medius auf die laterale Oberschenkelseite und sorgen dort für Kommunikationspunkte.

Die N. clunium superiores, die über Fasern mit dem Sympathicus verbunden sind [29], ziehen zum oberen Rand der Crista iliaca und über den M. gluteus maximus hinweg und sorgen dort für Ansteuerungsprobleme und Kommunikationspunkte.

Der N. cutaneus femoris posterior zieht aus dem dorsalen Bereich der Sacralnerven S1–3 in die Peripherie des Oberschenkels. Im oberen Abschnitt spalten sich die Nn. clunium inferiores und der Ramus perinealis ab.

Dieser zieht in den vorderen Schambereich des Beckenbodens und verläuft dabei entlang des Ramus ossis ischii und Ramus inferior ossis pubis. Durch diesen Verlauf kann er Kommunikationspunkte entlang der Adduktorenansätze ausbilden. [29]

Die Nn. clunium inferiores ziehen durch das Lig. sacrotuberale cranial auf die Gesäßseite und können dort Kommunikationspunkte ausbilden.

Aus dem untersten Bereich des Rückenmarks entspringt der N. coccygeus. Als letztes und kleinstes Spinalnervenpaar zieht er in der Cauda equina nach caudal. Zusammen mit dem Filum terminale im Spinalkanal, eingebettet in die Dura mater spinalis, wandert er bis zum Kreuzbein weiter. Dort endet die Dura mater spinalis und er zieht im Knochenkanal zusammen mit dem Filum terminale ohne weiteren Schutz hinunter zum Os coccygeus, wo er austritt und das Filum terminale am Knochen endet.

Dort bildet er den Plexus coccygeus und mit sensiblen Fasern des hinteren Astes, der zum Os coccygeus zieht, versorgt er diesen Bereich. Der andere, vordere, Ast verbindet sich mit den Endfasern des Sympathicus und zieht in die Nn. anococcygei. Diese versorgen ebenfalls sensibel das Os coccygeum und den Anus.

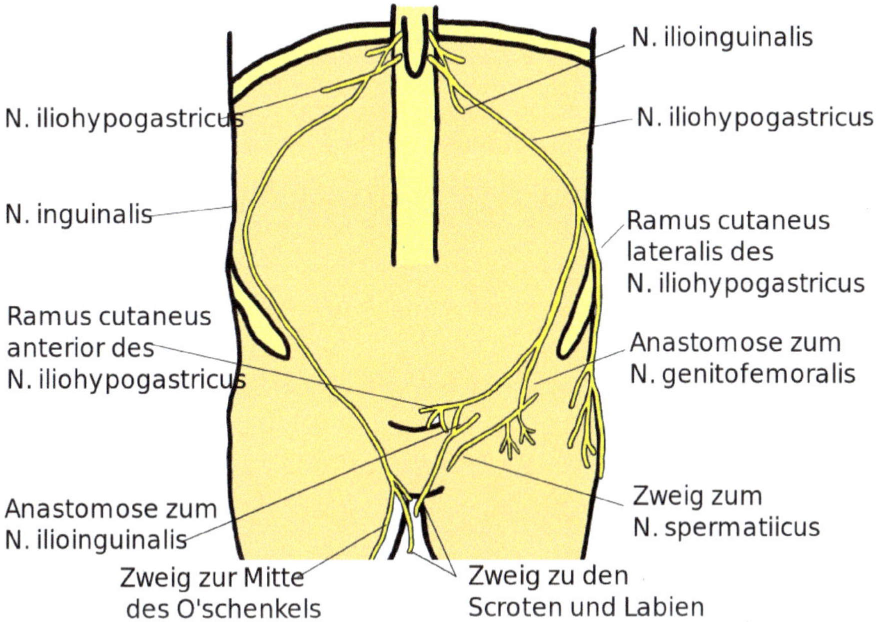

Abb. 25: Reaktionsbahn 2, cranialer Verlauf. Nerven des dorsalen Längsstamms mit Endung im Hüftbereich

Ein weiterer wichtiger Nerv in dem Bereich ist der N. haemorrhoidales medii, der aus dem 3. und 4. Sacralnerv als dünner Zweig entspringt. Er verzweigt sich mit Fasern des Plexus hypogastricus inferior, der aus dem Sympathicus entspringt. Einige Fasern ziehen in den Mastdarm und einige zum M. levator ani, sowie zum unteren Bereich der Harnblase und zur Scheide. [29, 62]

8.5.7.1 Kommunikationspunkte der cranialen Reaktionsbahn 2

Es können folgende Punkte auftreten:

- lateraler Oberschenkel, M. gluteus medius am Rand der Crista iliaca
- Symphyse

- Adduktoren
- Anus/ Rectum/ Os coccygeus

8.5.7.2 Symptome der Kommunikationspunkte

Die unteren Kommunikationspunkte haben im Wesentlichen einen Einfluss auf die inter- und intramuskuläre Koordination der Oberschenkelmuskulatur. Ebenso haben sie Einfluss im Mastdarm- und Beckenbereich.

8.5.7.2.1 Oberschenkel, Glutealbereich Der Kommunikationspunkt am Oberschenkel und Glutealbereich liegt ca. zwei Querfingerbreit unterhalb der Crista iliaca. Inwieweit sie in den Oberschenkel Glutealbereich reichen ist anatomisch unterschiedlich.

Neben Schmerzen, die die Bewegung generell einschränken, sind die meisten muskulärer Natur und werden in Kapitel 9 besprochen.

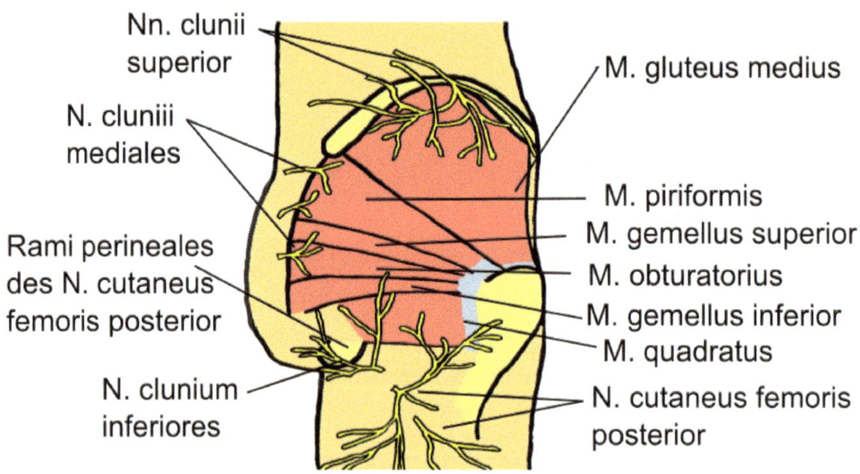

Abb. 26: Schematische Darstellung der Hüftmuskulatur und der Nerven im Glutealbereich

8.5.7.2.2 Symphyse Die Problematik an der Symphyse wird aufgrund der Lage und der 1 Hz-Schwelle gern übersehen. Bei einer Entzündung des Nervus iliohypogastricus, sowie des N. ilio-inguinalis oder des N. genitofemoralis kann es zu Verschiebungen und Reizungen in dem Gelenk, aber auch zu Störungen über den Nerv rückwirkend in die Wirbelsäule und damit ins weitere Nervensystem kommen. Ein weiterer Grund für eine Verschiebung des Symphysengelenks kann eine neurogene Entzündung an den Adduktorenansätzen und den damit einhergehenden Koordinationsstörungen sein, die dafür sorgen können, dass eine Sicherung des Beckens nicht gegeben ist. Auch der Einfluss über den N. haemorrhoideus medii, der in den M. levator ani zieht, kann durch eine neurogene Entzündung für eine Störung der Stabilität des Beckenbodens sorgen. Damit kann die Stabilität der Symphyse und Position beider Beckenseiten beeinträchtigt werden.

Weitere Aspekte im Beckenbereich durch Sport und Bewegung sind im Abschnitt 10.2 zu finden.

8.5.7.2.3 Adduktoren Aufgrund der neurogenen Entzündungen an den Endbereichen des Ramus perinealis, des N. cutaneus femoris posterior und der nervalen Überlastung kann es zu einer Reduktion der neurologischen Reizweiterleitung an den Adduktoren kommen, was zu einer Verminderung der Innervation mit Kraftverlust führen kann. Gleichzeitig kann ein Hypertonus des Gewebes auftreten. Beides kann zu Sehnenüberlastungen und Beckenverschiebungen führen, die sich bis auf die Gelenkpositionierung des Knies und dessen Ligamente auswirken können.

8.5.7.2.4 Anus/ Rectum/ Os coccygeus Dieser Kommunikationspunkt besteht aus zwei Nerven, die mit ihren Nervenenden so dicht aneinander liegen, dass sie aus den Beobachtungen heraus einen Kommunikationspunkt bilden.

Wie oben schon beschrieben, ziehen die letzten und kleinsten Spinalnerven als N. coccygeus im Spinalkanal, bis ungefähr S3, eingebettet in die Dura mater spinalis, zum Os coccygeus.

Die dort austretenden Äste verzweigen sich als Plexus coccygeus, der sympathisch stark innerviert ist. Der hintere Ast versorgt als N. coccygeus sensibel die dorsale Fläche des Os coccygeus und motorisch den M. coccygeus. Der vordere Bereich verbindet sich mit dem Sympathicus und bildet die Nn. anococcygei, die durch das Steißbein ziehen und parallel in das Gebiet zwischen Os coccygeum und Anus wandern, das sie sensibel versorgen.

Der andere Nerv, der eine Rolle spielt, ist der oben erwähnte N. haemorrhoidales medii. Früher wurde er getrennt aufgeführt, heute findet er als Fasern des Plexus hypogastricus inferior Erwähnung.

Dieser Nerv entspringt aus dem Sacralmark und zieht in den Plexus hypogastricus inferior, der zum sympathischen Nervensystem gehört. Wie bereits erwähnt ziehen einige sensible Fasern des Plexus in den Mastdarm und einige motorische zum M. levator ani, sowie zum unteren Bereich der Harnblase und zur Scheide. [29, 62]

Ein großer Teil der Innervation des Beckenbereichs wird von den N. perinei übernommen, die Anastomosen vom N. cutaneus femoris posterior bekommen, der zum sympathischen System gezählt werden darf.

Kommt es zu Entzündungen der Nervenenden an den erwähnten Nerven im Anus-/Rectumbereich, können diese durch den Stuhlgang zusätzlich gereizt und verstärkt werden. Jedoch kann auch die Kompression des Plexus hypogastricus inferior am Os coccygeum durch das Sitzen eine Reizung begünstigen.

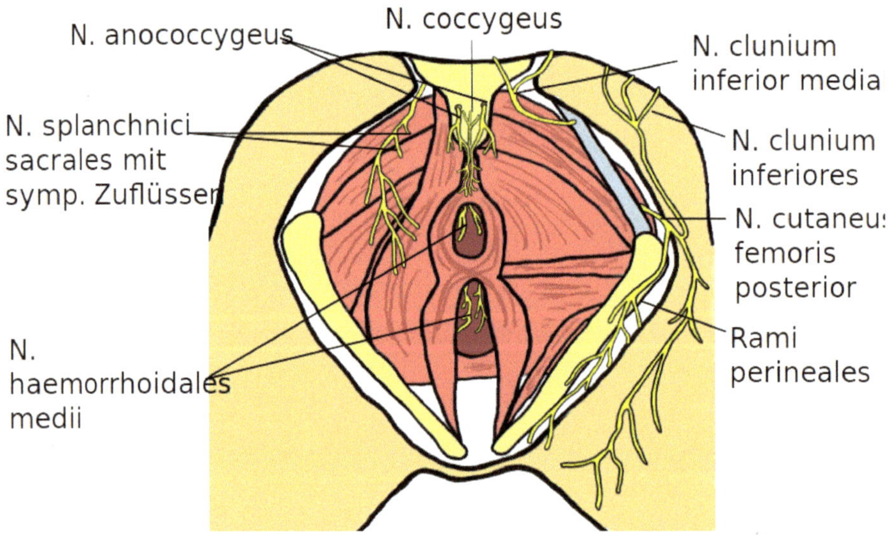

Abb. 27: Reaktionsbahn 2, cranialer Verlauf im Bereich des Beckenbodens. Die Beckenbodennerven des dorsalen Längsstamms.

Neben Schmerzen beim Stuhlgang können auch vermehrte Flatulenz auf neurogene Entzündungen und Probleme an den Nervenenden im Os coccygeus-Bereich hinweisen. Findet eine Reizung der Nervenenden statt, kann es zu einer Erhöhung des Aktivitätslevels des sympathischen Systems und zu Schmerzen, meistens unterhalb der 1 Hz-Schwelle, kommen. Die Reizung kann durch einfaches Sitzen zusätzlich getriggert werden, wodurch das System des erhöhten Sympathicus am Laufen gehalten wird.

8.5.8 Reaktionsbahn 2, Verlauf distal

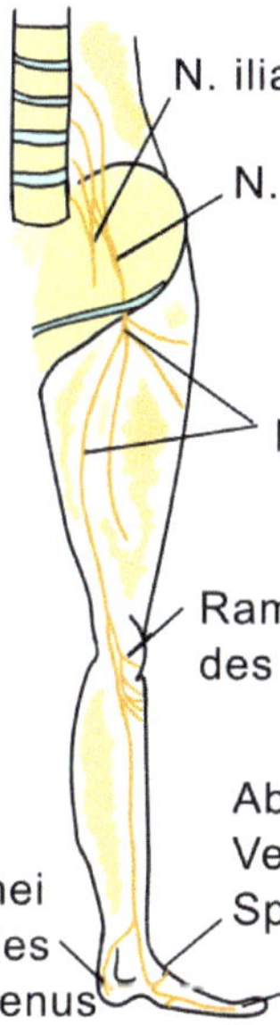

Abb. 28: Reaktionsbahn 2, distaler Verlauf. Über den N. superficialis kann der N. saphenus auf die Zehenspitzen zugreifen.

Die Reaktionsbahn 2 zieht distal aus dem Lendenwirbelsäulenbereich auf Höhe L1–L4. Eine hauptsächliche Beeinflussung findet jedoch auf Höhe von L1–L2 statt. Dort liegt das Ganglion mesentericum superior, das einige Fasern aus dem Ganglion coeliacum, aber auch aus den Nn. splanchnici erhält und für eine Überlastung der dort ausgehenden Spinalnerven sorgt.

Die Reaktionsbahn wird von den Nn. clunium superiores und den Nn. clunium medii begonnen. Dabei kommen die Nn. clunium superiores aus dem Rami dorsales L1–3 und ziehen über die Crista iliaca auf die postero-laterale Seite des Gefäßes. Die Nn. clunium medii stammen aus den Rami dorsales S1–3 und breiten sich im unteren Sacrumbereich über die untere Gesäßseite aus.

Einfluss auf die Reaktionsbahn kann der N. femoris posterior mit den oben erwähnten Kommunikationspunkten haben. Ebenso können die Nn. anococcygei und N. haemorrhoidales medii Einfluss ausüben.

Der Hauptnerv der Bahn ist der N. femoralis aus den Segmenten L2–4 und zum Teil auch aus L1. Damit kann er auch Informationen aus dem Bereich Th12 empfangen. Seine dorsalen Fasern verbinden [29] sich zudem mit dem Truncus sympathicus und den Ganglia coeliacum, aorticorenale, mesentericum inferius und superius, wodurch er auch aus diesen Bereichen Informationen erhalten kann. Muskulär innerviert er den M. psoas und den M. iliacus, muss aber auch gleichzeitig durch diesen hindurch, was zu Einklemmungen über den M. iliopsoas und des M. quadratus lumborum führen kann.

Somit kann er sich selbst im Wirbelsäulenbereich irritieren und aktivieren. Auch ein Einfluss aus dem benachbarten Gebiet L1 kann auftreten, da das spinothalamische System und die Dura mater spinalis mit den Ligamenten Einfluss auf Nerven bis L4 haben und damit Reize in die unteren Spinalnerven abgeben.

Der N. femoralis zieht von L2–L4 zur ventralen Seite des Oberschenkels. Im mittleren Bereich bis kurz über das Knie bildet er Nervenenden aus, die einen ersten Schmerzpunkt veranlassen können. Ein anderer Teil verläuft als N. saphenus weiter nach distal. Im Knie bildet der N. saphenus einen Ast aus, Ramus infrapatellaris, über den er an der vorderen Innenseite des Knies für einen Schmerzpunkt – Kommunikationspunkt – sorgen kann.

Eine weitere Verzweigung des N. saphenus befindet sich unterhalb des Malleolus medialis, wo ein weiterer Kommunikationspunkt entsteht. Ein Ast kann auch über das obere Sprunggelenk ziehen, sodass es hier zu einer muskulären Anspannung mit Einschränkung der Beweglichkeit kommt.

Vom Malleolus medialis zieht er bis zum Mittelfuß, auf Höhe des Os naviculare weiter, wo es durch die nervale Überreizung zu einem Hypertonus des M. abductor hallucis kommt. Dieser kann sich bei Reizen des N. saphenus in Krämpfen am Fuß äußern. Er endet am lateralen Bereich des Hallux. [62, 29]

Bei dieser Reaktionsbahn kann es zu weiteren schmerzhaften Punkten im Gesäßbereich kommen, die jedoch deutlich tiefer liegen und nicht so schnell wahrgenommen werden. Hierbei handelt es sich um die aktiven dorsalen Nn. gluteus superior und inferior und piriformis. Die Nervenenden liegen direkt auf dem Gesäß.

8.5.8.1 Kommunikationspunkte

- ventro-medialer Oberschenkel
- Knie medial
- Calcaneus medialis
- Großgrundgelenk des Hallux

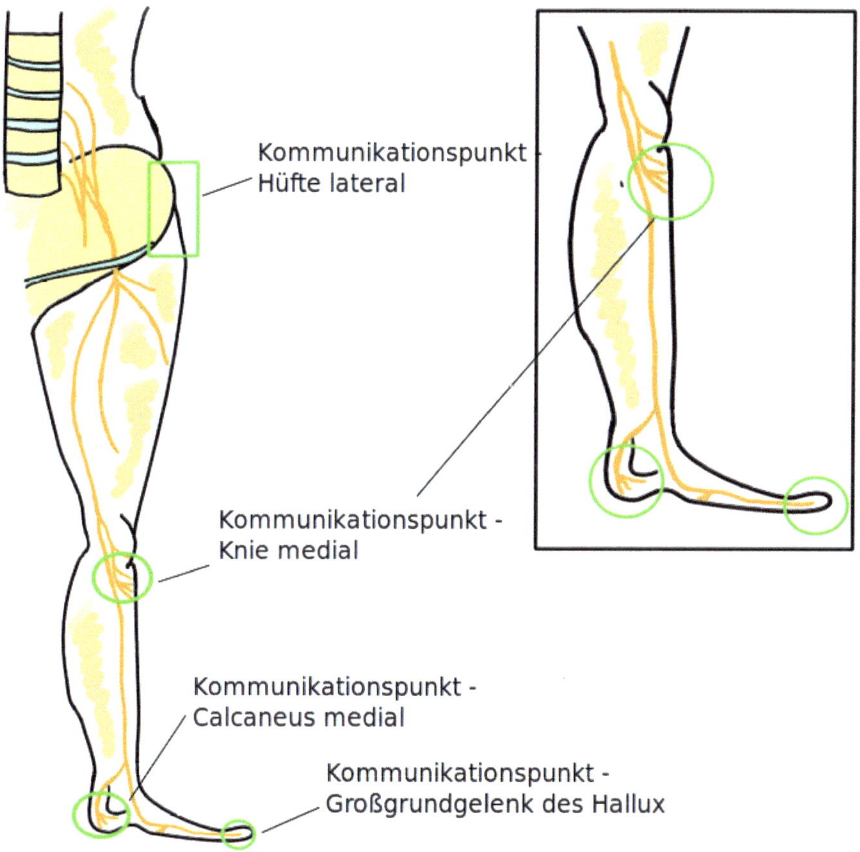

Abb. 29: Kommunikationspunkte der SRB 2 mit distalem Verlauf

8.5.8.2 Symptome der Kommunikationspunkte

Auch hier sind die meisten Symptome eher muskulärer Natur. Eine genaue Besprechung findet im jeweiligen Kapitel statt.

8.5.8.2.1 Oberschenkel In der Regel werden weniger Schmerzen am Oberschenkel wahrgenommen. Die häufigere Problematik ist die Störung in der muskulären Ansteuerung. Durch die neurogene Entzündung am Nervenende ist der N. saphenus in der Lage, die Ansteuerung und Kraftentwicklung des M. vastus medialis des M. quadriceps herunterzusetzen.

8.5.8.2.2 Knieinnenseite Der Kommunikationspunkt liegt unterhalb der Tuberositas tibiae. Der Ramus infrapatellaris kann einige Zweige in das Lig. collaterale tibiale abgeben und damit eine Einschränkung der Beweglichkeit im Kniegelenk durch die unbewussten Schmerzen möglich machen. Davon betroffen ist häufig die reflektorische Flexionsbewegung beim Laufen im Knie.

Auch Schmerzen an der medialen Seite des Kniegelenks können in dem ein oder anderen Falle, aufgrund der persönlichen Anatomie, zum Kommunikationspunkt gezählt werden.

8.5.8.2.3 Calcaneus medialis Der Schmerzpunkt ist genau in der Mitte des Calcaneus. Eine Aktivierung des Kommunikationspunktes kann häufig schon durch eine Inspektion festgestellt werden. Der Fuß befindet sich bei einem aktiven Punkt in einer Pronationsstellung. Diese liegt meistens im Liegen vor, aber auch eine Pronation im Stehen, die durch den Kommunikationspunkt ausgelöst wird, kann beobachtet werden.

8.5.8.2.4 Sprunggelenk Mit wenigen Fasern zieht der N. saphenus über das obere Sprunggelenk. In Höhe des Retinaculum musculorum [62] verzweigt er sich und ist bei einem aktiven Kommunikationspunkt in der Lage, die Extension des Sprunggelenk zu blockieren. Somit kommt es zu einer vermehrten Flexion im Sprunggelenk, durch die es beim Gehen zu einer Einschränkung bei der Bewegungsabfolge des Fußes kommt. Durch die Steifheit ist der Körper nicht in der Lage, eine korrekte senkrechte Belastung im Sprunggelenk auszuführen. Er muss die Fehlbelastung nach cranial weitergeben, um die fehlende Beweglichkeit auszugleichen.

Einige Fasern dringen am Retinaculum musculorum in die Fasern des N. peroneus superficialis ein und ziehen auch über diese Verbindung bis zum Hallux [62], wodurch diese Bahn verstärkt wird und weitere Muskeln in der Ansteuerung gestört werden können.

8.5.8.2.5 Hallux Der N. saphenus zieht selbstständig und über den N. peroneus superficialis zum Hallux. Der Kommunikationspunkt am Endgelenk des Hallux kann unter Umständen sehr schmerzhaft sein, da dort auch falsches Schuhwerk zu einem dauerhaften Druckschmerz führen kann, der diesen Punkt reizt. Auch eine Bewegungseinschränkung infolge der Schmerzen kann nicht ausgeschlossen werden.

8.6 Tonusbahnen

Die Reaktionsbahnen und deren dorsal entspringenden Spinalnerven können über den Sympathicus die Muskeln und das Gewebe aktivieren und den Tonus steigern. Nimmt die Aktivierung einer Reaktionsbahn zu oder hält sie länger an, ist der Sympathicus in der Lage, über den nervalen Kontakt [18] die ventralen Spinalnerven zu aktivieren. Diese Aktivierung der ventralen Spinalnerven führt bei den dazugehörigen Muskeln zu einer Tonuserhöhung. Es entstehen die sogenannten Tonusbahnen. Diese treten deutlich später auf als die Reaktionsbahnen.

Durch die Reizung der Beugernerven kommt es in den Muskeln zu einem erhöhten Tonus, der in der Lage ist, Gefäße einzuengen und Taubheit auszulösen.

Die Tonusbahn zieht entlang des Armes oder des Beines auf der kontralateralen Seite bis zum Ende der Extremität.

Wie es zu einer Aktivierung der ventralen motorischen Spinalnerven kommt, ist noch unklar. Ein wesentlicher Aspekt ist die Abhängigkeit der Tonusbahn von der Aktivierung des Sympathicus und der Reaktionsbahnen. Durch Behandlung der Kommunikationspunkte und Reaktionsbahnen kommt es zu einem langanhaltenden Effekt der Tonussenkung, der bei einer reinen Massage nicht gegeben ist.

Eine Tonusbahn unterscheidet sich somit in zwei Punkten von der Reaktionsbahn.

1. Keine bzw. äußerst seltene Schmerzpunkte, eher Taubheitsgefühle
2. Tonuserhöhung

8.6.1 Verlauf der Tonusbahn für die obere Extremität

Diese läuft vom Schultergelenk entlang des M. biceps zum Ellenbogen. Von dort auf die mediale Seite, entlang der Handgelenk- und Fingerflexoren.

Der sensible N. cutaneus antebrachii medialis, der aus dem Spinalnerv, der den N. ulnaris bildet, entspringt, spaltet sich in den Ramus anterior und posterior auf. Beide Nerven laufen den Ober- und Unterarm entlang und ziehen dabei bis kurz vor das Handgelenk. Die Erhöhung des Tonus sorgt für taube oder kalte Finger. Betroffen davon sind die Digiti IV und V. Es kommt, aber auch zu einer Immobilisation des Os pisiforme. Die Mobilisierung des Knochens ist für die Lösung der Tonusbahn von äußerster Wichtigkeit.

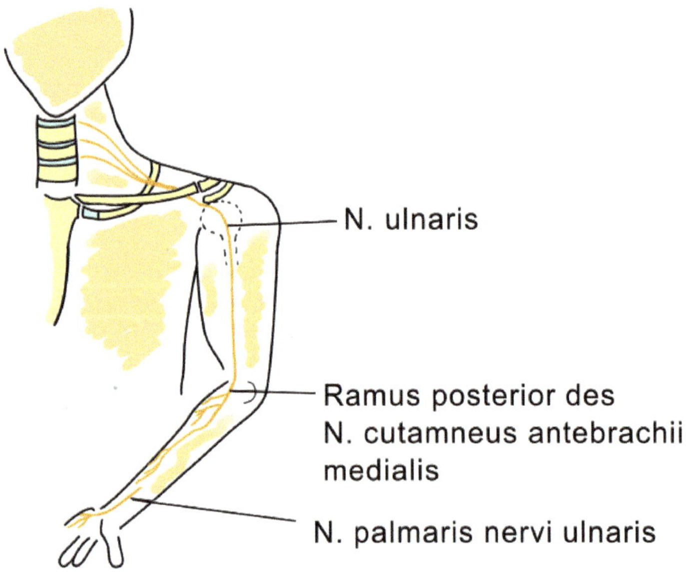

Abb. 30: Schematischer Verlauf der Tonusbahn der oberen Extremität

Erhöht sich der Tonus des Gewebes um den Ramus anterior so stark, kann es über den M. flexor superficialis superior zu einer Einklemmung des N. medianus führen. Diese Irritation ist offenbar für Zuckungen der Thenarmuskeln, der Mm. lumbricales I–II zuständig.

Ist dabei eher der M. flexor digitorum profundus betroffen, kommt es eher zu einem Ernährungsmangel der Muskulatur mit Krämpfen, die sich ebenfalls in den ersten beiden Fingern bemerkbar machen können.

8.6.2 Verlauf der Tonusbahnen für die untere Extremität

Die Tonusbahn verläuft lateral entlang des gesamten Beins. Damit geht der Tonus von der Hüfte über den Tractus iliotibialis bis zum Fußgelenk.

Die entsprechenden sensiblen Nerven, die den Tonus erhöhen, kommen aus dem N. femoralis und werden als N. cutaneus femoris lateralis bezeichnet, der durch die Anspannung des M. iliopsoas aktiviert wird. Die weitere Tonusbahn wird danach vom dorsalen Anteil des N. ischiadicus versorgt. So kommt es zu einer Tonuserhöhung durch den N. cutaneus surae lateralis, der sich vom N. fibularis communis abspaltet. Im weiteren Verlauf kommt es zu einer Tonuserhöhung durch den N. tibialis, aus dem sich der N. suralis abspaltet und aus diesem der N. cutaneus dorsalis lateralis.

Aufgrund der Tonuserhöhung kommt es in sämtlichen Bereichen zu einer Unterversorgung des Gewebes und den damit einhergehenden Problematiken.

Dabei kann die Tonuserhöhung durch den N. cutaneus surae lateralis im Tibiofibulargelenk eine Gelenkverschiebung und Bewegungseinschränkung auslösen, die sich durch eine Druckblockade bis zu einer „Lähmung" der Fußextensoren auswachsen kann.

Folgen dieser Tonuserhöhungen können sein:

- Anspannung des Tractus iliotibialis bis hin zu einer Schnapphüfte, aufgrund von Tonuserhöhung
- Mm. obturatorius und gemellus superior, inferior Irritation durch Tonuserhöhung und Hüftfehlstellung
- Shin-splints
- Achillessehnenschmerzen, -überlastung, -verdickung aufgrund eines hohen Tonus

- Schmerzen an der Sehne der Mm. peronei longus und brevis, aufrgund der Dehnung nach Supinationstrauma oder zu starker Supination durch Entzündung des N. saphenus

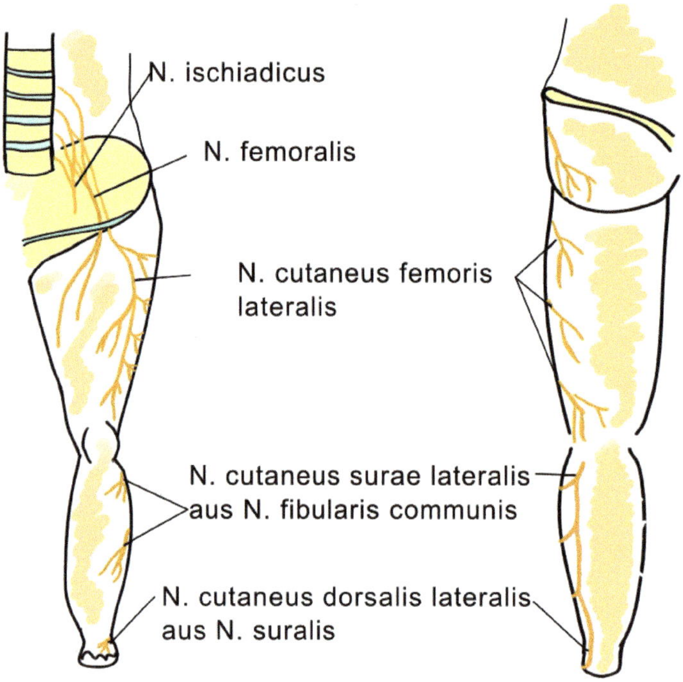

Abb. 31: Schematischer Verlauf der Tonusbahn der unteren Extremität

Kapitel 9

Weitere Symptome von Nervenreizungen innerhalb und außerhalb der Reaktionsbahnen

9.1 N. supraclavicularis

Durch die enge Verbindung zur Clavicula kann es durch Stress auf diese zu einer Aktivierung des gesamten Nervs kommen. Auch Narben im gesamten Verlauf der Clavicula, die z. B. aufgrund einer Operation entstanden sind, können durch die enge Beziehung zum Nerv empfindlich die Bewegung und Koordination des Armes bis zu den Fingern stören.

Hier sei anzumerken, dass bei der Ontogenese es durchaus vorkommen kann, dass dieser Nerv von der Clavicula umschlossen wird. [18] Im Falle einer Fraktur der Clavicula fällt diese Nähe zum Sympathicus noch stärker ins Gewicht. Durch den Verlauf über die gesamte Schulter sorgt er für die charakteristische Handbewegung, wenn Betroffene mit Schulterschmerzen nach der Lokalisation gefragt werden.

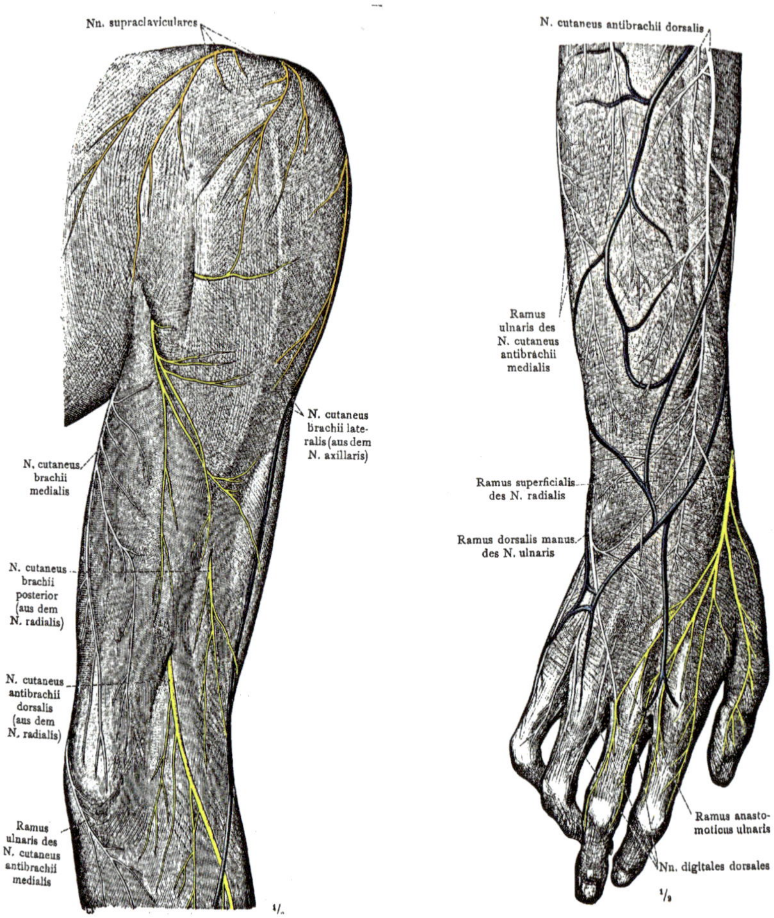

(a) Verlauf der Nerven der SRB1, distal. Hier mit orange N. supraclavicularis und gelb, N. axillaris und N. Radialis hervorgehoben.

(b) Mit gelb hervorgehobener N. radialis am Handgelenk und Finger 1–3.

Abb. 32: Aus: [62, (a) Fig. 1233, (b) Fig. 1234]

9.2 Nervus radialis

Der N. radialis bildet nicht nur deutliche Kommunikationspunkte aus. Auch durch seinen Verlauf, in dem er am M. anconeus entlang zieht, in dem, neben anderen Ästen des N. radialis, auch der Ramus N. cutaneus antebrachii posterior endet, ist er in der Lage, im Ellenbogen für Störungen zu sorgen.

Bei einer Reizung kann die Ansteuerung des M. anconeus gestört sein, wodurch es zu Koordinationsstörungen in der Streckung des Ellenbogengelenks (EG) kommen kann, da der M. anconeus die Kapsel nach hinten zieht. Aber auch vor der endgültigen Teilung des N. radialis zieht ein Ramus muscularis noch zur Kapsel des EG und kann damit, über die Aktivierung der Aktinfilamente, die Flexion einschränken. Somit kann die Bewegung des Ellenbogens in beide Richtungen in der Koordination gestört sein.

Über die Endverzweigungen des N. cutaneus antebrachii posterior, die sich im Bereich des Handrückens verteilen, kann es zu einer Einschränkung des Handgelenks kommen, was einem Gefühl der Steifheit gleicht. Das Ende des N. radialis Ramus superficialis zieht neben dem Strang zum Kommunikationspunkt Thenar auch als N. digiti dorsales zu den dorsalen Seiten der Digiti 2 und 4 ½. [62] Diese Versorgung kann ebenfalls bei Aktivierung des Nervs über das System zu Schwierigkeiten in der Ansteuerung der Finger sorgen.

Bei längerer Aktivierung des Thenars als Endpunkt oder auch durch einen Unfall (Skidaumen) entstehen sogar Einflüsse, die über die Systeme bis zu anderen Kommunikationspunkten von anderen Reaktionsbahnen reichen.

Diese Kommunikation ist insbesondere dann zu beachten, wenn der Patient aus verschiedensten Gründen mit einer Gehhilfe – sei es Stock, Stützen oder Rollator – unterwegs ist. Dabei wird zusätzlich durch den Stützdruck der Kommunikationspunkt gereizt, wodurch es zu einer Begünstigung des Stresssystems kommt, was eine Reduzierung der Wachstumshormone über diese Zusammenhänge zur Folge haben kann und bei Patienten mit langem Stützeinsatz beachtet werden muss.

9.3 N. iliohypogastricus

Der Ramus cutaneus lateralis des N. iliohypogastricus versorgt die laterale Haut der Hüfte und hat und damit auch Zugang zu Nervenenden im dorsalen Bereich der Crista iliaca und kann dort Schmerzpunkte bilden.

Neben den Kommunikationspunkten kann er auch einen Hypertonus des M. tensor fasciae latae, sowie des M. gluteus medius auslösen. Dies hat zur Folge, dass durch die Erhöhung des Tonus und/oder der Entzündung des Nervs die Muskeln nicht mehr in der Lage sind, eine funktionelle Kontraktion durchzuführen, um damit eine korrekte Stellung des Hüftkopfes im Gelenk abzusichern. Neben der statischen Kontraktion sind auch die dabei entstehenden Schmerzen für eine Schwächung der Muskeln verantwortlich, sodass es zu einer minimalen Verschiebung in der Außenrotation kommt, die auf das Gangbild negativen Einfluss hat. Somit kann es geschehen, dass das Becken des Patienten aufgrund der Schmerzen, aber auch wegen der fehlenden Kontraktion, absinkt. Gleichsam ist eine volle Extension im Knie und ein korrektes Abrollen des Fußes über den Hallucis erschwert. Häufig kommt es zu einer vermehrten Belastung der äußeren Fußkante.

Durch die Verbindung zum Segment L1, aus dem er entspringt, hat der N. iliohypogastricus über die strukturellen Verschaltungen (spinothalamischen System, Nervengeflecht der Dura mater spinalis und Ligg. long. ant./post.) aufgrund der segmentübergreifenden Reize Einfluss auf das Ganglion coeliacum, das die Reize bis zur HWS weitergeben kann. Dies muss bei Gürtelträgern oder engen Hosen, die im Bereich der Crista iliaca getragen werden, Beachtung finden. Durch den dauerhaften Druck kann es zu einer Nervenendreizung kommen, die das System aktivieren kann.

9.4 N. cutaneus femoris posterior

Neben den oben erwähnten Ästen, die in den Gesäßbereich ziehen, kann er bei Aktivierung auch Schmerzen und neuromuskuläre Ansteuerungsprobleme entlang der Hamstrings (Bereich M. biceps femoris und evtl. M. semitendinosus) produzieren, da er sich verzweigend parallel des N. ischiadicus caudal bis über die Kniekehle in den Wadenbereich zieht. Durch seinen Verlauf ist er in der Lage, den Tonus des Gewebes im Unterschenkel zu erhöhen und eine Spannung zu erzeugen, die die Fehlstellung durch den N. saphenus im Sprunggelenk begünstigt.

9.5 N. saphenus

Viele Punkte wurden bereits angesprochen. Ein wesentlicher Aspekt, der noch fehlt, ist der parallele Verlauf entlang der Achillessehne.

Wenige kleine Abzweigungen können von medial zur Achillessehne ziehen und dort Entzündungen zeigen. In diesem Fall kommt es zu Schmerzen entlang der Achillessehne, die jedoch keine strukturellen Ursachen aufweisen. Eine Behandlung der vermeintlichen Achillessehnenproblematik ist über die Senkung der Reizung des N. saphenus erfolgreich. Wobei beachtet werden muss, dass die Ursache im gesamten Körper gefunden werden kann.

Da der N. saphenus auch in den unteren und dorsalen Bereich zieht, kann die – durch den Nerv ausgelöste – Tonuserhöhung im M. gastrocnemius die Spitzfußstellung oder Flexion im Sprunggelenk begünstigen.

9.6 N. femoralis

Dieser Nerv kann auch zusätzlich bei einer OP/Fraktur in diesem Bereich gereizt werden und bis in den restlichen Körper ausstrahlen.

Aufgrund dieser neurogenen Entzündungen und unbewussten Schmerzreize entstehen Störungen, bei der die neurologische Reizweiterleitung zu den Adduktoren und Fußmuskeln gestört ist. Dadurch kann es zu einem Bewegungsablauf Richtung „Trendelenburg-Zeichen“ kommen, da eine Stabilisation des Oberschenkelknochens mit Hilfe der Adduktoren nicht erfolgen kann. Um dieses Problem zu lösen, wird der M. sartorius mit einem Hypertonus versehen, der daraufhin den N. saphenus vermehrt einklemmen kann.

Ebenfalls kommt es durch eine Entzündung am Ramus cutaneus cruris medialis, die eine starke Supination des Fußes auslösen kann, zu einer reaktiven Stabilisation mit Hilfe eines Hypertonus im Bereich der Unterschenkelmuskulatur, was zu einer Beweglichkeitseinschränkung im Sprunggelenk und rückläufig zu einem erhöhten Tonus und zu einer reflektorischen Steifheit im Knie führt, wodurch es zu einer Veränderung im Gangbild kommt. Ein reflektorisches „Loslassen“ des M. quadriceps zur Einleitung der Knieflexion beim Gehen wird verhindert und eine Ausweichbewegung in der Hüfte und LWS wird provoziert.

Auch die Entzündung am Endgelenk des Hallux kann für eine Einschränkung der Extension sorgen, die dann eine Veränderung des Gangbildes zur Folge hat.

Neben Restitution der Gelenke und Behebung der Schmerzen ist eine aktiv-assistive Gangschulung zur Lösung des M. quadriceps dringend zu empfehlen.

Diese Schleife kann mit Elektrotherapie unterbrochen werden und eine normale Reizweiterleitung zugelassen werden. Dabei ist zu beachten, dass weitere Reize von den Mechanorezeptoren kommen und die Reize wieder aktivieren können.

9.7 N. genitofemoralis

Der N. genitofemoralis durchzieht den Muskelbauch des M. psoas minor und kann dadurch bei einem Hypertonus gereizt werden. Danach zweigt er sich in zwei Rami auf, dem Ramus femoralis und dem Ramus genitalis.

Der Ramus femoralis bildet seine Endäste im Bereich des Hüftkopfes auf der ventralen Seite aus. Beim männlichen Geschlecht zieht der Ramus genitalis parallel des N scrotalis anterior des N. ilio-inguinalis.

Bei einem Einklemmungsphänomen kann es zu einer Entzündung über dem Hüftkopf kommen. Zusammen mit einem Hypertonus des M. iliopsoas kommt es dann zu einer Schwellung, die fehlgedeutet werden kann. Dies kommt eher nach einem Trauma vor und bedarf einer Korrektur der LWS, aber auch der „Beinachse", sodass der Hypertonus des gesamten M. iliopsoas ebenfalls mitbehandelt wird.

9.8 N. cutaneus femoralis lateralis

Der Nerv sorgt bei einer Einklemmung, die nicht nur an den Spinalnervenausgängen und im oberen Verlauf erfolgen kann, sondern auch beim Durchgang unter dem Ligamentum inguinale, für Schmerzen an der Außenseite des Oberschenkels. Er zeichnet den Verlauf des M. vastus lateralis nach.

Kapitel 10

Auswirkungen von Gelenkdepositionierungen und die Einflüsse der Sympathicusaktivierung auf die Muskulatur

Der Sympathicus hat nicht nur Auswirkungen auf die Nervenenden, sondern greift auch auf die Ansteuerung der Muskulatur zu. Dies in erster Linie, um Gelenke bei Depositionierungen zu stabilisieren und weiteren Schaden abzuwenden. Aber auch als Schutzreaktion gegenüber der Umwelt, als sogenannte „Schockstarre". Dabei kommt es immer wieder zu klassischen Symptomen und Mustern innerhalb eines Gelenkes. Aber auch Koordinationsstörungen im inter- und intramuskulären Bereich und Probleme der Ansteuerung von Muskeln sind dauerhaft zu beobachten.

Die Kapitelstruktur folgt den vorangegangenen Kapiteln und hat nichts mit der Behandlungsreihenfolge zu tun.

10.1 Wirbelsäule, von den Kopfgelenken zum Os coccygeus

Die Betrachtung der Wirbelsäule mit ihren Symptomen und Auswirkungen beginnt an den Schädelknochen, da sie über die Dura mater encephali Einfluss auf die Wirbelsäule haben. Dann folgen die Kopfgelenke und weiter über das Sacrum zum Os coccygeus.

10.1.1 Schädelknochen

Der Schädel besteht aus einzelnen Knochenplatten, die im Laufe des Wachstums zusammenfinden. Durch das Zusammenwachsen entstehen somit unechte Gelenke, die zwar fest, aber dennoch leicht beweglich sind. Der wichtige unechte Gelenkspalt ist die Sutura sagittalis.

Entlang der Sutura sagittalis können die Schädelknochen durch Unfälle oder Energie-Input, erhöhten Tonus der Muskulatur, durch eine falsche Gebissstellung und durch einseitige Schlafpositionen verschoben werden.

Aber auch entlang der Sutura coronalis, die das Os frontale mit dem Os parietale verbindet, kann bei einem Energie-Input zusammengeschoben werden. Durch das enge Anliegen der Dura mater encephali kann es hier bei beiden Suturen zu einer dauerhaften Reizung kommen, was einen dauerhaften Reizinput in das System bedeutet.

10.1.2 Kopfgelenke

Die oberen Gelenke der Wirbelsäule, die Kopfgelenke, haben häufig Einfluss auf den Sympathicus. Der Dens axis liegt dabei nah am Rückenmark und unmittelbar unter der Medulla oblongata und kann dadurch das sympathische System stark beeinflussen. Eine Verschiebung sorgt für eine schnelle Reaktion des Sympathicus, um eine weitere Depositionierung und Aktivierung der Nervenfasern aus z. B. dem spinothalamischen und lemniskalen System zu verhindern.

Die Dura mater spinalis und die Ligamente long. ant. und post. befinden sich ebenfalls noch im Bereich der oberen Kopfgelenke und können eine Irritation durch Fehlstellungen erfahren und den Sympathicus aktivieren.

Der N. accessorius zieht in diesem Bereich ungeschützt durch das Foramen magnum in den Schädel, um ihn weiter lateral durch das Foramen jugulare wieder zu verlassen. [29] Es kann somit bei einer Verschiebung des Atlas zu einer Einklemmung und damit einer zusätzlichen Druckinnervation des Nervs kommen.

Über den Kontakt zum Sympathicus haben die oberen Kopfgelenke bei einer Verschiebung direkten Einfluss auf den Sympathicus.

Dorsal wird der Schädel, neben dem M. trapezius, von kleinen Muskeln gehalten. Bei Aktivierung des sympathischen Nervensystems veranlasst der M. trapezius, aber auch die kleinen Muskeln, eine Extensionshaltung des Kopfes In einigen Fällen kommt es bei einer vermehrt einseitigen Aktivierung zu einer Rotation des Kopfes. Bei einer Depositionierung nach einem Energie-Input kommt es zu einer deutlichen Tonuserhöhung der Muskeln, um eine weitere Verschiebung der beiden Kopfgelenke zum Os occiput zu verhindern.

Die betreffenden Muskeln sind:

- M. rectus capitis posterior major
- M. rectus capitis posterior minor
- M. obliquus capitis inferior
- M. obliquus capitis superior

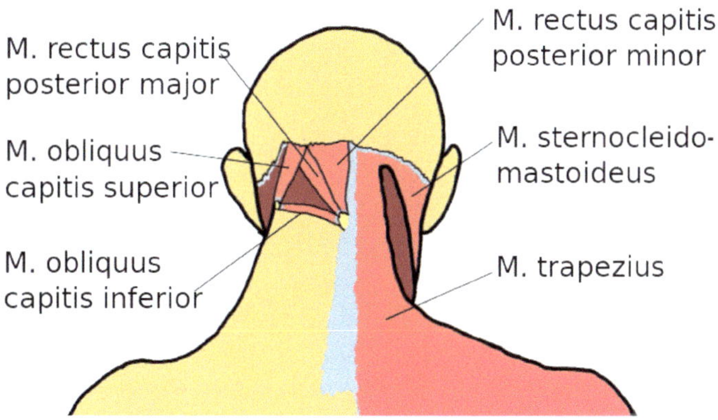

Abb. 33: Muskulatur am Schädelansatz

10.1.3 Os occipitale

C3 ist, von cranial gesehen, das letzte Segment, das die Daten sämtlicher Eingänge aus dem Kopf und der Lunge verarbeitet und ans Ganglion cervicale superius leitet. Kommt es dort zu einer Überlastung der Nerven, erfahren auch die dort entsprechend ausgehenden Nerven ebenfalls eine Überlastung, was neurogene Entzündungen an den Os occipitale zur Folge hat.

Bei der Überlastung des Ganglion cervicale superius sind der N. occipitalis tertius, N. occipitalis major, N. occipitalis minor Nerven, die mit der neurogenen Entzündung reagieren und über das Os osccipitale ausstrahlen. Der N. occipitalis tertius bildet auch Endäste parallel des Lig. nuchae aus, womit es auf Höhe des Tuberculum posterior atlantis auf der rechten oder linken Seite, sowie an den Endästen auf dem Os occipitale zu Kommunikationspunkten kommt, die wir therapeutisch beeinflussen können.

Sind diese Kommunikationspunkte aktiv, klagen die Patienten in der Regel über Kopfschmerzen, die von hinten heraufziehen. Die neurogene Entzündung führt zum Muskelhypertonus und als Folge zu Ischämie an den Muskelansätzen, die diese Kopfschmerzen verstärken.

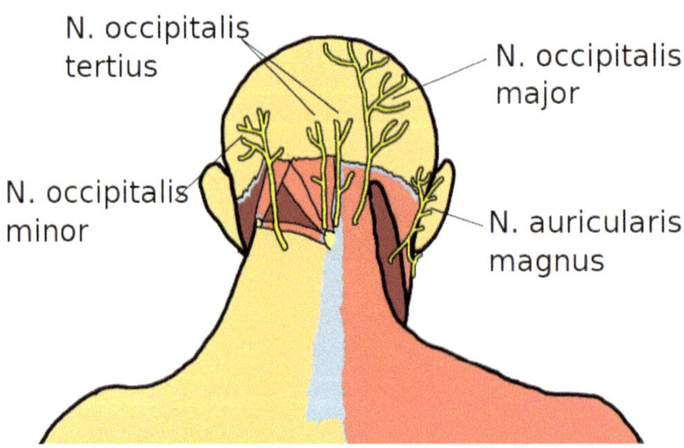

Abb. 34: Verlauf der Nerven des dorsalen Längsstamms am Schädelknochen

10.1.4 Halswirbelsäule

Die Halswirbelsäule hat einen deutlichen Einfluss auf die gesamte Situation des Nervensystems. Neben dem Ursprung der Reaktionsbahn 1 entspringt auch der N. accessorius in diesem Bereich.

Eine Depositionierung ist somit in der Lage, den Nerv für den SRP 1+2 direkt zu reizen, aber auch die dort entspringenden Spinalnerven. Klinische Beobachtungen zeigen hier keine Korrelation, sodass der N. accessorius auch weiter aktiv bleibt, wenn die Spinalnerven keine Reizung mehr erfahren.

Auch eine Aktivierung der Muskeln des N. accessorius wie M. levator scapulae, M. trapezius sowie M. sternocleidomastoideus zeigen dauerhaft Schmerzpunkte sowie unangenehme Verspannungen. Eine Depositionierung kann hier, im Gegensatz zu anderen Bereichen, wenig Einfluss haben. Da auch eine Speisung mit Reizen aus dem restlichen Körper und damit eine Aktivierung den N. accessorius erfolgen kann. Eine Depositionierung des Art. sternoclaviculare wirkt sich durch einen erhöhten Tonus der Mm. scaleni aus, die ebenfalls Einfluss auf die Beweglichkeit der HWS ausüben.[47]

Wie in der übrigen Wirbelsäule ist auch hier die Dura mater spinalis, sowie alle Strukturen rund um ein Wirbelkörpersegment, für eine Aktivierung des Systems als wichtig zu betrachten. Zur Sicherung der Segmente werden in der HWS deutlich spürbar die Gewebe im Tonus und der dortigen tiefen Muskulatur erhöht. Damit kann diese Tonuserhöhung für einen leicht steifen Halsbereich sorgen, ohne dass es zu einem deutlichen Tonusanstieg innerhalb der äußeren Muskulatur kommt.

Da der N. accessorius auch durch den Rest des Körpers eine Aktivierung erfahren kann, muss jederzeit beachtet werden, dass eine aufgestellte HWS oder eine eingesteifte HWS nicht immer ihren Ursprung in einer direkten Gelenkdepositionierung hat. Eine aufgestellte HWS kann auch ein Ergebnis einer Tonuserhöhung sein, deren Ursache woanders liegt und durch eine Behandlung am Ursprung des Geschehens vermindert wird, wodurch sich als Folge die Fehlstellung der HWS normalisiert. Neben dem Austritt des N. accessorius muss auch die Ansa cervicalis beachtet werden, die ebenfalls durch Fehlstellungen getriggert werden kann. [41, 49]

Gelenkdepositionierungen an der HWS sind durch die Einflüsse auf den gesamten Körper über die Ganglien von großer Bedeutung. Traumata sollten somit berücksichtigt und die HWS restituiert, wiederhergestellt werden, um weitere Schleifen über die sympathischen Einflüsse bei C0–C5 zu unterbinden.

Gelenkdepositionierungen, sowohl Richtung Entlordosierung als auch oder in Richtung zu starker Lordose, müssen nach OPs und Traumata, die auch bei der Landung im Flugzeug auftreten können, somit berücksichtigt werden.

Folgende Muskeln sind für die Sicherung der Wirbelkörper wichtig und sollten kontrolliert werden:

- M. semispinalis capitis
- M. interspinalis cervicis
- Mm. rotatores cervicis longus und brevis
- M. sternocleidomastoideus
- M. sternothyroideus
- M. scalenus anterior und medius

10.1.5 Brustwirbelsäule

Die Brustwirbelsäule hat häufig die Probleme von Tonuserhöhungen im Reflexpunktbereich.

Die aus den Segmenten der oberen Wirbelsäule kommenden Reize aus den Organen sammeln sich neben dem N. accessorius auch im Ganglion coeliacum, welches sich zwischen der unteren Brustwirbelsäule und der oberen Lendenwirbelsäule befindet. Kommt es zu einer Reizüberflutung in diesem und den nachfolgenden Ganglien, entsteht eine Druckempfindlichkeit, die eine Extension in diesem Wirbelsäulenübergang mit Anspannung des M. rectus abdominis behindert. Ebenso kann ein tiefes Einatmen in den Bauchraum, wobei das Zwerchfell sinkt und die Ganglien und Organe nach unten drückt, als unangenehm empfunden werden.

Auch minimale Bewegungseinschränkungen der Wirbelsäule in die Extension und Flexion werden als Reize betrachtet, die das System aktivieren.

Die Depositionierungen der Wirbelkörper sorgen für einen deutlichen Reizinput im Bereich des Nervensystems, was eine Restitution aus allen Richtungen notwendig macht. Dabei gilt es auch, auf kleinste Depositionierungen zu achten, die nicht sofort ins Auge fallen, da die

Dura mater spinalis zusammen mit dem spinothalamischen System und dem Sympathicus diese registrieren.

Folgende Muskeln erfahren Tonuserhöhungen für die Wirbelkörperpositionssicherung:

- M. spinalis thoracis
- M. semispinalis thoracis
- Mm. rotatores thorcacis longus und brevis

10.1.6 Lendenwirbelsäule

Die Lendenwirbelsäule hat, wie die Halswirbelsäule, einen größeren Einfluss auf das System. Auch sie bildet SRP's aus, die durch die Besonderheit des Rückenmarks zustande kommen. Die Struktur des Rückenmarks findet auf Höhe L1/2 sein Ende. Dies ist zudem die Gegend, in der das Ganglion coeliacum und Ganglion mesentericum superius liegen. Da sich Reize nicht auf verschiedene Segmente aufteilen können, sind die gesamten Spinalnerven, die aus dem Bereich nach caudal entspringen, besonders gefährdet, zur gleichen Zeit eine Reizung zu erfahren und damit im gesamten Hüft- und Beinbereich für Probleme zu sorgen. Dadurch fällt eine genaue Lokalisation der Ursache äußerst schwer. Dazu kommen die Reize aus den caudalen Gebieten, die für eine Reizung der Höhe von L1–2 sorgen und Entzündungen auslösen können. Da diese Entzündungen wiederum u. a. nach caudal zurückgespielt werden können, kann hier eine Schleife entstehen, was die Lokalisationssuche nicht verbessert. Mit der Wanderung der Entzündungsmediatoren nach caudal wird der massive Einfluss von L1–2 [40, 57] auf die caudalen Spinalnerven des dorsalen Längsstammbereichs unterstrichen. Eigene klinische Beobachtungen in der Praxis bestätigen den Einfluss dieser LWS-Höhe auf Schmerzen im unteren LWS und oberen Extremitätenbereich. Durch diese besondere nervale Situation ist eine generelle Überprüfung von L1–2 unabdingbar. Denn Durchblutungsstörungen, Reizungen der Sehnen oder Ansteuerungsstörungen von Muskeln und Sensitivitätsstörungen können somit auch von der oberen LWS ausgelöst werden. Gleichzeitig sei zu beachten, dass die Reizung der Ganglien und damit der caudalen Spinalnerven auch von cranial erfolgen kann.

Nicht nur die Spinalnerven sind von der Reizung betroffen, auch die Dura mater spinalis, die bis zum Os coccygeus hinunterzieht und dort Nerven mit dem Sympathicus als Plexus hypogastricus verbindet, kann eine Reizung erfahren und diese in den Plexus geben. Dieser Weg ist ebenfalls auch in die andere Richtung *rückläufig* in Betracht zu ziehen.

Durch eine Behandlung auf der Höhe L1–2 kann ein deutlicher Einfluss auf das gesamte sympathische Nervensystem genommen werden. Dabei spielen auch die benachbarten Segmente im Tonusbereich und die Gelenkdepositionierungen der Wirbelkörper eine wichtige Rolle. Nicht zu vergessen sind die Tonuserhöhungen der wirbelsäulennahen Muskulatur, die in dem Bereich auch durch Organschwierigkeiten ausgelöst werden können.

Durch die sympathische Versorgung der Wirbelkörpersegmente ist eine Restitution der LWS äußerst wichtig. Wie in den oberen Wirbelsäulenbereichen gibt es auch an der Lendenwirbelsäule Muskeln, die die Wirbelkörper vor weiteren Depositionierungen schützen und damit Bewegungen einschränken:

- Mm. rotatores lumborum
- M. interspinalis lumborum
- M. intertransverarius lateralis lumborum

10.1.7 Allgemeines für die Wirbelsäule

Die Mm. interspinalis cervicis und lumborum sowie die M. semispinalis thoracis sorgen für eine Stabilität der Wirbelkörper untereinander. Durch ihren erhöhten Tonus sind sie in der Lage, die Beweglichkeit in sämtliche Richtungen einzuschränken und sogar die Wirbel in ihrer Position zu fixieren, indem sie durch die Kontraktion die WK aneinanderpressen und die Beweglichkeit in alle Richtungen herabsetzen.

Bilder können Hinweise auf Fehlstellungen geben, eine genaue Beurteilung, ob pathologische Fehlstellungen vorliegen, erfolgt an der Wirbelsäule mit Hilfe von Tonusveränderungen, da nur ein Hypertonus zeigt, ob die Verschiebung der Gelenkpartner und die Fehlstellungen pathologischer Natur ist.

10.1.8 Sacrum

Das Sacrum hat eine Sonderrolle inne. Es ist in der Lage, den Sympathicus ebenfalls zu aktivieren, aber auch durch diesen eine Blockade zu erfahren. Aufgrund der grundsätzlichen Stabilität kann häufig der ossäre Teil während der Therapie vernachlässigt werden. In der Therapie muss auf zwei Bereiche geachtet werden:

1. Viele Probleme liegen entlang des Sacrum im Bereich der Ligamente (z. B. Ligg. sacro-iliaca posteriora), da diese durch die Innervation des sympathischen Nervensystems im Tonus erhöht sein können.
2. Durch die Fehlstellung des Sacrums kann es zu einer Reizung der Nerven im Beckenraum kommen, die dann das System aktivieren.

Die Ligamente können für die Stabilität und durch die Entzündungen der Nn. clunium medii im Tonus erhöht werden, wodurch es, als Folge, zu Einklemmungen der Nerven kommen kann. Aber auch Probleme aus der LWS, die durch die entzündeten Nn. clunium inferiores Richtung Sacrum und Gesäß ziehen, können die gleichen Symptome auslösen wie ligamentäre Probleme.

Neben der Tonussenkung der Bänder findet in der Regel eine Restitution des ossären Sacrumbereichs zusammen mit den Alae ossis ilii statt.

Besteht der Einfluss über einen längeren Zeitraum, fand eine OP im Beinbereich statt oder sogar ein Trauma, ist das Sacrum zu kontrollieren, da es unter gewissen Umständen zu einer leichten Fehlstellung gegenüber den Ala ossi ilii kommen kann. Dabei rotiert die Ala ossis ilii nach ventral, wobei das Sacrum von der kontralateralen Seite über den Hypertonus der Ligamente der Ala ossis ilii festgehalten wird. Es kommt zu Gegenbewegungen innerhalb der beiden Gelenkflächen.

Bei dieser Involvierung des Sacrums sind in der Regel die Ligg. sacrotuberale, sacrospinale, sacro-iliaca posteriora betroffen.

Die Verschiebung des ossären Teils ist ebenfalls in der Lage, Einfluss über die Dehnung der nervalen Strukturen über die anteriore Seite auf den Sympathicus auszuüben.

Besteht kein Problem, das in die Beine ausstrahlt und den N. saphenus irritiert oder in den Beckenbereich, so sind in der Regel die Ligamenti nur kurz für die Befundaufnahme als Tonusstatus zu überprüfen.

Kommt es zu einer Ausstrahlung in den Bereich Beine, Innenseite Knie, so können die Ligg. sacrotuberale und sacrospinale im Tonus erhöht sein, um die Mm. piriformis, gemellus superior, obturatorius internus, gemellus inferior, sowie quadratus femoris in ihrer Haltefunktion zu unterstützen (siehe Kommunikationspunkte 8.5.7.1).

Unter diesen Umständen ist neben der Einklemmung des N. ischiadicus auch eine Involvierung im Bereich des Gesäßes mit Schmerzausstrahlung möglich und eine Anbehandlung des Sacrums, Os coccygeus, bzw. der Ligamente ist zu empfehlen und gegebenenfalls bei positiver Tonusreaktion eine direkte Therapie anzuraten.

10.1.9 Os coccygeus

Das Os coccygeus ist im Rahmen der Behandlung deutlich wichtiger als das ISG selbst. Durch das Filum durae matris spinalis, das in das 2. Segmentperiost einzieht, wird bei einer Depositionierung des Os coccygeum der Sympathicus über die Duraverbindung aktiviert. Die Lig. sacrotuberale und sacrospinale ziehen ebenso zum Os coccygeum und können durch die Gelenkdepositionierung den Tonus erhöhen. Eine Verschiebung des Knochens und die damit verbundene Reizung der Nerven hat auch Einfluss auf den Anusmuskel. Durch eine Fehlstellung können der N. anococcygeus, Rami perineales des N. cutaneus femoris posteriores und die N. haemorrhoidales medii des Plexus iliohypogastricus gereizt werden, die dann Einfluss auf den gesamten Beckenboden haben.

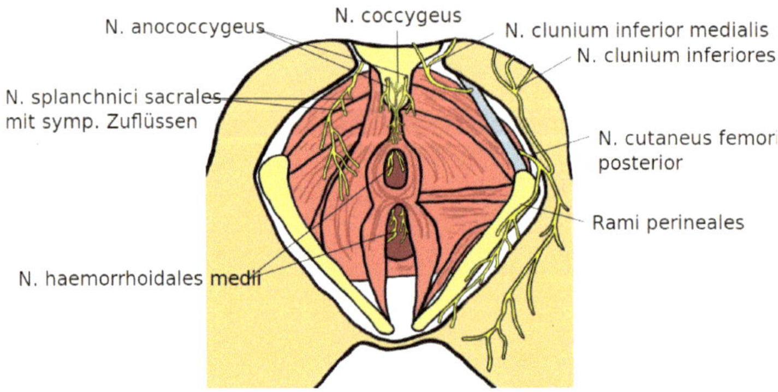

Abb. 35: Schematische Darstellung des Verlaufs der Nerven des dorsalen Längsstamms am Os coccygeum mit den Ästen des N. cutaneus femoris

In einigen Fällen kann dieses Problem auch übersehen werden, da die wenigsten Patienten über den Intimbereich sprechen. Flatulenzen,

Schmerzen beim Stuhlgang, evtl. Inkontinenz und Potenzstörungen, sowie Schmerzen beim Geschlechtsverkehr oder Schmerzen nach Dammriss/-schnitt bei der Geburt sind nicht gerade die Themen, über die man mit eineR PhysiotherapeutIn spricht.

Diese Nerven haben auch Einfluss auf die Ansteuerungssituation der Beckenbodenmuskulatur.

10.2 Das Becken

Der Beckenring, bestehend aus den beiden Ala ossis ilii und dem Sacrum, wird zum großen Teil von Muskeln (M. quadratus lumborum) gehalten. Weiterhin sind bei der Stabilisation das Bindegewebe, die Fascien und die Ligamente beteiligt. Da diese ganzen Bereiche zusammenarbeiten, sollten sie somit als eine Einheit betrachtet werden.

Aufgrund der Verbindungen durch die Ligamente iliolumbale, supraspinale und die Fascien gehören bei der Betrachtung des Beckens auch die unteren Wirbelkörper der LWS dazu. Das Sacrum und das Os coccygeus sind die Fortsetzung der Wirbelsäule.

Wie es zu Fehlstellungen des Beckens kommen kann, hat unterschiedliche Gründe. Es kann einen direkten mechanischen Einfluss, aber auch muskuläre Dysbalancen mit erhöhtem Tonus oder neurologische Entzündungen im Beckenbodenbereich geben.

Beim Becken ist ein wesentlicher Aspekt zu bedenken: Der Bereich um das Becken zusammen mit dem M. iliopsoas ist das Zwischenglied, das den Oberkörper und die Beine verbindet. Ist ein Teil davon weniger muskulär ausgebildet, bedarf es eines höheren Muskelaufwandes und Ausgleichs, beide Teile bei Bewegung zusammenzuhalten.

Dies wirkt sich zum Beispiel deutlich beim Treppensteigen aus, wenn die Beine zu schwach sind. Ist dies der Fall, „gehen" die Leute mit dem Oberkörper, indem sie schwingen, die Treppe hinauf. Anders gesagt, sie drücken sich nicht mit den Beinen nach oben, sondern ziehen sich in einer Pendelbewegung, aus den Schultern kommend, hoch. Dies führt unweigerlich im unteren LWS-Beckenbereich zu Schmerzen, da eine Überlastung durch eine verstärkte Lordosierung unumgänglich ist.

Ein weiterer wichtiger Punkt ist das Lig. sacrotuberale. Kommt es dort zu einer Reizüberflutung des N. clunium inferior medialis, kann es über die enthaltenen Aktinfilamente zu einer Tonuserhöhung des Ligaments kommen, was zu einer Annäherung des Sacrums und dem Tuber ischiadicum führt. Diese zeigt sich in einer Rotation des SIPS (Spina iliaca posterior superior) nach anterior, denn in der Regel wird eher das Ilium bewegt als das Sacrum, das eher das Punctum Fixum bildet.

10.2.1 Mögliche Folgen der Beckenverschiebung

10.2.1.1 Bauchmuskeln

Neben den aktiven Ganglien im Bauchbereich, die die Kraft und reaktive Ansteuerung der Bauchmuskeln heruntersetzen, kann auch eine Verschiebung des Beckens, schon in kleinstem Umfang, die Bauchmuskeln in ihrer Funktion so stark beeinträchtigen, dass eine vollständige reaktive Spannung nicht möglich ist, s. o.

Zu diesen Bauchmuskeln, die in ihrer Funktion gestört werden, gehören:

- M. obliquus externus abdominis,
- M. obliquus internus abdominis,
- M. rectus abdominis,
- M. pyramidalis
- M. transversus abdominis

Aufgrund der Ursprung-Ansatzverschiebung sind die Bauchmuskeln in ihrer Funktion, Spannung aufzubauen und den Rumpf bei Bewegungen zu stabilisieren, eingeschränkt, es kommt zur vermehrten Benutzung des M. iliopsoas und der ligamentären Strukturen im dorsalen Bereich, um das Becken und den Rücken zu stabilisieren. Sind diese aufgrund der Verschiebung ebenfalls in ihrer Funktion durch Annäherung eingeschränkt, greift der Körper gerade im Beckenbereich auf die nächsten Strukturen zurück. Damit können lediglich nur noch das umliegende Gewebe und die Fascien die zusätzlich benötigte Haltefunktion erfüllen.

Diese Schutzfunktionen sollten in gar keinem Fall durch Dehnung und Massage entfernt werden, solange keine muskuläre Alternative durch Restitution für den Körper gegeben wird. Findet jedoch eine Entspannung der Schutzfunktion statt und es kommt ein Energie-Input in den Körper – wie der Schuss beim Fußball/Wurf beim Handball, können sich die Beckenpartner weiter verschieben und die Kraft für die Gegenbewegung kann ebenfalls ungehindert auf weitere Strukturen,

Gelenke und Muskelgruppen einwirken. Wodurch allerdings weitere entfernte Probleme auftreten können. Durch die Verschiebung der Beckenanteile kann es nicht nur in der reaktiven Anspannung zu Problemen kommen, sondern auch innerhalb der Koordination im Bereich Muskelkraft. Das Problem im Bereich der Koordination kann sich durch ungenaue Pässe und Torschüsse oder auch Torwürfe auswirken.

Des Weiteren klagen Athleten über mangelnden „Druck“ beim Laufen und Radfahren, da die Stabilität im Becken und Ursprungsbereich der Beinmuskulatur nicht ausreichend gegeben ist. Die Muskulatur der Beine kann somit nicht mit voller Kraft umgesetzt werden. Dies ist ein deutliches Beispiel für die minimalen Kontraktionsschwierigkeiten, die solche Beckenverschiebungen mit sich bringen.

10.2.1.2 Symphyse

Die Symphyse ist die anteriore Verbindung der beiden Beckenhälften. Sie besteht aus Ligamenten und Knorpel. Eine Stabilisierung der Symphyse kann durch ihren Aufbau nur über die Bauchmuskulatur und die Adduktoren erfolgen. Die wichtigsten sind dabei:

Bauchmuskeln
- M. pyramidalis
- M. rectus abdominis
- M. transversus abdominis
- M. obliquus internus abdominis
- M. obliquus externus abdominis

Adduktoren
- M. adductor longus
- M. gracilis

Die beiden erstgenannten Muskeln stabilisieren von cranial, die beiden Adduktoren von caudal. Allerdings ist zu beachten, dass u. a. die Adduktoren in der Lage sind, so stark am Becken zu ziehen, dass es zu einer Verschiebung kommen kann. Somit können sie als Stabilisator und als Verursacher für die Verschiebungen verantwortlich sein, können aber aufgrund ihrer Position für die Restitution benutzt werden.

Die unteren 3 Bauchmuskeln bilden zusammen den Beckenring. Alle diese Muskeln treffen sich unterhalb der Linea arcuata in der

Aponeurose des M. obliquus externus abdominis. Mit dieser Aponeurose, die direkt über der Symphyse kreuzende Fasern entwickelt, ist eine Hauptstabilisation der Symphyse gebildet. Über diese Fasern können Kraftübertragungen von der einen Seite zur anderen Seite gelangen und kompensiert werden. Eine gute Koordination dieser Muskeln ist also wichtig.

10.2.1.3 Beckenboden

Innerhalb des Beckenringes ist zu bedenken, dass eine Rotation der Alae ossis ilii auch Auswirkungen auf die Stabilität des Beckenbodens hat. So kann es durch die Veränderungen der Muskellänge zu einer gestörten Ansteuerung kommen. Auch eine Überdehnung kann durch erhöhten Druck nach unten, wie zum Beispiel beim Niesen, Husten, Joggen ohne Anspannung, durch Druck bei verkehrtem Bauchmuskeltraining, aber auch durch Druck in den Körper von unten (z. B. durch einen schmalen Sattel) erfolgen und damit die Stabilität des Beckens und damit der Bauchmuskeln von der entgegengesetzten Richtung beeinflussen.

Ebenso können Entzündungen an den Nervenenden, die in den Beckenboden strahlen, für eine Störung in der Ansteuerung und damit in der Stabilität sorgen.

Ist die Stabilität im Beckenboden verringert, reichen minimale Druckunterschiede aus, um eine Beckenverschiebung auszulösen.

Neben den Druckunterschieden innerhalb des Beckens sind auch minimale unterschiedliche Muskelspannungen in der Lage, den Beckenring aus dem Gleichgewicht zu bringen. Zu den entscheidenden Muskeln gehören dabei der M. tensor fasciae latae, Adduktoren oder M. quadratus lumborum und der M. sartorius.

Der einzige Muskel, der dieses Gebiet unter diesen Umständen von Seiten des Hirnstamms stabilisieren kann, ist der M. iliopsoas. Der M. iliopsoas ist in der Lage, die fehlende reflektorische Bauchmuskulatur zum Großteil zu ersetzen. Allerdings nur mit dem Nachteil, dass er dadurch ebenfalls das Becken verschieben sowie weitere Symptome und Probleme auslösen kann.

So ist der M. iliopsoas in der Lage, positiv zu stabilisieren, aber auch negativen Einfluss auf den restlichen Körper auszuüben und selbst die Veränderung der Beckensituation negativ zu beeinflussen, da er auch in der Lage ist, das Becken zu verschieben, wenn er die Wirbelsäule stabilisiert.

10.2.1.3.1 Inkontinenz Inkontinenz ist ein häufiges Problem in unserer Gesellschaft mit vielen verschiedenen Ursachen. Hier geht es um Inkontinenz in Folge von Veränderungen des Muskeltonus und verschlechterter Ansteuerung der Muskulatur, aufgrund des gedrehten Beckenrings oder neurogener Entzündungen des Plexus haemorrhoidales medii.

Eine Ursache hierbei liegt in der Tatsache, dass sich bei dieser Art von Inkontinenz Ansatz und Ursprung und damit die Muskellänge, die wichtig für die Kontraktionskraft ist, verändern. Ein willentliches Anspannen ist in einigen Fällen möglich und kann trainiert werden, aber eine reflektorische Anspannung beim Niesen und Husten oder in der Hocke ist mit Schwierigkeiten verbunden.

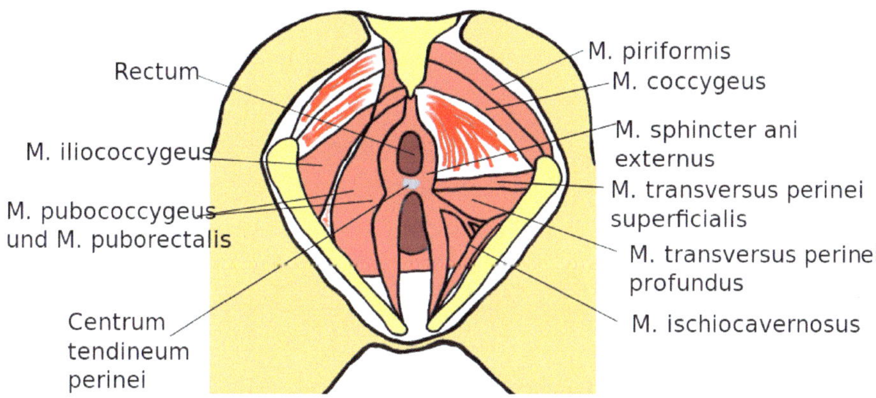

Abb. 36: Schematische Darstellung der Beckenbodenmuskulatur

Ein genauerer Blick zeigt im vorderen Bereich den wichtigen M. transversus perinei profundus und den noch wichtigeren M. sphincter urethrae. Da gerade diese beiden einen transversalen Verlauf haben, werden diese bei einem Beckenschiefstand in ihrer Funktion am stärksten gestört.

Dadurch wird der Tonus der beiden Muskeln generell herabgesetzt und kann nur durch Willenskraft erhöht werden, vorausgesetzt, die Verschiebungen und damit die Veränderung der Muskellänge sind nicht zu groß. Ist dies jedoch der Fall, ist selbst eine bewusste Ansteuerung äußerst schwierig. Dies führt zum Symptom der Inkontinenz, die mit weiterem Krafttraining nicht behoben werden kann, sondern lediglich mit der Korrektur des Beckens.

Auch neurogene Entzündungen oder Schmerzen, die unter der 1Hz-Schwelle liegen, die durch Narben beim Dammriss oder Dammschnitt im Zuge der Geburt entstanden, können Jahre später noch Irritationen an den Muskeln auslösen und ein reflektorisches Anspannen behindern.

Wie die Bauchmuskulatur ist auch die Beckenbodenmuskulatur für die Stabilisation des Beckens bei Bewegungen zuständig, sodass von zwei Bereichen eine ungenügende Stabilisation vorliegt und bedacht werden sollte.

Erfolgt durch eine Einwirkung eine Beckenverschiebung, hat dies immer eine Beckenbodentonussenkung zur Folge und eine einseitige Anspannung des M. iliopsoas. Wird allerdings der Beckenboden, wie beim Radfahren, gedehnt, kommt es zuerst zu einer Tonussenkung und später zu einer Verschiebung aufgrund der Instabilität. Diese Ursachen-Folgen-Kette ist insofern wichtig, da das Problem im 2. Fall, Inkontinenz durch Dehnung, mit Hilfe von Korrektur und Stabilitätsübungen behoben wird. Im Gegensatz dazu muss im 1. Fall das Becken nach der Korrektur auch muskulär im Bauchraum entspannt werden. Neurogene Entzündungen hingegen brauchen einen ganz anderen Therapieansatz.

10.2.2 Muskuläre und nervale Situation im Bereich LWS und Becken

10.2.2.1 M. iliopsoas im Ganzen gesehen

Klinische Beobachtungen zeigen, dass der M. iliopsoas ein bedeutender Muskel in der LWS ist. Durch seine Schutzaufgabe gegenüber den Wirbelkörperpositionen kommt es häufig zu einer reaktiven Anspannung des Muskels.

Innerviert wird der M. iliopsoas vom N. femoralis, der auch dem dorsalen Längsstamm angehört und die Kommunikationspunkte im Bein auslöst. Durch diesen Nerv steht er unmittelbar mit dem Sympathicus in Kontakt und gehört der Muskelgruppe des Schutzsystems an, was im Tonus bei Stress erhöht wird.

Kommt es zu einer Verschiebung von Gelenken, Wirbelsäule, Beckenschaufeln oder Hüftkopf, wird der Muskel zur Gelenkstabilisation auf den Plan gerufen.

Fehlt die reguläre muskuläre Beckenringsicherung (Mm. obliquus internus und externus abdominis, M. transversus abdominis) können diese Tonuserhöhungen eine weitere Verschiebung der Beckenpartner zur Folge haben.

Funktion: Er wird als innerer Hüftbeuger angesehen, da er dort der Stärkste von allen Muskeln ist. Für das Gehen und Laufen ist er der Hauptmuskel. Seine Wirkungsweise liegt bei 0 ° bis max. 90 °. [21] Woraus man schlussfolgern kann, dass Bauchmuskelübungen, die auf den M. rectus abdominis abzielen, in Rückenlage mit gestrecktem oder leicht gebeugtem Bein nicht ohne M. iliopsoas ablaufen können, was bei einer Überlastung dieses Muskels die Übung in Frage stellt.

Betrachtet man seinen Ursprung, ist er aber nicht nur für die Hüftbeugung zuständig. Seine Struktur dient dazu, den Oberkörper mit den Beinen zu verbinden und auch die Wirbelsäule ans Becken anzuschließen.

Grundlegend verantwortlich für die physiologische Tonuserhöhung des M. iliopsoas ist die reflektorische Anspannung für die Stabilität der Wirbelsäule bei Bewegung. Diese Stabilität ist grundsätzlich nötig, wenn wir unser Bein oder unseren Oberkörper/Arme bewegen wollen. Diese physiologische Tonuserhöhung darf nicht mit der pathologischen Erhöhung verwechselt werden.

Ebenso vollzieht er eine Lateralflexion, Drehung zur kontralateralen Seite und eine Hyperlordosierung. Auch eine Außenrotation des Beins ist eine Hauptaufgabe. [33]

Nicht übersehen werden sollte hier die nervale Verbindung zu den Sinuvertebralnerven des Dura mater spinalis-Geflechts und deren Möglichkeit, den M. iliopsoas in seiner Spannung zur Positionssicherung der Wirbelkörper zu aktivieren.

10.2.2.1.1 Genaue Betrachtung des M. iliopsoas Der M. iliopsoas wird in drei Teile gegliedert: M. psoas minor, M. psoas major und M. iliacus.

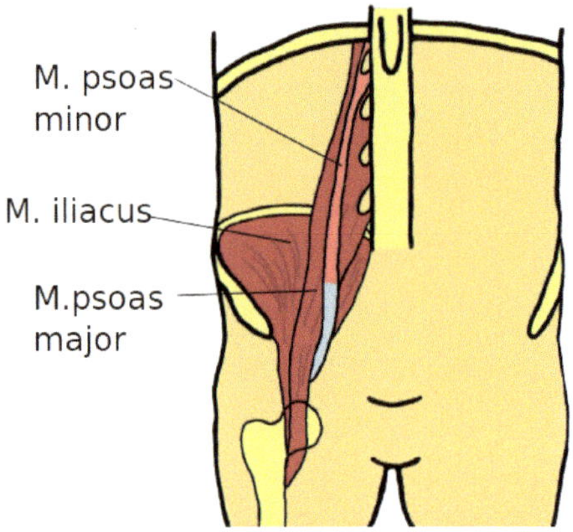

Abb. 37: Schematische Darstellung des M. iliopsoas

10.2.2.1.2 M. psoas minor Dieser Teil ist ein wichtiger Stabilisator des Beckens in Bezug zur Wirbelsäule, da er mit der Tendo m. psoatis minoris zur Fascia iliopectinea strahlt und mit dieser zur Eminentia iliopectinea (iliopubis) des Ramus superior ossis pubis. Aufgrund seines Verlaufes bindet er direkt den vorderen Beckenbereich unmittelbar an die obere Lendenwirbelsäule an. Dies bedeutet, dass bei einer Beckenverschiebung der M. psoas minor sich in seinem Tonus bis zu Th12 verändern kann. Ein Hypertonus, sowie ein Hypotonus sind direkt an der WS palpatorisch wahrzunehmen. Ein Hypertonus bedeutet eine Rotation des Th12 zur betroffenen Seite und eine Kippung des Beckens nach posterior. Wobei auch hier Ursache und Symptom nicht immer übereinstimmen müssen.

Allerdings muss erwähnt werden, dass der Muskel bei ca. 50 % der Menschen inkonsistent ausgebildet ist. [29]

10.2.2.1.3 M. psoas major Der M. psoas major setzt wie der kleine Bruder am Th12, aber auch direkt an der Lendenwirbelsäule an. Seine Aufgabe ist, neben der Stabilisation der WS in seinem oberen Bereich, auch Hüftbeugung – vorwiegend in seinem unteren Abschnitt. Allerdings ist er in der Lage, als reiner Stabilisator der Wirbelsäule zu dienen, wenn das

Becken und die Wirbelsäule rotiert sind. Er wird zum Sicherungsschutz gegen weitere Depositionierungen flächig vom Sympathicus innerviert, wodurch es dann zu einer statischen Kontraktion kommt, die sogar die Rotation des Beines einschränken kann (s. Abb. 38).

Wird der Muskel nun unwillkürlich statisch angespannt, um zu stabilisieren, kann er die Wirbelkörper aufeinander drücken. Aber auch eine Rotation der WK ist in der Lage, den Durchmesser der Hiati für die Nervenfasern im Muskelbauch, sowie direkt den Durchmesser bei den Foramina intervertebralia zu verringern.

Zu den vom M. psosas major beeinflussten Nerven zählen:

- N. iliohypogastricus
- N. ilio-inguinalis
- Rami musculares des Plexus lumbalis
- N. genitofemoralis
- N. cutaneus femoralis lateralis
- Rami perineales des N. cutaneus femoris posterior
- Truncus Sympathicus über die Rami communicantes albi und grisei, ziehen eher durch die Foramen an den Dornfortsätzen.

Kommt es zu einer Unterversorgung und Kompression der Nerven, so senden diese wiederum Reize aus dem Rückenmark und aktivieren über diese Schleife die entsprechende Muskulatur und können so das Gewebe in einen Hypertonus setzen. Ein gutes Beispiel dafür sind die Nn. genitofemoralis und cutaneus femoralis lateralis, die einen Muskel-, Ligament- und Gewebehypertonus im Leistenkanal sowie den Leistenschmerz auslösen können. Muskeln und Gewebespannung sind rückwirkend wieder in der Lage, die Nerven zu aktivieren und eine Druckdolenz hervorzurufen. Diese Schleife unterstützt zudem die Reizüberflutung der dorsalen Spinalnerven.

10.2.2.1.4 M. iliacus Aufgrund seiner Lage hat der M. iliacus die Hauptaufgabe der Hüftbeugung. Durch seinen Verlauf geht diese mit einer minimalen Außenrotation einher, die auch bei einem Hypertonus des M. iliacus auftritt und zu einer veränderten Positionierung des Capitis femoris zur Fossa cetabuli führt. Bei einem länger anhaltenden Hypertonus mit einer Außenrotation (AR) besteht die Möglichkeit einer

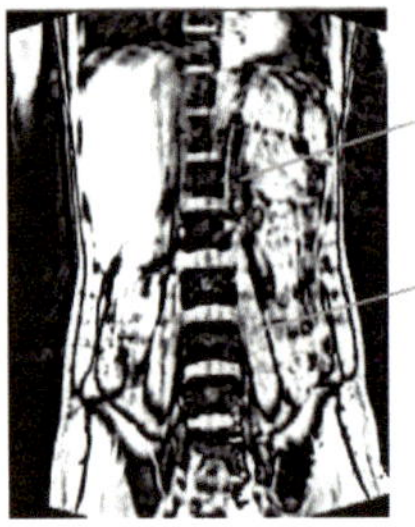

Abb. 38: Der M. psoas major im MRT-Bild

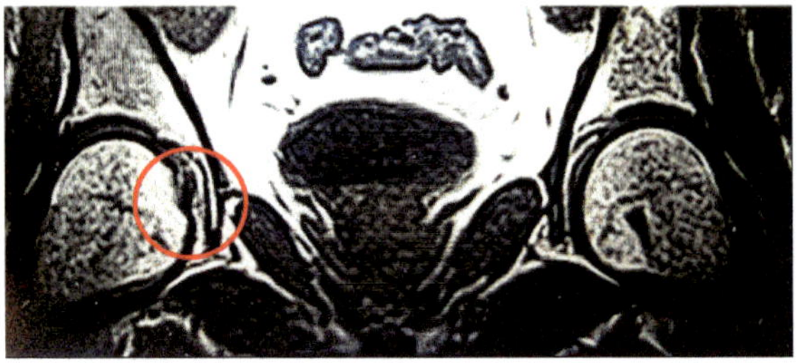

Abb. 39: AR der rechten Hüfte, im Seitenvergleich zu sehen und mit Palpation des Hypertonus zu bestätigen

Anschwellung der Bursa iliaca, die nicht schmerzhaft sein muss, aber mit dem Muskel zusammen eine deutliche Ausbeulung bildet (s. Abb. 39).

Aufgrund des Ursprunges und des Ansatzes kann somit nicht nur eine Beckendepositionierung eine Tonusveränderung des Muskels hervorrufen, sondern auch eine Depositionierung der Hüfte, die auch durch einen Energie-Input am Becken entstehen kann. Auch konstante Fehlstellung des Beckens oder des Spunggelenks, die dann eine Hüftdepositionierung auslösen, können den M. iliacus und die Psoas-Brüder zur Stabilisation auf den Plan rufen. Bei einer Außenrotation ist ein Wulst im Bereich des Hüftkopfes zu spüren und kann leicht mit geschwollenen Lymphknoten verwechselt werden. Diese Außenrotation darf jedoch nicht mit der Außenrotation verwechselt werden, die bei einer entspannten Rückenlage entsteht, bei der die Füße auseinanderfallen.

10.2.2.1.5 Zusammenhänge mit dem Sympathicus Eine genaue Betrachtung des Muskels erklärt, warum ein gegenseitiger Einfluss zwischen Sympathicus und M. iliopsoas besteht.

Aufgrund der Beeinflussung der Rotation der Wirbelsäule durch den M. iliopsoas können die Foramina intervertebralia verkleinert werden und sich ihre Stellung verändern, wobei es zu einer Irritation bis hin zur Dehnung der Ligamente der Dura mater spinalis, die die Spinalnerven in ihrer Position halten, kommen kann. Durch die Veränderung des Durchmessers der Foramina kann es auch nur zu einer reinen Irritation der Spinalnerven kommen. Ebenso ist der umgekehrte Weg eine mögliche Ursache, indem eine Wirbelkörperverschiebung, auch nur segmental, zu einer Reizung der umgebenden Strukturen des Segments bis hin zu einer Irritation der Nervenfaserbündel der Dura mater spinalis führen kann. Diese Reizung der Segmentstrukturen sorgt für eine Aktivierung des Sinuvertebralnervs mit anschließender Aktivierung der Ramus communicans albi und grisei und damit des Sympathicus, der die Formatio in Alarmbereitschaft zu versetzen und zu aktivieren vermag, sowie den Muskel direkt über seinen dorsalen Spinalnerv für die Sicherung der Wirbelkörperposition aktivieren kann.

Zu beachten ist, dass gerade aus dem Lendenbereich über das ventrale Nervengeflecht die Aktivierung und die Weiterleitung der Rotationsposition der Wirbelkörper bis zu den Kopfgelenken fortgeleitet werden kann. Diese Regulation erfolgt mit Hilfe der segmentalen Hinterhornverschaltung des leminskalen Systems und den Verschaltungen des ventralen Nervengeflechts.

Die Kommunikation über das System muss bei Schmerzbehandlungen beachtet werden. Sollten diese direkt an der unteren LWS nicht erfolgreich sein, ist eine Behandlung im oberen Wirbelsäulenabschnitt in Betracht zu ziehen.

Nicht nur die Dura mater spinalis aktiviert den Sympathicus. Auch der N. splanchnicus thoracicus major ist in der Lage, die Ganglien direkt zu reizen, da er mit dem Ganglion mesentericum superius in Verbindung steht.

Durch die besondere Situation des Rückenmarks im Bereich der LWS (Cauda equina) kann eine Beckenverschiebung einen zu hohen oder zu niedrigen Muskeltonus des M. psoas major auslösen. Eine Annäherung des Ursprungs und Ansatzes sorgt auch hier für einen gesenkten Muskeltonus.

Dadurch ist eine Sicherung der LWK's nur bedingt gegeben oder sie können sogar durch den hohen Tonus auf der kontralateralen Seite verschoben werden. Diese Verschiebung, ausgelöst alleine durch eine Beckenverschiebung, ist mitverantwortlich für die Aktivierung der sympathischen Reflexpunkte. Daraus lässt sich die Effektivität einer Beckenrestitution erahnen.

Die folgenden Nerven können durch eine muskuläre und foraminale Irritation gereizt werden. Vorwiegend kommt es jedoch über den Einstrom der sympathischen Fasern in die dorsalen Spinalnerven, wie an der HWS, zu Reizungen und Überlastungen der Nerven:

- N. obturatorius
- N. truncus lumbosacralis
- N. genitofemoralis
- N. cutaneus femoralis lateralis
- N. femoralis (Reaktionsbahn 2)
- N. iliohypogastricus (Reaktionsbahn 2)
- N. ilio-inguinalis (Reaktionsbahn 2)
- Rami perineales des N. cutaneus femoris posterior (Reaktionsbahn 2)

10.3 M. tensor fasciae latae

Neben einer aktiven Tonusbahn kann auch nur der Tonus des M. tensor fasciae latae erhöht sein. Dies ist meistens ein Indiz für ein verschobenes Becken, eine pathologische Fehlrotation der Hüfte oder ein immobiles Sprunggelenk inkl. Art. tibiofibularis oder einen entzündeten N. iliohypogastricus.

Liegt eine massive Spannung vor, so kann diese verschiedene Auswirkungen haben. Zum einen kann der Tonus Einfluss auf die Hüfte haben, sodass der M. tensor fasciae latae aufgrund der massiven Spannung über den Trochanter major schnappt und eine Bursitis entstehen kann. Zum anderen kann es zur Verschiebung innerhalb des Kniegelenks kommen. Der M. tensor fasciae latae hat neben den anderen Aufgaben, wie Hüftbeugung, Abduktion und Innenrotation, auch die Funktion der Schlussrotation bei Streckung im Kniegelenk. Dabei zieht er in den Unterschenkel am Ende der Extension im Knie in eine Außenrotation. Erhöht sich nun der Tonus aufgrund der Beckenverschiebung, so kann es zu einer dauerhaften leichten Hüftbeugung und Innenrotation kommen, wodurch eine volle Extension des Beines verhindert wird. Da der Muskel durch den Hypertonus nicht in der Lage ist, gleichzeitig eine gezielte Kontraktion auszuführen, kann es zu einer fehlenden Schlussrotation im Knie kommen. Ist der Tonus des Tensors wieder im Normalzustand, ist es möglich, dass sich das Problem der Schlussrotation auflöst. Ist dies nicht der Fall, ist eine Überprüfung der Schutzreaktion des M. popliteus durchzuführen. Durch die vermehrte Innenrotation kommen beim Gehen und Stehen Scherbewegungen auf das Kniegelenk und über die Muskulatur und Bänder auch auf das obere Sprunggelenk.

10.4 Untere Extremität

10.4.1 Kniegelenk

Das Kniegelenk spielt im Übertragungsweg von Hüfte zu Sprunggelenk eine wichtige Rolle.

Eine richtige Kniegelenkstellung ist für den Tonus und die Koordination der Muskeln im Unterschenkel, Oberschenkel und damit auch des Beckenbereichs wichtig. Selbst durch eine leichte Fehlrotation des Kniegelenkes kann der Tonus aus dem Gleichgewicht kommen und eine Blockade oder Verschiebung des Beckens sowie des Sprunggelenks zur Folge haben. Weiterhin muss in Betracht gezogen werden, dass bei einer Rotation zwischen Unterschenkel und Oberschenkel sich die Meniscen ebenfalls zum Unterschenkel verdrehen können. Dadurch werden die meniscotibial ligaments (Lig. coronary) ebenfalls gereizt. So können bei einer ständigen Fehlrotationstellung der Gelenkpartner die Nozizeptoren aktiviert werden, was zu einem dauerhaften Schmerz im Kniebereich führt. Dieser legt sich, sobald die pathologische Rotation aufgehoben wird. Eine zusätzliche Behandlung sorgt für eine dauerhafte Schmerzfreiheit und Minderung der damit verbundenen Ausweichbewegungen. Es sei noch einmal angemerkt, dass ein schmerzhaftes Knie auch nur eine Reizung und Entzündung des N. saphenus sein kann. In diesem Fall ist der Schmerzpunkt der Kommunikationspunkt.

10.4.1.1 Test für Fehlrotation

Am einfachsten lässt sich mit Hilfe einer leichten manipulativen Rotation des Unterschenkels herausfinden, ob eine minimale pathologische Rotation. Den Unterschenkel vorsichtig und langsam ca. 1, max 2 mm zuerst in die eine und dann in die andere Richtung drehen. Liegt eine Tonusveränderung durch eine Rotation des Kniegelenkes vor, so entspannt sich die Muskulatur bei Korrektur der Rotation.

10.4.1.2 Ligament collaterale tibiale

Durch eine Fehlrotationsstellung im Knie durch Spannungsunterschiede zwischen der lateralen und medialen Beinmuskulatur kann es zu Schmerzen im Bereich des Lig. collaterale tibiale kommen.

Da das mediale Ligament und der Kommunikationspunkt nahe beieinander liegen, kann es hier zu Irrtümern bei der Ursachenforschung kommen. Eine Entlastung des medialen Ligaments ist in vielen Fällen hilfreich.

10.4.1.3 Meniscusläsion

Nicht jede Menicusläsion lässt sich ohne bildgebende Verfahren einwandfrei feststellen. Ein lautes Knallen bei größeren Bewegungen im Knie oder auch beim Gehen zeigt jedoch deutlich eine Läsion an.

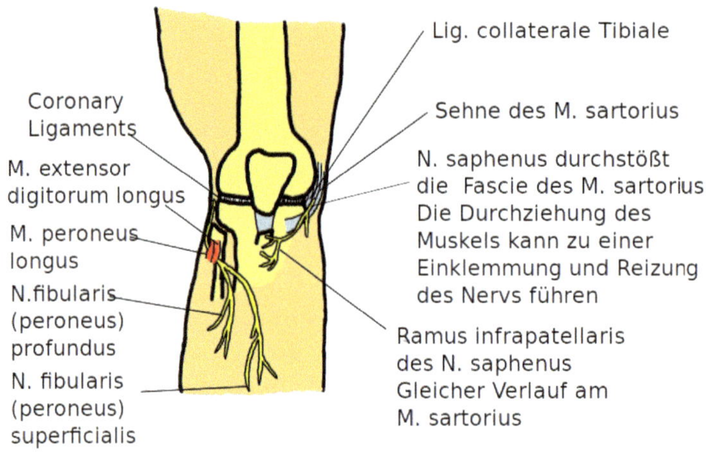

Abb. 40: Schematische Darstellung der Kniestrukturen

10.4.2 Sprunggelenk

10.4.2.1 Articulatio tibiofibularis

Das Art. tibiofibularis wird vom dorsalen Bereich des N. ischiadicus versorgt. Durch die dorsale Aktivierung kann es dort zu einem erhöhten Muskel- und Gewebstonus kommen, was die Beweglichkeit einschränkt und die Positionierung verändert. Ebenso kann es durch die Aktivierung

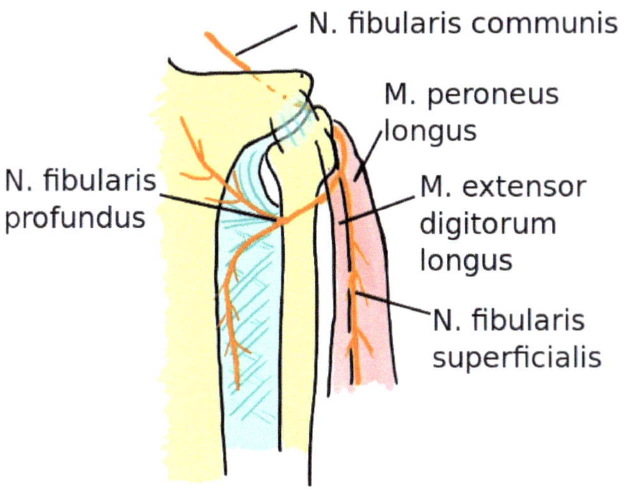

Abb. 41: Schematische Darstellung des Art. tibiofibularis und der umliegenden Strukturen

zu einem schmerzhaften Punkt kommen, der neben den gereizten Nerven ebenfalls die intermuskuläre Koordination stört. Dadurch kommt es zu einer veränderten und gestörten Beweglichkeit und Bewegungsablauf auch im oberen Sprunggelenk.

Da das Art. tibiofibularis mit dem oberen Sprunggelenk eine funktionelle Einheit bildet, spielt ein depositioniertes Gelenk, das die Bewegung im oberen Sprunggelenk blockiert, bei Ursachen und Symptomen innerhalb der unteren Extremität eine zentrale Rolle. Da die Trochlea des Talus vorne breiter ist als hinten und somit die Fibula bei der anterioren Bewegung zusätzlich nach lateral gleiten muss, kann es hier bei Bewegungseinschränkungen der Fibula zu Spannungen kommen.

Diese können Shinsplints und Verhärtungen des M. gastocnemius, sowie Reizungen der Achillessehne, Tendo calcaneus oder Plantarfasciitis durch eine Immobilisation dieses Gelenks hervorrufen.

Damit sich das obere Sprunggelenk in die Dorsalflexion bewegen kann, muss die Fibula durch eine Bewegung dafür sorgen, dass sich die Malleolengabel so weitet, dass der Talus bei der Dorsalflexion genug Platz hat. Dafür wandert die Fibula nach proximal, der Malleolus geht etwas nach lateral und beschreibt dabei eine leichte Innenrotation. Für die Plantarflexion wandert die Fibula nach distal und der Malleolus wird aktiv über den M. tibialis posterior an die Tibia gezogen. Dabei erfolgt eine Außenrotation der Fibula und die Malleolengabel schließt sich.

Wegen dieser Verbindungen kann eine Bewegungseinschränkung aufgrund eines erhöhten Tonus' im Bereich des Art. tibiofibularis zu den oben genannten Problematiken führen, da ein erhöhter Kraftaufwand für die Dorsalflexion notwendig ist. Kommt es zu einer Beckenrotation, kann man davon ausgehen, dass das Art. tibiofibularis und das Becken in gleicher Richtung rotiert sind.

In der Regel spielen hier Ausweichbewegungen bis zur Hüfte und dem Becken eine Rolle, sodass eine leichte Mobilisation beider Kontakte der Fibula mit der Tibia bei jeder Behandlung Standard ist.

Neben der Bewegungseinschränkung am Art. tibiofibularis ist häufig eine Tonuserhöhung zwischen Fibula und Tibia im Bereich der Membrana interossea zu spüren, die dieses Gelenk in seiner proximal-distalen Bewegung behindert.

Die Muskeln, die im Bereich des Art. tibiofibularis entspringen, sind, durch die falsche Rotation beim Gehen und Stehen bedingt, im Tonus erhöht. Somit sind der M. peroneus longus bzw. der M. extensor digitorum longus in der Lage, den Nervus fibularis – aufgrund seines Verlaufs – zwischen ihren Ursprüngen und der Fibula einzuklemmen und zu irritieren. Da die Position des Nervaustritts auf der gleichen Höhe wie das Gelenk ist, gehen die Tonuserhöhungen und die dadurch entstehenden Sensibilitätsstörungen im distalen Bereich und die Bewegungseinschränkung Hand in Hand.

Das obere Sprunggelenk spielt eine zentrale Rolle bei der Beweglichkeit der unteren Extremität, allerdings kann sich sein Einfluss bis zur Schulter (Protraktion und Fixation) und HWS und Kiefergelenk ausdehnen, da es zu keinem flüssigen Bewegungsablauf beim Gehen und somit zu minimalen Ausweichbewegungen kommt.

Durch das falsche Abrollen kann es auch in der LWS auf Höhe von L1–2 zu einer Rotation kommen, die den Abrollvorgang ausgleicht. Aufgrund dieser Zusammenhänge ist eine Restitution des Gelenkes zwar für die Beweglichkeit im Fuß wichtig, spielt aber eine größere Rolle im gesamten Bewegungsapparat. Jedoch sollte bedacht werden, dass es sich auch hier nicht um eine Einbahnstraße handelt, sondern es auch von „oben" einen Einfluss auf die Beweglichkeit des Sprunggelenks geben kann. Eine schmerzhafte Schulter ist in der Lage, dafür zu sorgen, dass z. B. beim Gehen die Bauchmuskeln den Oberkörper festhalten und es dann zu keinem flüssigen Bewegungsablauf bis ins Sprunggelenk kommen kann.

10.4.2.2 Paresen

Die Fußheberschwäche kann durch verschiedene Ursachen hervorgerufen werden, so durch den Verlauf zwischen dem M. peroneus longus und dem M. extensor digitorum longus, wodurch der N. fibularis superficialis eingeklemmt wird.

Bei neurologischen Patienten begünstigt – neben Spastiken – auch die Tonuserhöhung über den Sympathicus diese Einklemmung, was zu einer zusätzlichen Schwächung der Fußheber führt. Eine Behandlung des Muskels im Bereich des Nervendurchgangs ist dadurch mit in die Behandlung einzubeziehen.

Einzubeziehen ist dabei die neurologische Reizweiterleitung, die durch einen aktiven N. saphenus und einen überlasteten dorsalen Anteil des N. ischiadicus gestört sein kann. Dabei werden durch die vielen Reize der neurogenen Entzündung die Reize für die muskuläre Ansteuerung blockiert. Dieses Problem der Blockade kann sich auf alle Paresen und auch minimalen Muskelschwächen im Körper beziehen. Da das dorsale System zusammenhängt, können Linderungen des Systems im Kopfbereich ausschlaggebend für eine besseren Reizweiterleitung und damit für eine bessere Muskelkontraktion im M. peroneus, M. extensor digitorum longus sein. Weiter zu beachten gilt, dass durch die Parese des M. peroneus longus es zu einer Supinationsstellung kommen kann, die eine Dehnung des N. suralis zur Folge hat und zu unbewussten Schmerzen führen kann. Um diese Schmerzen nicht weiter zu fossieren entsteht vom Körper eine Schutzlähmung, die zu einen niedrigen Tonus und einer verringerten Ansteuerung des M. peroneus führt.

10.4.2.3 Oberes Sprunggelenk

Das obere Sprunggelenk ist, wie oben schon erwähnt, von der Bewegungsfähigkeit der Fibula abhängig. Da es durch Tonuserhöhungen aufgrund von neurogenen Entzündungen des N. saphenus im Bereich des Calcaneus und Os naviculare zu Fehlstellungen des Calcaneus und des

Talus kommt, ist eine Calcaneus- und Talusrestitution, nach Senkung der Entzündungsbereiche im Fuß, unbedingt erforderlich.

Hinzu kommen die Reize des N. saphenus, der eine Erhöhung des Gewebstonus über das gesamte obere Sprunggelenk samt der hinteren Wade auslösen kann, wodurch es zu einer vermehrten Plantarflexion kommen kann und eine Dorsalextension erschwert wird.

Neben der Reaktionsbahnaktivierung kann, aufgrund der supinierten Grundstellung des Fußes, ein Umknicken für eine weitere Fehlstellung sorgen und die Reaktionsbahn begünstigen. Nicht nur ein Umknicken wird begünstigt.

Aufgrund der neurogenen Entzündung des Ramus cutanei cruris medialis des N. saphenus am Calcaneus/unterhalb des medialen Malleolus und der damit einhergehenden Supination, wird ebenfalls der Talus vermehrt gekippt, wodurch die Malleoli auseinandergedrückt und die Syndesmose einer kontinuierlichen Dehnung ausgesetzt wird. Dies sorgt im Liegen und Stehen für eine deutliche Belastung der Syndesmosenstrukturen.

Mit der Verschiebung des Talus können sich aufgrund der erhöhten Spannung weitere Knochen des unteren Sprunggelenkes verschieben, was zu Verspannungen der Plantarfascie führen kann.

Hinzu kommt der veränderte Bewegungsablauf, der eine deutliche Anstrengung der Extensoren des Fußes, inkl. des M. tibialis ant., bedeutet. Was, wie die Blockade des Art. tibiofibularis, zu Shinsplints, einer Reizung des M. tibialis ant., führen kann.

Neben der Dehnbelastung der Syndesmosis tibiofibularis, bestehend aus den Ligg. tibiofibulare ant. und post., kann es auch zur Dehnung der umgebenden Ligamente – wie Lig. talofibulare anterius – kommen und damit zu einer Veränderung der Knie- und Hüftstellung. Dabei ist zu beachten, wie die allgemeine Druckverteilung unter dem Fuß ist. Denn es kann sowohl zu einer vermehrten Flexion, aber auch Extension im Knie und dann zu einer Innenrotation, als auch zu einer vermehrten Außenrotation in der Hüfte kommen. Wobei eine veränderte Hüftrotation ebenfalls auf die Fußstellung Einfluss nimmt, sodass auch hier die Thematik von oben und unten angeschaut werden muss.

Dabei ist zu beachten, dass auch die kontralaterale Seite bei der Verdrehung der Hüften mit betroffen ist. Weiterhin ist in Betracht zu ziehen, dass es zu einer Beteiligung des M. iliopsoas mit Rotation der Wirbelsäule kommen kann, wenn der Fuß nach vorne gesetzt wird.

Weiterhin ist die 1 Hz-Schwelle zu beachten, kommt es im Fuß/Knie zu Schmerzen (auch Kommunikationspunkt N. saphenus), die sich unter der Schwelle befinden, resultiert daraus häufig bei Belastung eine fast unsichtbare Entlastung mit Absenkung der Muskelkraft, was zum Absinken des Beckens auf der betroffenen Seite mit Lateralflexion auf die gleiche Seite führt. Der Patient bricht im wahrsten Sinne des Wortes förmlich „weg".

10.5 Beinlänge

Eine Beinlängendifferenz kann eine muskuläre Ursache haben und dient lediglich zur Kontrolle, ob ein Therapieerfolg vorliegt. In der Regel liegt eine funktionelle Beinlängendifferenz vor, die durch Tonusveränderungen und funktionelle Beckenverschiebungen hervorgerufen wurde. Diese kann auch über die Kommunikationsbahn von oben ausgelöst werden, was bei der Therapie mit zu berücksichtigen ist.

Eine Einbeziehung der Beinlänge mit Hilfe einer Wenn–Dann-Konstanten (z. B. wenn das Becken nach anterior verschoben ist, dann ist das Bein länger) konnte bei den Befundungen nicht immer bestätigt werden und sollte somit mit Vorsicht betrachtet werden.

Die Beinlänge kann jedoch entscheidende Hinweise geben: Da nach der Therapie in der Regel gleiche Beinlängen vorliegen sollten, sollte in/nach jeder Behandlung die Beinlänge noch einmal überprüft werden. Ist dies nach der Behandlung nicht der Fall, ist zu überprüfen, ob das Becken in die richtige Richtung behandelt wurde, LWS oder Sacrum keine Lateralflexion aufweisen und ob der M. iliopsoas entspannt ist.

Sind die Bedingungen erfüllt, kann man von einer Beinlängendifferenz ausgehen, die dem Normbild des Patienten entspricht.

Des Weiteren kann die Beinlänge für eine objektive Befundung, ob eine Besserung durch die Therapie unmittelbar eingetreten ist, sowie ob die Besserung bis zur nächsten Therapieeinheit angehalten hat, herangezogen werden. Allerdings tritt diese Besserung auch ein, wenn man kurz an dem zu kurzen Bein zieht, dies jedoch ist nicht von Dauer.

10.6 Bewegungsablauf beim Gehen

Die Inspektion beim Gehen ist sehr aussagekräftig für die Ursachenforschung und gibt Hinweise auf die 1 Hz-Schwelle. Neben funktionellen Problemen können Schmerzen in der unteren LWS das Gangbild stören.

Da der Körper zum Gehen eine genaue Abfolge und präzise Koordination der beteiligten Muskulatur und Gewichtsverlagerungen benötigt, fallen Störungen in einigen Gelenken deutlich auf. Denn ist diese genau festgelegte Bewegungsabfolge gestört, muss der Körper zwangsläufig diese Störung kompensieren.

Beim Bewegungsablauf ist zu beachten, dass beim nach vorne holen des Beines der M. quadriceps locker lässt, der Oberschenkel nach vorne parallel, zeitweise mit leichter Innenrotation, zum Standbein fällt (schwingt) und sich dabei die Ferse abhebt.

Dann werden die Zehen und das Sprunggelenk extendiert und das Bein im Knie über den M. quadriceps ebenfalls gestreckt, wodurch der Fuß „vor" den anderen gesetzt wird. Dabei erfolgt gleichzeitig eine leichte Flexion mit Außenrotation im Hüftgelenk. Erfolgt auf dem Bein die Standphase, so dreht sich das Bein im Hüftgelenk langsam in eine Innenrotation und Extension.

Auch die Extension im Knie erfolgt erst, wenn das Bein aus der Schwungphase in die Standphase wechselt (dieser Zeitpunkt ist dann, wenn die Hüfte über das Knie wandert).

Ein bekanntes und deutliches Zeichen ist das Trendelenburg-Zeichen (Achtung, wird hier nur als Gangbeschreibung genommen, nicht ursachenbezogen). Doch nicht immer müssen diese Kompensationen so deutlich ausfallen.

Allein eine mangelnde Außenrotation beim Aufsetzen des Fußes und der Gewichtsverlagerung in dieser sorgt für eine Hyperextension im Knie und damit zu einer pathologischen Verschiebung innerhalb des Kniegelenks, was dann zu einer Überbeanspruchung des oberen Sprunggelenkes führt.

Eine Beckenfehlstellung kann nicht nur eine mangelnde Außenrotation zur Folge haben, sondern auch das untere Sprunggelenk in seiner Beweglichkeit so einschränken, dass die Muskulatur, aufgrund der erhöhten Spannung, eine volle Extension nicht mehr zulässt.

Minimale Bewegungsveränderungen sollten also schnell entdeckt, registriert und nachgefragt werden, ob diese schon länger vorhanden sind. Ein blockiertes Sprunggelenk ist auch hierbei immer wieder zu beachten.

Oft sind die Patienten nicht in der Lage, auf diese Fragen zu antworten. Eine gezielte Ursachen-Folgen-Kette ist die einzige Alternative, das Gangproblem zu analysieren und Lösungen zu finden. Dabei gilt: KEIN Mensch steht freiwillig auf einer Reißzwecke! Schmerzen unter 1 Hz sind da, kommen aber nicht an und haben Einfluss auf das Gangbild.

Wie einige andere Bewegungen (Arm heben) ist auch das Gehen ein abgespeicherter reflektorischer Ablauf. Gangschule bedeutet am ehesten reflektorisches unbewusstes Training zur Lösung des M. quadriceps. Auch eine assistive Hilfe beim Gehen, um die Koordination wachzurufen, ist eine gute Wahl. Findet jedoch keine Besserung des Gangbildes statt, so ist eine Kontrolle der beteiligten Gelenke und Muskeln erforderlich. Es muss immer auch auf die kontralaterale Seite und Schultern geachtet werden, die die Gewichtsverlagerungen ausgleichen müssen. Eine Fixation in der Schulter kann kein reflektorisches Gangbild unterstützen. Auch eine Involvierung der Wirbelsäule mit fehlender Stabilisation kann das Gangbild nachhaltig beeinflussen.

10.7 Kopfbereich ohne Reaktionsbahn

10.7.1 Die Besonderheiten der Kopfhaltung

Die Kopfhaltung kann zeigen, wie stark sich der Sympathicus auf den Körper auswirkt. Durch Stress kommt es zu einer deutlichen Tonuserhöhung der Rückenextensoren, die eine Extension der HWS und damit eine Veränderung der Kopfhaltung auslösen.

Diese Veränderung der Kopfhaltung wird über die Genese bis zur Schulter begünstigt. Es kommt bei Stress zu einer Aktivierung des M. trapezius, der z. B. bei den Schildkröten das Einziehen des Kopfes in den Panzer begünstigt. Die Aktivierung des N. accessorius sorgt somit für eine Extension des Kopfes und zu einem Hochziehen der Schultern mit Extension in der BWS. Dadurch wird der Humeruskopf leicht nach ventral positioniert.

Zu beachten ist, dass beim Arbeiten mit dem Computer oder bei Kraftaufwand in den meisten Fällen dieses Stresssystem aktiviert wird und durch die Anspannungen es zu einer Extension des Kopfes und nicht zu einer Flexion (auch wenn man nach „unten" schaut) kommt.

10.7.2 Gebiss, Kiefer

Der Unterkiefer kann durch die sympathischen Tonuserhöhungen verschoben werden, sodass er nach dorsal und nach cranial gezogen und dort gehalten wird. Die Gelenkpartner des Kiefergelenks werden dabei ineinander gepresst, was zu Schmerzen führen kann. Ebenfalls können die Reaktionsbahnen und auch der Kommunikationspunkt Ohr die Stellung des Unterkiefers und damit die Okklusion beeinflussen. Diese Möglichkeit der Beeinflussung geht durch das Zusammenspiel der Nerven bis zum KP Thenar hinunter.

Außerdem können die Muskeln des Kiefers durch Schmerzen in der LWS im Tonus erhöht werden, wodurch in der Nacht ein Knirschen oder Pressen zum Aushalten der Schmerzen ausgelöst werden kann. Dabei müssen die Schmerzen in der LWS nicht spürbar sein.

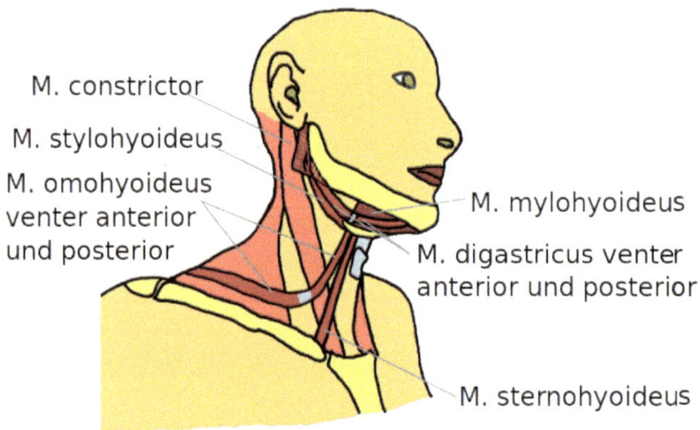

Abb. 42: Muskulatur, die bei Schmerzen in der LWS angespannt wird.

Durch die Tonusveränderungen im Körper kann es zu Verschiebungen der beiden Kiefer zueinander kommen und die Zähne liegen nicht mehr optimal aufeinander (Okklusionsstörung), was zu Problemen und zu einem unangenehmen Gefühl führen kann.

Die Extension des Kopfes verändert die Stellung des Unterkiefers zum Oberkiefer. Die neue Unterkieferposition ist ebenso wie der Sympathicus in der Lage, durch die veränderten Muskellängen die Sprache zu beeinflussen.

Sind in diesem Bereich jedoch stärkere, nicht selbst korrigierbare Dysfunktionen feststellbar, ist dem Patienten anzuraten, zusätzlich kompetenten kieferorthopädischen Rat einzuholen.

10.7.3 Sprechen

Beim Sprechen der Patienten kann man feststellen, ob die harten Konsonanten nach hinten an die Wirbelsäule gedrückt werden und somit eine Verspannung in der Kiefer-, Zungenbein- und Kehlkopfmuskulatur vorliegt. Weiter kann durch diese hypertone Muskulatur die Nackenmuskulatur aktiviert werden. Liegt kein solcher Hypertonus der gesamten Muskulatur vor, werden beim Sprechen die Vokale nach vorne aus dem Mund „ausgeleitet“. Die Stimme hört sich im Vergleich zur gedrückten Stimme höher und klarer an.

Drücken die Patienten beim Sprechen nach hinten, können sich die Verspannungen im Nacken bis hinunter zum Zwerchfell und damit bis zur unteren BWS und oberen LWS ziehen.

Eine Ursache der gedrückten Sprache liegt dabei am Zwerchfell. Dieses ist, ebenso wie andere Skelettmuskeln auch, sympathisch innerviert [53], wodurch es zu einem Hypertonus mit fehlerhafter neurologischer Reizweiterleitung der motorische Fasern kommen kann.

Kommt es zu einer Kontraktion des Zwerchfells, kann eine Aussprache mit Ausleitung der Luft nach vorne aus dem Bauchraum erschwert werden, was durch eine Tonuserhöhung der Zungenbeinmuskulatur und des gesamten M. constrictor pharyngis mit dem M. omohyoideus zu kompensieren versucht wird. In gleicher Weise wird die Gebissstellung durch die Kieferposition beeinflusst.

Der Unterkiefer wird durch den Hypertonus des M. digastricus venter posterior und den M. constrictor pharyngis an die Wirbelsäule gezogen. Eine freie Bewegung des Unterkiefers ist somit eingeschränkt.

Auch eine veränderte Gebissstellung durch einen Energie-Input kann eine Tonuserhöhung der Muskulatur auf den Plan rufen. Sobald es in diesem Bereich zu einer Tonuserhöhung kommt, hat jedes Sprechen einen negativen Einfluss auf die Halswirbelsäule.

Neben dem Zwerchfell und der veränderten Gebissstellung sind auch die Entzündungen an den Nerven im Bereich der KP zu bedenken. Durch diese kommt es auch im Bereich des Kehlkopfes nicht nur zu einem Kloß im Hals, auch eine kontrollierte Luftauslassung kann beeinträchtigt sein, da sie den Tonus des Gewebes am Kehlkopf erhöhen.

Aus diesem Grund kann bei einem schwierigen therapeutischen Verlauf die seitliche und hintere Halsmuskulatur während des Sprechens palpiert werden, um herauszufinden, ob dort eine Dysfunktion im Sprechverhalten vorliegt.

Liegt solch eine Dysfunktion vor, kann aufgrund der überdurchschnittlich stark benutzen Hals- und Sprechmuskulatur eine Verschiebung, Rotierung der Halswirbel begünstigt werden.

Das Ganglion cervicale superius kann aufgrund der Lage – zwischen der Arteria carotis interna, dem M. stylopharyngeus und auf der anderen Seite dem M. longus capitis und ventral dem M. constrictor pharyngis superior – auch von außen über Druck aktiviert werden. Dieser Sympathicusbereich kann durch die leichte Rotation der Wirbelkörper, einer Extension des Kopfes beim Sprechen durch den Druck nach dorsal und bei einem erhöhten Blutdruck schneller gestresst werden.

Die veränderte Sprachsituation kann sich somit auf den Körper auswirken. Auch die Rotation des Kopfes wird dabei beeinflusst und damit die gesamte Bewegung des Körpers; denn dieser muss die fehlende Beweglichkeit ausgleichen.

Betroffene Muskeln sind:

- Mm. scaleni medius, anterior, posterior
- M. levator scapulae
- M. digastricus venter posterior
- M. sternohyoideus
- Mm. palati
- M. palatopharyngeus
- M. constrictor pharyngis superior, pars buccopharyngea
- M. constrictor pharyngis superior, pars glossopharyngea
- M. constrictor pharyngis medius

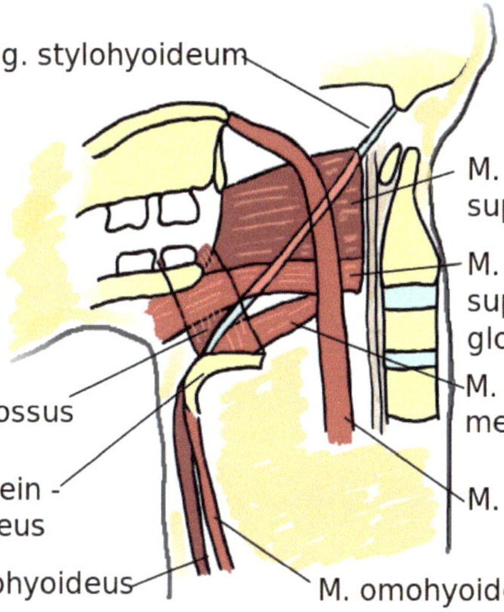

Abb. 43: Schematische Darstellung der Sprechmuskulatur, die bei Schmerzen im Tonus erhöht sind.

10.7.4 Zungenbein

Durch das Kauen und Beißen sowie das Verkrampfen beim Sprechen kommt es zu einer Tonuserhöhung der an das Zungenbein ansetzenden Muskulatur:

- M. digastricus, venter anterior
- M. mylohyoideus
- M. stylohyoideus
- M. digastricus, venter posterior
- M. omohyoideus

Diese wird auch zum Halten des Zungenbeins benötigt. Aufgrund des Verlaufs wird eine Tonuserhöhung auch bei einer Verschiebung der oberen Kopfgelenke und des Unterkiefers begünstigt. Hinzu kann eine direkte Verschiebung des Zungenbeins über die Mm. sternohyoideus und omohyoideus, venter superior kommen.

Da beide vom Sympathicus über die Ansa cervicalis innerviert werden, können sie im Tonus erhöht werden und diese Verschiebung, bzw. Bewegungseinschränkung des Zungenbeins hervorrufen. Der M. sterno-

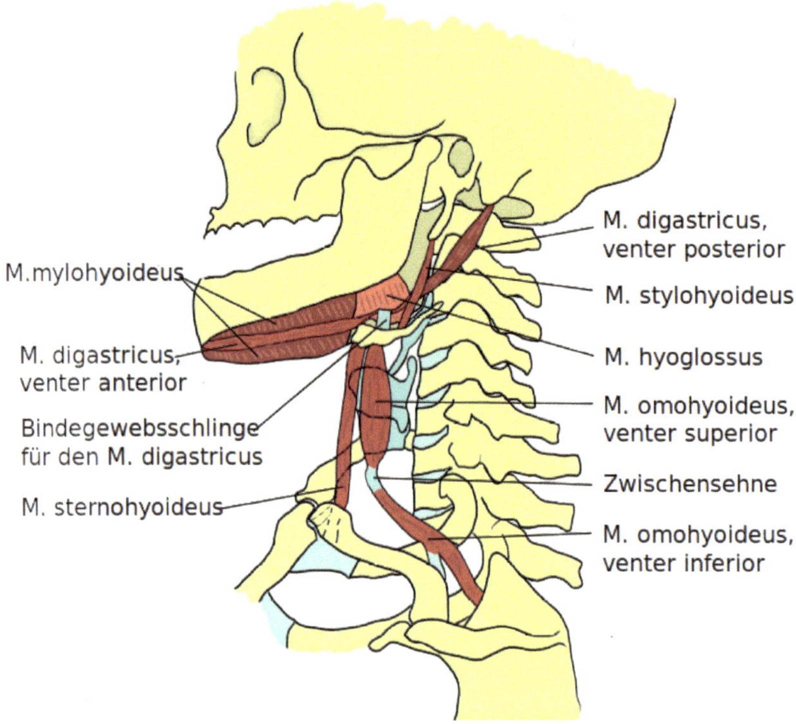

Abb. 44: Schematische Darstellung der Zungenbeinmuskulatur.

hyoideus hat seinen Ursprung neben dem Sternoclaviculargelenk, am Manubrium sterni und auch an der ersten Rippe.

Dies bedeutet: findet eine Verschiebung des Sternums durch Rotation der WK – weitergeleitet über die Rippen – statt, kann es dort zu einer fortlaufenden Tonuserhöhung des Muskels kommen, der dann das Zungenbein depositioniert. Aufgrund des weiteren Ansatzes an der ersten Rippe reicht eine Depositionierung dieser aus, um den Muskel in das Geschehen mit einzubeziehen.

Der M. omohyoideus, venter superior entspringt an einer Zwischensehne von seinem Bruder, dem M. omohyoideus, venter inferior. Dieser wiederum hat seinen Ursprung an der Scapula und seinen Ansatz u. a. an der Clavicula. Verschiebt sich nun die Scapula nach anterior, kommt es, trotz der Mitrotation der Clavicula, zu einer Verkürzung des Muskels.

Damit kann durch die Veränderung der Muskellänge, trotz flächiger Spannung über den Sympathicus, eine Tonussenkung entstehen und es fehlt die Spannung, um seinem Bruder, den Venter superior, entgegenzuhalten, sodass dieser ebenfalls keine ausreichende Spannung halten kann. Dies führt zu einer Verminderung der Arbeitskraft, da für die Arbeitskraft das Zungenbein caudal positioniert sein sollte. Ebenfalls kann das Lumen der V. jugularis interna nicht vollständig geöffnet bleiben, sodass ein cerebraler Blutrückfluss im Liegen verschlechtert wird. [47]

Wandert die Scapula nach posterior, kommt es zu einer Tonuserhöhung in beiden Muskelteilen und eine schlechte Rotation des Kopfes ist die Folge.

Eine Restitution der oberen Kopfgelenke ist nicht nur durch den M. digastricus, venter posterior erschwert, sondern auch dann schwierig, wenn die Positionierung des Zungenbeines aufgrund eines falschen Tonus des M. omohyoideus nicht gegeben ist. Der erhöhte Tonus kann nicht nur durch falsche Positionierungen der Knochen entstehen, sondern auch durch die Aktivierung des N. suprascapularis. Dieser ist ebenfalls ein Teil des dorsalen Längsstammsystems des Nervensystems des Plexus brachialis, bei dem er aus den oberen Ästen C5–6 entspringt. [41, 29]

Diese tiefen und wenig bekannten Muskeln sorgen gerade im Rippen und Kopfbereich für Probleme. Eine freie endgradige Rotation ist jedoch nur möglich, wenn die kleinen Muskeln, wie der M. omohyoideus oder der M. digastricus venter posterior, dies auch zulassen.

10.8 Rippen

10.8.1 Rippengelenke

Das erste Rippengelenk wird über den N. vertebralis der Dura mater spinalis versorgt und hat unmittelbar Kontakt zum Ganglion cervicothoracicum, das auch durch Druck bei einer Depositionierung der Rippe irritiert werden kann.

Die weiteren costovertebralen Gelenke sind stark über die Dura mater spinalis (siehe Kapitel 4) sympathisch innerviert. Kommt es zu einer Depositionierung der Gelenke ist eine Aktivierung des Sympathicus unumgänglich. Jedoch besteht auch die Möglichkeit eines Hypertonus im Bereich der Gelenke aufgrund eines hohen Sympathicus. Auch hier befindet sich keine Einbahnstraße.

Depositionierungen von Rippen erfolgen meistens mit einer Rotation und Kippung in die Ausatemstellung oder in die Einatemstellung.

10.9 Obere Extremität

10.9.1 Schultergelenk

Bei der Depositionierung im Schultergelenk kommt es zu einer Verschiebung des Caput humeri zur Cavitas glenoidalis nach cranial-ventral, wodurch eine zusätzliche Belastung durch Dehnung und Kompression für den M. biceps (vom caput humeri) und den M. supraspinatus (vom Acromion) entsteht. Das Caput humeri kann gegenüber der Cavitas glenoidalis durch verschiedene Ursachen, wie z. B. dauerhafte Extension des Kopfes oder vermehrte dauerhafte Protraktion, nach ventral verschoben sein.

Dabei handelt es sich um Verschiebungen im Mikrometerbereich, die aber durchaus für den Tonus und die weitere Koordination der umliegenden Muskulatur und damit für die Bewegungsfreiheit von Bedeutung sind. Diese minimale Verschiebung reicht aus, um den Sympathicus zur Gelenksicherung zu aktivieren.

Durch die Aktivierungen der dorsalen Spinalnerven, z. B. durch Schmerzreize in der LWS, Gelenkdepositionierung im Schultergelenk, kommt es zu einer Erhöhung des Tonus des M. teres major und minor mit gleichzeitiger Tonuserhöhung im M. subscapularis, der das Caput humeri als Folge der Kontraktion über den Schaft nach ventral und zudem nach cranial positioniert.

Ebenso können der M. supraspinatus und der M. triceps durch eine Tonuserhöhung die Position begünstigen. Infolge der falschen Gelenkstellung ist es möglich, dass es zu einer Einklemmung der Bursa subdeltoidea und damit zu einer leichten Entzündung kommt. Auch ist durch die dauerhafte craniale Stellung die Durchblutung und Bewegungsfreiheit des M. supraspinatus gefährdet.

Eine weitere Unterstützung der Muskulatur zur Sicherung des Gelenkes kommt vom cranialen Bereich des M. latissimus dorsi.

Durch die erhöhte Spannung der Muskeln wird die Außenrotation, die für die Elevation und Abduktion benötigt wird, eingeschränkt. Es kommt sogar durch die Innervation über den N. radialis beim M. teres major und M. latissimus dorsi, M. subscapularis zusätzlich zu einer Adduktion des Oberarmes.

Durch die fehlende Außenrotation ist für den Humeruskopf zu wenig Platz unter dem Schulterdach. Diese Gelenkfehlstellung rein nach cranial ist aufgrund der minimalen Verschiebung sehr schwierig festzustellen.

Deutlich zu erkennen ist eine Verschiebung im Seitenvergleich von posterior nach anterior. Liegt eine Depositionierung vor, ist seitens der betroffenen Schulter auf der posterioren Seite eine größere Dachfläche zu palpieren und ein Hypertonus des M. triceps und M. deltoideus pars spinalis festzustellen.

Gleichsam zu beachten ist der Zusammenhang zwischen Schulter und HWS. Sendet der M. supraspinatus Schmerzreize ins System, kann es zu einem Hypertonus der Mm. scaleni kommen. Dadurch kommt es zu einer falschen Positionierung der Rippen in der Einatemstellung und zu einem „Anheben“ mit Rotation des Schulterblattes.

Diese Verschiebung sorgt für eine Positionsveränderung von Schulterblatt und Humerus. Dabei wird der Humeruskopf zusätzlich in die Pfanne und nach cranial gezogen und eine Unbeweglichkeit im Gelenk zum Schutze der Sehne des M. supraspinatus hervorgerufen.

Aufgrund des erhöhten Tonus dieser beiden Muskeln und der damit einhergehenden Verschiebung der Schultergelenkpartner kommt es ebenfalls zu einem Hypertonus des M. trapezius pars descendens. Dieser kann seine Funktion nicht mehr ausüben, die Schulter wird protrahiert (nach vorne geschoben) und es kommt dort zu einer schlechten Durchblutung aufgrund der mangelnden Bewegung, sowie zu einer zusätzlichen Reizung der Sehne des M. supraspinatus.

Diese ganzen Veränderungen und Reizungen befeuern zusätzlich die Entzündungen und die Aktivierung des Sympathicus.

Bei einer schmerzhaften Schulter gilt es, wie in anderen Gelenken auch, an andere Ursachen zu denken. So kann es sich bei den Schmerzen auch um einen Sehneneinriss des M. biceps, M. supraspinatus oder einem aktiven Ende des N. cutaneus brachii lateralis superior des N. axillaris handeln.

Eine Stauchung des Handgelenks und Ellenbogengelenks ruft auch immer eine Stauchung in der Schulter hervor.

Liegt im Vorfeld ein Befund der Kalkschulter vor, kann man mit Hilfe der Therapie versuchen, die Muskulatur und die Durchblutung zu verbessern und dadurch die Schmerzen zu lindern.

Des Weiteren ist ein ganz wichtiger Aspekt innerhalb der Schultergürtels, dass eine Schutzhaltung vorliegen kann, um ein Wegkippen der Wirbelkörper zu kompensieren indem die gesamten Schulterblattanleger aktiviert werden. Beim Wegkippen der Wirbelkörper kippt der obere Corpus vertebrae mit der caudalen Seite nach außen und der folgende Corpus vertebrae kippt mit der cranialen Seite in die ipsilaterale Richtung, sodass beide Corpus vertebrae <-förmig aufeinander stehen.

In diesem Fall geht eine Restitution der Schulter nur mit einer Restitution der Wirbelkörper einher. Aber auch falsch stehende Costovertebrale Gelenke können veranlassen, dass die Atemhilfsmuskulatur zu einer „fixierten" Schulter führt, da sie an ihr ansetzen. Dabei versucht der Körper aufgrund der schmerzhaften Depositionierung, mit Hilfe der Atemhilfsmuskulatur die Bewegung dieser Gelenke zu reduzieren, indem er die Muskulatur im Tonus erhöht.

Auch eine schlechte Hüftstellung oder Schmerzen und Fehlstellungen im Bein können zu einer Fixation und Fehlstellung der Schulter führen, da beim Gangbild die Rotationen in die Bewegungen nicht korrekt einfließen. Auch eine alte Schulterverletzung kann Einfluss auf die Hüfte und die untere LWS haben und dort Schmerzen auslösen.

Hier gilt es zur Lösung der Hüft- und LWS- Problematik die Schulter zu restitutieren, sowie den M. teres major, M. triceps und M. subscapularis im Tonus zu senken. Weiter ist ein funktionelles Beüben der Elevation mit assistiver Außenrotation hilfreich, um den Stress in der LWS durch eine vermehrte Lordose zu senken.

Nicht nur im M. teres major kann bei einer Gelenkdepositionierung der Tonus erhöht werden. Auch im M. trapezius pars descendens und M. levator scapulae erhöht sich der Tonus.

10.9.2 Ellenbogen

Stellt sich generell keine Besserung ein und sind alle Punkte wurden in Betracht gezogen, sollte auch an eine Stressfraktur des Radiusköpfchens gedacht werden.

Gleichsam kann es zu einer dauerhaften wiederkehrenden Subluxation des Radius aufgrund der Lockerung des Lig. radioulnare, kommen. Hierbei spielt die Anamnese eine zentrale Rolle. Kommt es im Beruf (z. B. Landschaftsgärtner) oder der Freizeit (z. B. Gewichtheber) zu einer starken Anspannung des M. biceps, kann dieser in der Lage sein, aufgrund der wiederkehrenden Belastung, eine Dehnung und Lockerung des Lig. radioulnare herbeizuführen. Dadurch ist er bei wiederholter Kontraktion in der Lage, das Radiusköpfchen aus seinem Gelenk zu ziehen.

Hier ist keine konservative Therapie möglich, eine chirurgische Festigung des Ligaments bietet jedoch Schmerzfreiheit.

Auch eine gestörte Flexion im Ellenbogen kann zu einer wiederkehrenden Reizung des Bereichs führen. Die gestörte intra- und intermuskuläre Koordination sorgt für eine fehlerhafte Nutzung des Gelenks und des M. biceps, womit das Lig. radiounlare gestresst wird.

Kapitel 11

Weitere Einflussfaktoren auf das sympathische Nervensystem

Da das sympathische System mit den Nervenfasern sämtliche Gewebe durchzieht, steht es in beide Richtungen mit diesen ebenfalls in Kontakt. Dabei sind die unten aufgeführten Gewebe durch verschiedene Aspekte wichtig.

- Allergien
- Narben
- Organe
- Fascien

11.1 Allergien

Sämtliche Allergien sorgen für neurogene Entzündungen und sind Stress für den Körper, der wiederum zu einer Erhöhung des sympathischen Systems führt. Hinzu kommt, dass die gesteigerten neurogenen Entzündungen, den Verbrauch von Eisen und Zink ansteigen lassen und damit das Immunsystem zusätzlich auf die Probe stellen. Bei den Lebensmittelallergien sollte bedacht werden, dass es im Bereich Glutenunverträglichkeit, Zölliakie, nicht nur zu einem erhöhten Verbrauch von Eisen und Zink kommt, sondern es auch aufgrund der Situation zu einem weitreichenden Nährstoffmangel mit Stoffwechselstörungen kommen kann.

Generell ist der Bedarf an Mikronährstoffen aufgrund der erhöhten neurologischen Aktivität erhöht.

11.2 Narben

Narben sind verändertes Gewebe, das sich je nach Ursache besser oder schlechter reorganisiert.

Bei allen Narben ist die veränderte Struktur der Kollagenfasern ein wichtiger Faktor. Dieser Umbau der Strukturen im Bindegewebe, die durch eine Schädigung hervorgerufen wurden, sorgt für eine Veränderung der elektrischen Spannungen rund um die Zellmembranen, für Unbeweglichkeit und einen erhöhten Tonus mangels Elastizität. Auch die Verläufe und Heilungen der Nervenenden bringen durch eine Narbe Probleme. Aktionspotentiale können durch Druck schneller oder langsamer gebildet werden. Auch hier können neurogene Entzündungen entstehen, die konstante Reize ins System geben. Im Alltag ist dies, wie bei den anderen neurogenen Entzündungen, nur in seltenen Fällen schmerzhaft, sodass die Narbe als zusätzlicher Reiz und Ursache für ein Problem nicht bewusst einfällt.

Narben haben öfters auch einen Mangel an Elektrolyten, da die Blutgefäßversorgung sich bei der Wundheilung verändert. Ebenso können auch Verklebungen der Gewebsschichten der Narbe während der Wundheilung entstehen. Kommt es dann zu Bewegungen, sind diese Schichten im µ-Bereich eingeschränkt und senden nozizeptive Reize aus. Auch eine Tonuserhöhung des umliegenden Gewebes kann die Beweglichkeit des Bereichs stärker einschränken als in Gewebsbereichen ohne Narbenbildung. Auch diese Besonderheiten greifen in das Kommunikationssystem zwischen den Zellen ein und verändern diese. Zudem wird die Muskelkoordination nachhaltig negativ beeinflusst.

Somit nehmen (schlecht verheilte) Narben auf unterschiedliche Weise Einfluss auf den Körper. Dies kann sich in vielen Symptomen äußern, die aber alle die gleichen Grundlagen haben:

- Tonusveränderungen der Umgebung
- Muskelfunktionsprobleme auch in weit abgelegenen Gebieten
- Bewegungseinschränkungen
- Nervenschmerzen

Ebenso kann es durch die Reaktion des gesamten Systems auf die Narbe zu weiteren Folgen kommen, wie:

- Durchblutungsstörung
- Sehstörungen
- Missempfindungen
- Verdauungsstörungen
- Kopfschmerzen

11.2.1 Wundheilung

Dazu sind einige Daten bei nicht genähten Narben wichtig zu wissen. Die Reizphase der Narbe erstreckt sich vom Tag 0 bis einschließlich 4./5. Tag. In dieser Phase gibt es keine ausreichende Stabilisation der Struktur. Zwar werden die ersten Kollagenstrukturen erstellt, die nachher für die Stabilität wichtig sind, aber einer großen Belastung halten sie nicht stand. Da aber diese Kollagenfasern Typ III eine wichtige Vorstufe bilden, ist eine leichte manuelle Behandlung der Narbe schon ab dem 2. Tag indiziert. Diese Verschiebungen und minimalen Dehnungen über Mechanorezeptoren zeigen dem Körper, in welche Richtung sich das neue Gewebe ausbauen muss. Das bedeutet: keine Belastung, Schmerzgrenze einhalten, aber leichte Massage und Bewegung an der Narbe.

Ab dem 5. Tag findet die sogenannte Proliferationsphase statt. In dieser bilden sich die vorhandenen Zellen um und es kommt zu einer vermehrten Stabilität. Auch hier ist die Narbenbehandlung weiter indiziert, um Verklebungen und ein Netzwerk aus unkoordinierten Fasern zu vermeiden. Es dürfen Belastungsreize gesetzt werden.

Die Narbenausbildung und Umbildung kann bis zu einem Jahr dauern. [4]

11.2.2 Alte Narben

Alte Narben sollten immer angeschaut und palpiert werden, um herauszufinden, ob Narben die Reflexpunkte zusätzlich negativ beeinflussen. Dazu wird zuerst mal an den naheliegenden Narben befundet und später bei denen, die nicht unmittelbar in der Nähe liegen.

Schwierig wird es, wenn Narben im Schambereich oder Glutaeusbereich sind. In diesem Fall sollte die Person darauf aufmerksam gemacht werden, dass man sich in der nächsten Therapiesitzung die Narben anschauen möchte. Somit hat die Person Zeit, sich auch mental darauf vorzubereiten, evtl. eine passende Hose anzuziehen. In einigen Fällen ist es auch empfehlenswert, die Person Narben im Schambereich selbst überprüfen zu lassen. Eine genaue Aufklärung ist dabei notwendig, damit die Person weiß, worauf sie zu achten hat. So sollten alle Abweichungen von der Hautfarbe und die Schmerzempfindlichkeit beim Massieren angesprochen werden.

Eine Narbe sollte die gleiche Hautfarbe wie die Umgebung haben, nicht wulstig, eingezogen oder mit dem Untergrund verklebt und vor allem nicht schmerzhaft sein, wenn sie bewegt, verschoben oder verdreht wird.

Gibt es jedoch Veränderungen oder ist der Person schon bekannt, dass die Narbe Probleme macht, ist eine Therapie unumgänglich, um die Reize auszuschalten.

Bei einigen Narben entstehen aufgrund einer schlechten Nachsorge oder fehlerhafter Wundheilung Verklebungen. Diese Verklebungen müssen gelöst werden, um eine bessere Beweglichkeit zu erhalten und darüber das Gewebe weniger zu stressen.

11.2.3 Befundung und Behandlung

Das Schwierige ist, dass Narben gegenseitig in Verbindung stehen und eine „Rangfolge“ unter sich ausbilden können. Ist eine Narbe schmerzhaft, kann dies durch eine zweite Narbe begünstigt oder sogar ausgelöst werden. Ebenfalls ist es möglich, dass eine schmerzhafte Narbe andere Narben aktivieren kann. Dies ist bei einer gezielten Narbenbehandlung unbedingt zu berücksichtigen.

Als Therapie kann eine gestörte Narbe unterspritzt werden. Eine Unterspritzung oder andersartige invasive Behandlung der Narbe sollte zu gegebener Zeit empfohlen werden, wenn kein Therapieerfolg bei nicht-invasiven Techniken sichtbar ist und die unten angegebenen Maßnahmen nicht ausreichend helfen. Ärztlicherseits besteht die Möglichkeit, die Narbe mit Vitamin B_{12} zu unterspritzen. Einige ÄrztInnen bevorzugen auch Prokain, dies baut das verklebte Gewebe ab, sollte jedoch nicht zu oft eingesetzt werden.

Ziel der Therapie ist die Verbesserung der Beweglichkeit und Verringerung der Schmerzhaftigkeit. Diese nicht-invasiven Eingriffe stehen dafür zur Verfügung:

- Narbenmassage
- Elektrolytsalbe
- Ultraschall
- Stoßwelle
- kinesiologische Tapes

Behandlungsablauf

Palpationsbefund Um herauszufinden, wann eine Narbe aktiv ist, bleibt dem Therapeuten nur die Inspektion und vor allem die Palpation in alle Richtungen. Zeichen für eine aktive Narbe können Schmerzhaftigkeit, Rötung oder Blässe im Verhältnis zur umgebenden Haut sein, aber auch Einziehungen oder Wülste. Kommt es zu einer Störung der intermuskulären Koordination, kann eine Narbe dahinterstecken. Durch Zusammendrücken oder Auseinanderziehen der Narbe mit gleichzeitiger aktiver Kontrollbewegung kann eine Beteiligung der Narbe überprüft werden. Kommt es zu einer Besserung der Koordination, so kann man von einer Beteiligung der Narbe ausgehen.

Ultraschall Für die bessere Durchblutung und ebenfalls zur Lösung von Verklebungen. Dazu wird das Gewebe so in Schwingung gebracht und durchblutet, dass die nachfolgenden Massagegriffe und Manipulation einen besseren Erfolg haben.

Stoßwelle Als Alternative zu Ultraschall bietet sich radiale Stoßwelle an. Diese durchblutet das Gewebe und sorgt für einen Regenerationsschub. Zugleich können mit der Stoßwelle die neurogenen Entzündungen gesenkt werden. [58, 27] Es zeigte sich auch eine verbesserte axonale Regeneration bei verletzen Nerven. [27]

Massagegriffe Die jetzt folgenden Griffe sollten in der Tiefe das Gewebe lösen. Dafür wird das Gewebe gegeneinander verschoben, mit Impulsen manipuliert, gedehnt und auch gestaucht. Am Ende sollte eine bessere Verschieblichkeit erreicht worden sein. Die Impulse sind nur bei gut verheilten Narben indiziert.

In Fällen mit starker Verklebung ist eine Wiederholung von Ultraschall indiziert, gefolgt von weiteren Massagegriffen. Im Anschluss und zu Hause sollte Elektrolytsalbe eingesetzt werden, damit sich das Gewebe schneller regenerieren kann und dafür bessere Voraussetzungen bekommt.

Eine weitere Unterstützung der Behandlung kann durch eine Anlage von kinesiologischen Tapes erreicht werden. Dies sorgt für eine durchgehende Therapie, auch zwischen den manuellen Behandlungen.

11.3 Organe

Die Organe sind mit dem sympathischen Nervensystem verbunden. Neben den Reizantworten des Systems, die auf die Organe wirken können, können Organe auch durch Ernährung und der Stressantwort des Sympathicus mit Verringerung der Regeneration negativ beeinflusst werden. Aber auch chronische Krankheiten und Allergien können sich in den Organen manifestieren und zu Schäden und Reizen aus den Organen führen.

Bei der Ernährung spielen säurehaltige Lebensmittel, Mangel an Vitaminen, kalte und heiße Lebensmittel und Reizmittel (Kaffee, Nikotin) im Bereich des Magens eine Rolle. Durch das Ungleichgewicht von schlechter Regeneration und Reizung kann an den Magenzellen eine Schleimhautreduktion begünstigt werden. Ein an die Situation nicht angepasster Ernährungsstil kann auch die Leber angreifen, was dort zu einer Überlastung und Zellveränderung führt.

Kommt es zu einer Überlastung des Organs, werden diese Informationen ans Nervensystem weitergeleitet, ohne dass die Patienten etwas davon mitbekommen, denn die Organe beinhalten keine Nozizeptoren. Die Reize gelangen über die sympathischen Nervenfasern ins Rückenmark und senden dort die Informationen bis zum Thalamus sowie reflektorisch an die Rückenmuskulatur.

Organe werden gemäß der TCM (Traditionelle Chinesische Medizin) zu definierten Zeiten durchblutet. [28] Erfährt ein Organ durch das sympathische Nervensystem und dessen Reizantwort eine Störung, so kommt es zu dieser definierten Zeit immer zu den gleichen patientenspezifischen

Symptomen. Mit Hilfe der Organuhr kann man somit Rückschlüsse auf Problembereiche entdecken.

Zwei ausgewählte Organbeispiele

1. Leber
   Werden die Patienten zwischen 1–3 Uhr nachts wach, so ist die Leber betroffen. Eine Veränderung der Leberzellen kann nicht nur durch Alkohol ausgelöst werden, auch erhöhter Kohlenhydratkonsum kann Veränderungen hervorrufen. Bedenken sollte man, dass das gespeicherte Glykogen in der Leber nur mit Calcium abgebaut werden kann. Kommt es über die starke Beanspruchung zu einem Calciummangel, kann die Leber das Glykogen nicht abbauen und die Zellen verändern sich. [44]
2. Niere
   Ist die Nebenniere aufgrund der dauerhaften sympathischen Reizung betroffen und überlastet, ummantelt während der Durchblutung eine starke Müdigkeit die betroffenen Personen. Es fällt der Nebenniere zunehmend schwer Cortisol auszuschütten.

Die Aufteilung und Informationen zur Organuhr findet man unschwer im Internet. Hier die rein zeitliche Abfolge nach Uhrzeit:

01–03 Uhr: Leber
03–05 Uhr: Lunge
05–07 Uhr: Dickdarm
07–09 Uhr: Magen
09–11 Uhr: Pankreas, Milz
11–13 Uhr: Herz
13–15 Uhr: Dünndarm
15–17 Uhr: Blase
17–19 Uhr: Niere
19–21 Uhr: Kreislauf/ Beschützer des Herzens
21–23 Uhr: Dreifacher Erwärmer
23–01 Uhr: Galle

11.4 Fascien

Fascien ist ein anderer Ausdruck für die verschiedenen Bindegewebsschichten, die sich über den ganzen Körper erstrecken. Sie kommen in der Haut genauso vor wie um und in den Muskeln, auch um die Nerven sind sie vorhanden. Sie dienen als Verbindungsfasern sämtlicher Gewebe, einschließlich Nerven, Muskeln, Blutgefäßen und Organen. Innerviert werden sie durch myelinisierte und unmyelinisierte Nerven, auf die auch der Sympathicus und der Parasympathicus Einfluss ausüben und den allgemeinen Tonus steigern, bzw. senken.

Fascien bekommen nicht nur Informationen über das Regulationssystem, sie erhalten sie auch direkt über Nozizeptoren, Propriorezeptoren und Mechanorezeptoren, die in diesen Fascien eingelagert sind und reagieren auf diese Reize.

Die einzelnen Bindegewebsschichten sind mit Querfasern verbunden. Die Verschieblichkeit zwischen den Schichten ist von der Menge des Wassers und der Elektrolytversorgung, die das Wasser bindet und die Rezeptoren versorgt, abhängig.

Fascien beinhalten dicke Filamente von 7 bis 9 mm, die Aktin enthalten. [45] Dieses F-Aktin besteht aus zwei verdrehten Ketten aus globulärem G-Aktin und entspricht dem Aktin aus der quergestreiften Muskulatur. Es ist nicht parallel aufgebaut und wird über α-Actinin verbunden. Diese Stressfilamente können sich über Myosin II unter bestimmten Bedingungen zusammenziehen.

Dieses Zusammenziehen wird durch den Sympathicus über Adrenalin oder Noradrenalin oder über die neurogenen Entzündungen ausgelöst. In beiden Fällen werden die TGF-β 1 Fasern freigesetzt. Sobald eine Entzündung vorliegt, werden die Makrophagen und Monozyten in diesen Fasern aktiviert.

Diese TGF-β 1 Fasern aktivieren zudem die Myosin II-Filamente und sorgen für eine Kontraktion der Stressfilamente. [5, 43]

Durch den erhöhten Tonus mit Hilfe der Myosin II-Filamente, aktiviert von Adrenalin und Noradrenalin, kommt es neben einem erhöhten Muskeltonus durch die umgebenden Fascien auch zu einem Zusammendrücken der Muskeln. Aufgrund der damit verbundenen schlechteren Blutversorgung entsteht eine Minderdurchblutung des Muskels und des umliegenden Gewebes. Diese Durchblutungsstörung ist sehr gering und kurzzeitig nicht besonders schmerzhaft, kann jedoch als unangenehme Verspannung empfunden werden.

Liegt diese Minderdurchblutung jedoch über einen längeren Zeitraum vor, so kommt es zu einer dauerhaften Ernährungs- und Sauerstoffunterversorgung, die auch Schmerzen aussenden kann. Zudem ändert sich der Elektrolythaushalt an den Nozizeptoren.

Aufgrund dieser anhaltenden schlechten Versorgung der entsprechenden Muskeln und der damit einhergehenden Milieuveränderung im Bereich der Elektrolyte an den Zellen, entstehen bei Belastung schneller Krämpfe, Zuckungen und Schmerzen.

Sind die Muskeln schmerzhaft, wird selten eine Minderdurchblutung damit in Zusammenhang gebracht. Dies bedeutet jetzt allerdings nicht, dass jede Art von Muskelschmerz auf eine Minderdurchblutung zurückzuführen ist. Eine genaue Betrachtung der gesamten Tonussituation im Körper ist für eine Abklärung wichtig.

Klinische Beobachtungen zeigen, dass die Fascien in der Lage sind, die Muskeln von außen in Stränge zu formen, ohne dass der eigentliche Muskeltonus im Normotonus verändert ist und dass es trotzdem zu einem Spannungsgefühl kommen kann. Vorwiegend die autochthone Rückenmuskulatur und der M. trapezius zeigen bei Palpation solche Anzeichen auf.

Jedoch nicht nur die Durchblutung, auch der Lymphabfluss wird, neben dem erhöhten Histaminwert, durch den Sympathicus ebenso durch die erhöhte Fascienspannung gestört. Dementsprechend kann es zu Wassereinlagerungen kommen, die wiederum die Zellen zusammendrücken und eine Minderdurchblutung mit Mineralienverschiebung verstärken.

Neben der Minderdurchblutung haben im Tonus erhöhte Fascien auch die wichtige Aufgabe, das Gelenk zu stützen und die Funktion des Körpers aufrecht zu erhalten. Kommt es zu einer Verschiebung des Gelenkes und ist die Muskulatur in diesem Bereich nicht in der Lage, eine komplette Sicherung des Gelenkes zu gewährleisten, kann die Fascie eine Zwischenrolle einnehmen und sichern. Diese Befehlsfixation durch Erhöhung des Gewebetonus wird in der Regel so lange aufrechterhalten, bis eine Restitution des Gelenkes erfolgt ist. Ein reines Auftragen von

Elektrolytsalbe ist auf Dauer somit keine effektive Lösung, sondern nur eine Unterstützung der Therapie.

Was bedeutet das für die Therapie?

11.4.1 Was bedeutet das für die Therapie

Fascien spielen auch bei der SRP-Therapie® eine wichtige Rolle und dürfen nicht vernachlässigt werden, da nur durch eine entspannte Fascie gewährleistet ist, dass das Gewebe gut mit Nährstoffen versorgt wird.

So können wir mit Hilfe der Mechanorezeptoren innerhalb der Facien auf minimaler Druckebene viel mehr an positiven Reaktionen erwarten, als wenn wir so stark arbeiten, dass Nozizeptoren aktiviert werden und es zu einer Gegenspannung auch auf Seiten der Fascie kommt. Der Therapeut ist über die Fascien in der Lage, Einfluss auf den Sympathicus zu nehmen, einen Teil der negativen Reize auszuschalten, das Gewebe zu entspannen und mit Flüssigkeit zu füllen.

Dehnungen sollten jedoch mit Bedacht gewählt werden, da zum einen die Schmerzen den Sympathicus weiter nach oben treiben und zum anderen auch Gelenkverschiebungen begünstigen werden können. Da ein Nachlassen der Fascie in der Regel durch den hormonellen und reaktiven Kreislauf bestimmt wird, ist es wichtig, dem Körper eine Alternative zur Stabilisation des Gelenkes anzubieten, um die Behelfsfixation zu lösen. Wird die Muskulatur durch die Therapie wieder zu einer Alternative, sodass sie das Gelenk stabilisieren kann, besteht kein Grund mehr, die Fascie weiter in einem hohen Tonus zu halten. Ebenso kann eine falsche Dehnungsrichtung der Fascien ohne Berücksichtigung der Muskulatur zu einer Verschlechterung der Gelenksituation führen, da die Fascie in ihrem Tonus so hoch sein kann, dass sie eine Fehlstellung, insbesondere des Beckens und einzelner Wirbelkörper, begünstigt.

Kapitel 12

Vitamine, das sympathische Regulationssystem und die Nervenregeneration

Unser Körper braucht verschiedene Arten von Vitaminen. Jedes Vitamin hat dabei eine besondere Aufgabe, um den Körper widerstandsfähig zu machen, zu regenerieren und die Zellen gesund zu halten.

Unter Stress und vermehrter nervlicher Aktivität, Denken, Koordinationstraining entsteht bei einigen Vitaminen ein besonders hoher Bedarf.

Kommt es zu einem Vitaminmangel, entstehen Symptome, die oft nur körperlichen Ursachen zugeordnet werden.

Gerade in der SRP-Therapie® ist es für den Patienten wichtig, dass alle Aspekte von den Therapeuten berücksichtigt werden und damit auch die Vitamine Beachtung finden, da sonst eine effektive und anhaltende Therapie nicht immer möglich ist. Weiterhin ist zu bedenken, dass es häufig über einen individuellen Zeitraum zu einem Regenerationsdefizit kommen kann. Das bedeutet, im Idealfall kam der/die PatientIn mit der minimalen Mikronähstoffversorgung zurecht, da auch die Regeneration nur wenig dieser Stoffe verbraucht hat. Häufig werden die Personen jedoch schon mit einem Defizit an Mineralien und Vitaminen vorstellig.

Wenn jetzt mit Hilfe der Therapie die Regenerationsfähigkeit verbessert wird, entsteht ein vermehrter Bedarf an Vitaminen und Mineralien (s. Kapitel 13). Kann dieser nicht gedeckt werden, kommt es zu einem Regenerationsdefizit und zu leichten Nebenwirkungen der Therapie.

Die in diesem Bereich wichtigsten Vitamine werden in alphabetischer Reihenfolge gelistet. Um eine Überdosierung zu vermeiden und eine richtige Substitution zu ermöglichen, ist, wie oben schon erwähnt, eine Blutanalyse erforderlich. Zu beachten ist, dass in der Regel folgende Vitamine in der Leber gespeichert werden:

- Vitamin A - Retinol
- B_2 – Riboflavin
- B_6 – Pyridoxin
- B_{12} – Cobalamin
- C – Ascorbat
- Vitamin D – Cholecalciferol
- Niacin
- Biotin, Pantothensäure, Folsäure

12.1 Vitamin A

Das Vitamin A, auch bekannt als Retinol, ist lipidlöslich und wird in der Leber gespeichert. Aufgrund der Lipidlöslichkeit sollte es bei diesem Vitamin keine Überdosierung geben. [56, 45]

Als Provitamin (Vorstufe) kann es als Karotin aufgenommen werden, dabei ist das β-Karotin das ergiebigste Provitamin und wird u. a. in der Lunge, der Leber und im Darm zu Vitamin A gespalten. Allerdings kann es gerade bei hellhäutigen Europäern vorkommen, dass sie das β-Karotin nicht ausreichend oder sogar gar nicht spalten können, wodurch es zu einem Vitamin A Mangel kommen kann. Dabei sind besonders diejenigen stärker gefährdet, die tierische Produkte meiden.

Vitamin A unterstützt die Regeneration und Widerstandskraft der Magenschleimhaut, das ist ein wesentlicher Grund, weshalb Vitamin A für die Therapie interessant ist. Das ist deshalb bedeutend, da nur eine intakte Magenschleimhaut den für die allgemeine Regeneration wichtigen Intrinsic factor (IF) bildet (siehe B_{12}-Cobalamin) und in der Lage ist, Ghrelin zu produzieren.

Ein erhöhter Cortisolspiegel sorgt für eine Verminderung des Schutzes der Magenschleimhaut, wodurch sie verstärkt in Mitleidenschaft gezogen wird. Eine stabile Aufnahme von Vitamin A sollte deshalb gewährleistet sein, um die Stabilität der Magenschleimhaut zu gewährleisten. Ebenso kann ein Mangel an Vitamin A eine Reduktion der Fettverbrennung mit Gewichtszunahme begünstigen.

Vitamin A ist zudem für folgende Bereiche zuständig:

- Schwarz-Weiß-Sehen, da Vitamin A ein Bestandteil in den Stäbchen in der Retina ist
- Steuerung von Wachstum
- Entwicklung von Zellen
- Fettverbrennung
- Es sorgt für die Aufrechterhaltung des Immunsystems
- bei Männern sorgt es für eine gesunde Spermaproduktion.

Ein Mangel an Vitamin A führt daher zu:

- Nachtblindheit
- Epithelien werden trocken und verhornen

Für Patienten ist der Hinweis wichtig, welche Lebensmittel nennenswerte Mengen an Vitamin A enthalten. Das sind vor allem: Leberprodukte, Karotten, Lachs, Milch, Eier, Kürbis, Süßkartoffeln, Pfirsiche, grünes Gemüse (wie Spinat, Grünkohl).

Der Bedarf an Retinol-Äquivalenten liegt lt. Empfehlung der Deutschen Gesellschaft für Ernährung bei 0,8–1,1 mg pro Tag.

12.2 B-Komplex

12.2.1 B_1 – Thiamin

Thiamin wird in der Regel als die aktive Substanz aufgenommen und muss vor der Resorption und danach umgewandelt werden. Die eigentliche Bezeichnung ist Thiaminpyrophosphat, was bedeutet, dass nach der Resorption Phosphat benötigt wird, um die aktive Substanz wiederherzustellen. Thiamin hat zwei verschiedene elementare Aufgaben. [56, 45]

So dient es als ein Coenzym und synthetisiert aus Pyruvat und CoA-SH, Coenzym A-SH, unter Energiegewinnung das Acetyl-CoA, Acetylcoenzym

A. Dieses Acetyl-Co A ist äußerst wichtig im Stoffwechselbereich, da es den Citratzyklus in Gang setzt, durch den die Zelle den größten Teil ihrer Energie gewinnt. Fehlt nun Thiamin, sind sämtliche Zellen nicht in der Lage, ATP (Adenosintriphosphat)/Energie herzustellen.

Ebenso ist es bei einem weiteren, Energie liefernden Prozess als Cofaktor beteiligt. So ist Thiamin beim Glucoseabbau wichtig, der ebenfalls ATP generiert. Somit können bei Thiaminmangel zwei Energie liefernde Kreisläufe zum Erliegen kommen.

Ein Teilbereich im Glucoseabbauprozess wird benötigt, um in verschiedenen Geweben die Fructoseform Ribose herzustellen. Diese dient zum Aufbau von Nucleotiden, die dann die RNA oder DNA bilden. Die RNA ist die nichtoxidierte Variante der DNA, die in Teilen vorliegt, um Botschaften innerhalb der Zelle zu übertragen. Dazu dient Ribose als Grundbaustein für die Basen Guanin, Adenin, Thymin, Cytosin, sowohl Uracil anstatt Thymin in der RNA. Da alle 5 Basen der Nucleotide nachher den Primäraufbau der Nucleinsäuren bestimmen und mit dieser spezifischen Reihenfolge die Informationen speichern, ist Thiamin äußerst wichtig, um eine fehlerfreie Zellerneuerung und das Zellwachstum, durch Gewährleistung der Herstellung von Zellkernen und DNA, in Gang zu halten.

Thiaminmangel ist bei ausgeglichener Ernährung in der heutigen Gesellschaft nicht verbreitet. Bei Alkoholkranken, Lebererkrankungen, aber auch Schwangeren ist ein Thiaminmangel dagegen bekannt. Aufgrund seiner Eigenschaft als Coenzym im Glucoseabbau mit der Kombination der Tatsache, dass das Nervensystem vermehrt Kohlenhydrate als Energielieferant benötigt, wird deutlich, wie wichtig die Thiaminaufnahme für den Erhalt der Funktion des Nervensystems ist.

Ein Mangel kann verschiedene Auswirkungen haben. Dazu gehören u. a. Wadenkrämpfe, Muskellähmungen, Depression, Müdigkeit, Angstzustände, Reizbarkeit, Herz-Kreislaufprobleme und Schwierigkeiten im Gastrointestinaltrakt.

Vorkommen Ungemahlene Getreidesorten, Hülsenfrüchte, Leber, Herz, Niere, Gehirn, mageres Schweinefleisch. Zu beachten ist, dass langes Kochen das Vitamin zersetzt und es verloren geht.

12.2.2 B_2 – Riboflavin

Riboflavin ist der Grundbaustein für die Flavonoide. [56, 45] Nach einem Umbauprozess entsteht u. a. das bekannte Flavin-Adenin-Dinucleotid (FAD). Die Endprodukte von Riboflavin werden in verschiedenen Reaktionen als Wasserstoffüberträger benötigt. So entsteht im Citratzyklus mit Hilfe der freiwerdenden Energie ATP.

Flavoproteine sind in verschiedene Oxidationsprozesse eingebunden. Ein wichtiger Bereich ist dabei auch der Abbau der ungesättigten Fettsäuren im Energiebereich unter aeroben Bedingungen, siehe Niacin.

Vorkommen: Riboflavin kommt vorwiegend vor in: Milch, Leber, Nieren, Herzmuskel. Dazu ist es ausreichend in Gemüse, jedoch in Getreide vor der Keimung weniger vorhanden. Riboflavin ist UV-instabil.

Die Tagesdosis entspricht 1,5 mg und wird mit der Menge von 32,0 mg in der Leber gespeichert.

12.2.3 Pyridoxin

Pyridoxin liegt in verschiedenen Formen im Körper vor. [56, 45] In einer Form fungiert Pyrodoxin als wichtigstes Coenzym des Aminosäurestoffwechsel, wodurch sich der tägl. Bedarf auch nach der Proteinzufuhr richtet.

In anderen Bereichen fungiert Pyridoxin als Enzym. Dort ist es aufgrund seiner Eigenschaft sehr flexibel in seiner Wirkungsweise. Durch diese unterschiedlichen Wirkungsweisen innerhalb des Aminosäurestoffwechsels ist es bei ca. 100 unterschiedlichen enzymatischen Reaktionen beteiligt:

- Transaminierung: Austausch einer Aminogruppe
- Decarboxylierung: Synthese von Aminen (u. a. Histamin, Tyranin) und Neurotransmitter (z. B. Dopamin, Serotonin)
- Eliminierung: Bildung von z. B. Glycin, Quervernetzung von Kollagenfibrillen

Bei den Kreisläufen der Decaboxylierung sorgt es als Coenzym für den Umbau von Tyrosin in die wichtigsten Neurotransmitter Noradrenalin und Adrenalin, sowie Dopamin (Dopaminmangel liegt bei Parkinson vor).

Ebenso ist es ein Akteur in der Glycogenolyse (Glycogenabbau). Aber auch für den Tryptophanabbau ist es wichtig, ein Provitamin der Nicotinsäure. Dieses wiederum wird für Stoffwechselvorgänge im Energiebereich bei Muskelarbeit, wie Citratzyklus und Umbau von Brenztraubensäure in Milchsäure, benötigt. Auch werden diese Elektronenüberträger beim Kohlenhydratabbau benötigt, der ebenfalls bei Mangel von Pyrid zum Erliegen kommen würde. Des Weiteren wird es zur Resorption von Magnesium gebraucht, das sich im Körper anstelle von Calcium an Rezeptoren binden kann und es somit zu weniger Reizübertragungen kommt.

Bei Mangel kommt es zu Konzentrationsstörungen und Polyneuropathie, wodurch diese Krankheitsbilder, wie auch Schizophrenie, mit einer erhöhten Gabe von Pyridoxin behandelt werden.

Vorkommen: Hefe, Weizen, Mais, Fleisch, Leber

In der Leber wird das 4-fache der Tagesdosis von 1,8 mg Pyridoxin gespeichert. Der Vorrat ist somit deutlich schneller erschöpft als bei anderen Vitaminen.

12.2.4 B_{12} – Cobalamin

Das freie Cobalamin muss sich an den sogenannten Intrinsic factor (IF) binden, um im richtigen Darmbereich aufgenommen werden zu können. Der IF wird in intakten Magenzellen gebildet. Nach weiteren Umbauprozessen wird es in Methylcobalamin umgewandelt. [56, 45]

Cobalaminmangel kann durch eine mangelnde Resorption im Ileum, durch fehlende oder unterdurchschnittliche Sekretion des IF aufgrund von Erkrankungen der Magenschleimhaut, Schleimhautatrophie aufgrund eines erhöhten Cortisolspiegels, jedoch selten durch schlechte Ernährung hervorgerufen werden.

Zu beachten bei den Mangelerscheinungen ist, dass hämatologische Veränderungen später auftreten als Störungen des peripheren Nervensystems. Dabei kann es zu Polyneuropathien, Sensibilitätsstörungen, kommen.

Die Synthese der Phospholipide ist Cobalaminabhängig. Diese Phospholipide werden für den Membranaufbau und die Signaltransduktion im Bereich der Umsetzung von extrazellulären Signalen in intrazelluläre Stoffwechseländerungen und weitere Aktivitäten benötigt.

Anhaltender B_{12}-Mangel kann schlussendlich zu einer perniziösen oder megaloblastären makrozytären Anämie, Vergrößerung und Veränderung der Erythrozyten und damit einhergehender Sauerstoffmangel im Blut führen, bis hin zu einer Entmarkung des Rückenmarks.

Vorkommen: Fleisch, vor allem Innereien.

Cobalamin tritt vorwiegend im Pansen von Wiederkäuern auf, da dort mehr Bakterien für die Verdauung vorhanden sind als bei Nichtwiederkäuern, wodurch sich auch der Gehaltsunterschied in der Leber ableiten lässt, der ebenfalls bei Wiederkäuern höher liegt. Weshalb bei einem vollständigen Verzicht auf tierische Produkte (Veganismus) eine regelmäßige Kontrolle des B_{12}-Spiegels und eine B_{12}-Substitution unerlässlich ist.

Dieses Vitamin wird ebenfalls in der Leber gespeichert und reicht bei einem normalen Verbrauch von 0,002 mg/Tag bis zu 500 Tage. Ein Defizit an Vitamin B_{12} wird also erst nach einigen Jahren deutlich, da wir unweigerlich mit der Nahrung etwas aufnehmen.

12.2.5 Niacin, Nicotinsäure – NAD, NADP+

Niacin liegt im Körper als NADP+, Nicotinamid-adenin-dinucleotid-Phosphat oder NAD, Nucleinamid-adenin-dinucleotid vor. [56, 45]

Mit Hilfe seiner Eigenschaft als Wasserstoffüberträger innerhalb des Intermediärstoffwechsels ist es an verschiedenen Zyklen und Abläufen beteiligt und macht diese erst möglich, z. B. beim Citratzyklus.

Der Citratzyklus produziert nur NADPH und ist nicht in der Lage, dieses wieder in NADP+ umzuwandeln, was für die Wiederverwendung wichtig ist. Somit ist der Citratzyklus von anderen Abläufen wie z. B. der Fettsäuresynthese abhängig, wo NADPH als Protonendonator (Protonengeber H+-geber) dient. Sauerstoffmangel, auch hervorgerufen durch mangelnde Durchblutung, kann die Fettsäuresynthese unterbrechen, da diese nur unter aeroben Bedingungen stattfinden kann. Wodurch es als Folge zur Einschränkung des Umbaus von Glucose in Ribose kommt und damit die Zellteilung und Zellerneuerung auch auf dieser unteren Strukturebene gestört werden kann.

Dies ist ein wichtiger Aspekt, der gerade in den Muskelzellen und Geweben entscheidend ist, wo die Durchblutung aufgrund eines erhöhten Tonus eingeschränkt wird.

Nicht nur bei der Muskelenergieversorgung spielt Niacin eine Rolle, sondern auch in der Therapie und deren Schleifen als Entzündungshemmer und Protektor der Neurone. Bei Untersuchungen wurde gezeigt, dass Niacin einen positiven Einfluss auf GPR109A hat und damit die IL-1β und IL-6 Ausschüttung hemmen kann. Diese Untersuchungen wurden in Bezug auf Parkinson und ZNS durchgeführt, aber auch im Bereich des peripheren Nervensystems konnte anhand des Auges eine Verbesserung gezeigt werden. [20] Auch eine Mastitis bei Kühen konnte durch Niacin und Erhöhung des GPR109A gesenkt werden. [25] Wobei diese Nerven ebenfalls auf eine Verbesserung der neurogenen Entzündungen des peripheren Nervensystems hindeuten. Eine genauere Untersuchung in Bezug auf die sympathischen Nervenenden konnte nicht gefunden werden, liegt aber durch die Beobachtungen nahe.

Bei Mangel sorgt es für trockene Haut (Pellagra), Diarrhoe, evtl. Polyneuropathie, Demenz.

Vorkommen: Hefe, Leber, Kaffee, Geflügel, mageres Fleisch.

Der tägliche Bedarf liegt bei 17,0 mg. 120,0 mg werden in der Leber gespeichert, wobei dies aufgrund des hohen täglichen Bedarfs für eine Woche ausreichend ist.

12.2.6 Biotin, Folsäure, Pantothensäure

12.2.6.1 Biotin

Das Biotin ist ein Coenzym, das für die Carboxylase zuständig ist und dafür sorgt, dass das Acetyl-CoA zu Acetyl-CoA-Carboxylase umgebaut wird, wodurch es die Fettsäurebiosynthese starten kann. Ebenso ist es im Citratzyklus wichtig, da es dort für den Umbau von Pyruvat in Oxalacetat verantwortlich ist.

In der Regel gibt es keinen Mangel, da im Darm in der Regel genug Bakterien sind, die dieses Biotin synthetisieren. Zeichen von Biotinmangel sind Haarausfall und nervöse Störungen.

Vorkommen: Leber, Niere, Eigelb und Hefe.

Der Tagesbedarf liegt bei 0,1 mg und steht mit einer Menge von 1,4 mg in der Leber als Speicherorgan zur Verfügung.

12.2.6.2 Folsäure

Die Folsäure ist ein Coenzym, das bei der Übertragung von der C1-Gruppe benötigt wird. Gerade im Bereich der Biosynthese von Purinen und Pyrimidinen sind diese Coenzyme äußerst wichtig. Purine und Pyrimidin werden auch wieder im Bereich der Zellteilung und auch im Wachstum benötigt. Ein Mangel ist aufgrund der erhöhten Zellteilung im Knochenmark am ehesten im Blutbild zu sehen, erst danach kommt es zu Zellteilungsstörungen im kompletten Körper. Dabei sollte beachtet werden, dass die Störungen im Blutbild auch durch Cobalaminmangel hervorgerufen werden können.

Diese Störungen können auftreten, wenn über 6 Monate weniger als 5 µg pro Tag aufgenommen wird. Folsäure ist als Mangel in Deutschland anerkannt. Wichtig! Ein Überschuss an Folsäure, kann ein B_{12}-Mangel überdecken, wodurch Zellschädigungen begünstigt werden können.

Vorkommen: dunkelgrünes Blattgemüse, Avocados, Bohnen, Spargel, Leber, Nieren und Hefe.

In der Regel gilt 0,2–0,3 mg pro Tag. Die gespeicherten Reserven in der Leber liegen bei 20,0 mg und würden somit max. 10 Tage reichen.

12.2.6.3 Pantothensäure

Die aktive Form von Pantothensäure ist eher bekannt. Es ist das wichtige Coenzym A, das gerade beim Citratzyklus wichtig ist.

Weiter wird es im Bereich der Biosynthese von u. a. Ketonkörper und Cholesterin verwendet. Dazu wirkt es im Lipidstoffwechsel als Acetyl-CoA mit. Somit ist es ein wichtiger Partner im Intermediärstoffwechsel, aber auch im Bereich des Wachstums und der Zelldifferenzierung äußerst wichtig.

Diese Säure ist in den meisten Pflanzen und tierischen Lebensmitteln enthalten. Ein Mangel ist daher selten vorzufinden.

Der tägliche Bedarf liegt bei 7,0 mg. In der Leber befinden sich 90 mg.

In der Regel sind diese Vitamine ausreichend im Körper vorhanden, da sie einigen Lebensmitteln und Getränken zugesetzt werden.

12.3 Vitamin D

Legt man die Nomenklatur zu Grunde, so ist Vitamin D kein Vitamin, da es der Körper mit Hilfe der UV-B-Strahlung selbst synthetisieren kann. Die wichtigsten Vitamin D-Formen sind D_2 – Ergocalciferol und D_3 – Cholecalciferol.

Mit Hilfe der UV-B-Strahlung wird das Provitamin D_3 in Cholecalciferol umgewandelt und in der Leber dann in die nächste Form zu $25(OH)D_3$ umgebaut. Von der Leber wandert diese Stufe dann in die Nieren, wo es zum zweiten Mal zu $1{,}25(OH)_2D_3$, sprich Calcitriol hydroxyliert wird.

Die wichtigste Aufgabe ist die Regulation der Calciumkonzentration. Dabei wird vorrangig der Plasmacalciumspiegel erhöht, indem vermehrt Calcium aus dem Darm resorbiert und in den Nieren absorbiert wird, ein Teil dieses Calciums zudem aus dem Skelettsystem.

Da der Vitamin-Rezeptor-Komplex im Zellkern an die DNA gebunden wird, gibt es hier für das Vitamin die Möglichkeit, die Transkription verschiedener hormonempfindlicher Gene zu verändern und damit die Proteinsynthese zu beeinflussen, die sich gerade im Bereich des Muskelwachstums und der Regeneration, sowie der Koordination durch die positive Wirkung auf die Nervenzellen deutlich macht.

Ebenso reguliert es die Genexpression, die für die Neubildung und Differenzierung von Zellen innerhalb des Blutes, wie Makrophagen, Monozyten und Erythrozyten, verantwortlich ist. Weiterhin sind die Gene für die Differenzierung epidermaler Zellen verantwortlich, die auch als Schutzbarriere einen Einfluss auf das Immunsystem haben. Durch die Hemmung der Proliferation der T-Lymphozyten wird auch die Immunabwehr unterdrückt.

Folgende zusätzlichen Eigenschaften, die Vitamin D aufweist, werden bis dato noch erforscht, hier einige Auszüge:

- Nuklearmediziner warnten 2013 vor Vitamin D-Mangel, da sie durch den dunklen Winter viele Patienten mit Mangel behandeln mussten. Folgende Beschwerden waren dabei auffällig: Müdigkeit, verlangsamtes Denken, Depression, Muskelschwäche und -krämpfe, Schmerzen in den Knien und im Rücken, Schlafstörungen, Hautprobleme, erhöhte Anfälligkeit für Infekte und bakterielle Infektionen,

Knochenbrüche, Überfunktion der Nebenschilddrüsen, Osteoporose und schmerzhafte Knochenerweichung. [50]
- Vitamin D hat über den Einfluss auf die Proteinbiosynthese auch Aufgaben im Bereich der Muskulatur. So wurde von den koreanischen Forschern noch einmal bestätigt, dass Vitamin D mit der Muskelmasse in Zusammenhang steht. Auch im Bereich der Älteren gibt es positive Studien, die zeigen, dass Muskelverletzungen und Muskelregeneration positiv beeinflusst werden. [37, 14]
- In Frankreich wurden Beobachtungen gemacht, die darauf schließen, dass das Vitamin D_2 und Vitamin D_3 die Nervenregeneration maßgeblich unterstützen. [8]
- Lungenpatienten profitieren von Vitamin D Gaben, da Muskelmasse zunimmt, Koordinationsverbesserung sowie Gleichgewichtsverbesserung. [67]
- Die Entwicklung von Multipler Sklerose, die auch eine Muskelkrankheit ist, steht laut der finnischen Forscher in Zusammenhang mit Vitamin D Mangel. [46]

Der Mangel, der wissenschaftlich auch anerkannt ist, liegt vor allem daran, dass die meisten Menschen sich in Büros oder Räumen beim Arbeiten aufhalten, wenig an die Sonne gehen oder sich dann mit Sonnencreme gegen die „bösen" Strahlen schützen. Da Vitamin D, wenn genügend UV-B-Strahlen auf die Haut treffen, zum größten Teil selbst produziert wird, wird diese Produktion durch Sonnencreme mit UV-B-Filter oder langer Bekleidung eingeschränkt, was in der Regel durch unseren Alltag den Mangel vorprogrammiert. Ein Verzicht auf Sonnencreme sollte allerdings bei längerem Aufenthalt im Freien wegen der Gefahr von Hautkrebs nicht erfolgen.

In vielen Ländern wird entweder Vitamin D supplementiert, zum Teil schon bei der Produktion von Lebensmitteln zugesetzt, oder aber Lebertran und/oder fetthaltiger Fisch sind selbstverständlicher Bestandteil der Ernährung.

Tab. 4: Aufstellung des Vitamin D-Gehalts im Blut und dessen Bedeutung

25(OH)D in nmol/l	25(OH)D in ng/ml	Interpretation
<30	<12	Mangelhafte Versorgung mit einem erhöhten Risiko für Krankheiten wie Rachitis, Osteomalzie und Osteoporose.
30–<50	12–<20	Suboptimale Versorgung mit möglichen Folgen für die Knochengesundheit.
50–<75	20–<30	Ausreichende Versorgung in Bezug auf die Knochengesundheit.
75–<125	30–<50	Ausreichende Versorgung in Bezug auf die Knochengesundheit, ohne weiteren gesundheitlichen Zusatznutzen.
≥125	≥50	Mögliche Überversorgung, die für den Körper negative gesundheitliche Folgen haben kann, z. B. Hyperkalzämien, die zu Herzrhythmusstörungen oder Nierensteinen führen können.

Klassifikation nach dem US-amerikanischen Institute of Medicine (IoM) [3]

Wie in Tabelle 4 zu sehen, gibt es die Zahl 30 als Marker in beiden Spalten. Eine Aussage, die ohne Angabe der Einheit nur aus dem Wert 30 besteht, ist im Gespräch mit Patienten unbedingt zu vermeiden.

Eine Abklärung ist nur durch Vorlage des Blutbildes mit der angegebenen Einheit möglich.

Ein häufiges Problem bei der Substitution von Vitamin D_3 ist die Aufnahme im Körper. Nicht selten kommt es trotz Einnahme von Vitamin D_3 nur zu einer geringen Erhöhung des Spiegels. Die Ursache, weshalb Vitamin D_3 unterschiedlich aufgenommen wird, ist bisher nicht bekannt. Für eine bessere Aufnahme von Vitamin D_3 besteht die Möglichkeit mit K_2 zu unterstützen. Eine Studie, die von anderen gestützt wird, zeigt eine deutliche Verbesserung der Calcifizierung von Knochen. [31]

Patienten mit Sarkoidose dürfen aufgrund der Einlagerungen von Calcium keine Substitution durchführen.

Wie auch bei anderen Vitaminen ist hier der Bedarf von der Proteinbiosynthese abhängig, dies scheint nicht ganz so gravierend der Fall zu sein, wie bei anderen Vitaminen, sollte aber je nach Ausgangspunkt des Zustandes des Patienten und dessen Anforderungen an seine Nerven und Muskeln in Bezug auf den Grenzwert in Betracht gezogen werden.

12.4 Vitamin K_2 – Menachinon

Das Vitamin K_2 sorgt für eine bessere Aufnahme von Calcium und verhindert dadurch die Ablagerungen in den Blutgefäßen. Eine weitere Überprüfung dieser These läuft. [26]

Die gesamten Einflüsse von K_2 auf die Zellsysteme ist noch unklar. So zeigte eine weitere Studie einen positiven Effekt im Bereich der Behandlung von Brustkrebs. [48]

Jedoch ist bei K_2 einiges zu beachten und eine Einnahme sollte immer abgeklärt werden. Patienten, die Cumarin-basierte Blutgerinnungshemmer (z. B. Marcumar, Warfarin) nehmen und auf bestimmte Lebensmittel aufgrund des Vitamin K_2-Gehalts verzichten müssen, dürfen Vitamin K auch nicht substituieren.

Was bedeutet das für die Therapie?

12.5 Was bedeutet das für die Therapie?

Der Körper benötigt die B-Vitamine, um genügend Energie für den Körper bereitzustellen, aber auch, um die Nerven- und Zellschädigungen durch Regeneration aufzuhalten. Kommt es zu einem Mangel an diesen Vitaminen, zeigt sich eine Energieabnahme mit Leistungssenkung und Konzentrationsstörungen, Zuckungen der Muskulatur durch geschädigte Nerven.

Wichtig dabei ist: Vitamin B_{12} hat einen wichtigen Unterschied zu anderen Vitaminen, so kann es nur mit einer intakten Magenschleimhaut aufgenommen werden, die über das Vitamin A geregelt wird. Vitamin D ist ein wichtiges Vitamin, das für die Aufnahme von Calcium zuständig ist. Zur Bedeutung von Calcium siehe Kapitel 13.3 ab S. 194. Ein weiterer Funktionsbereich von Vitamin D ist ebenfalls die Proteinsynthese, wodurch es, wie bei den B-Vitaminen, bei Mangel zu Nervendegenerationen kommen kann.

Bei der Therapie kann sich der Bedarf an diesen Vitaminen verändern, womit es zu einem größeren Mangel und damit auch zu mehr Nebenwirkungen kommen kann.

Kapitel 13

Mineralien, die für eine Behandlung des Sympathicus nicht vernachlässigt werden dürfen

Neben den Vitaminen sind auch Mineralien ein wichtiger Bestandteil des Stoffwechsels und der Regeneration. Gerade im Bereich der Entzündungen und des verschobenen pH-Werts leisten sie Dienste, um den Stoffwechsel aufrecht zu erhalten.

Neben dem Stoffwechsel geht es auch um das zu behandelnde Gewebe, das sich unter Mangel von Elektrolyten häufig im Tonus erhöht, sodass ein Arbeiten an Muskeln, Sehnen und Bindegewebe erschwert wird. Zudem kann es zu Störungen der Reizweiterleitung kommen, wenn sich das Milieu verändert oder für die Synapsen nicht genügend Calcium zur Verfügung steht.

Unter den für die Therapie wichtigeren Mineralien versteht man:

- Natrium
- Zink
- Calcium

13.1 Natrium

Natrium ist nicht nur allgemein für den Körper eines der wichtigsten Mineralien, gleichsam ist ein ausgeglichener Natriumspiegel für unsere Therapie unumgänglich, vorausgesetzt, man möchte leicht und effektiv arbeiten.

Unter Stress kann sich der pH-Wert des Blutes verändern, da Natrium – chemisch gesehen – ein Alkalimetall ist und als Protonenakzeptor fungiert. Es ist in der Lage, den pH-Wert wieder anzuheben und auch über diese Seite den Stress im Körper abzubauen.

Auch kann Natrium aufgrund seiner Funktion als Weichmacher für die Muskeln angesehen werden, was bedeutet: Ist der Natriumspiegel zu niedrig, erhöht sich der Tonus der Muskulatur, was ein Arbeiten schwer und langwierig macht. Um dieses zu vermeiden und auch den Körper mit genügend Mineralien zu versorgen, die meistens durch die Ischämien an vielen Orten fehlen, sollte über eine zusätzliche Gabe von Natrium und, wenn möglich, weiteren Mineralien nachgedacht werden.

Bei Natrium geht es bezüglich einer zusätzlichen Gabe von Salz nicht darum, die Menge zu erhöhen, sondern um eine positive Beeinflussung durch eine orale Natriumchloridgabe, sodass der Natriumhaushalt von der Formatio reticularis und dem Hypothalamus neu überprüft wird, um eine reflexartige Lockerung des Gewebes zu erreichen.

Eine Fallstudie bei Sportlern nach einem Langdistanz-Triathlon hat gezeigt, dass eine orale Aufnahme aus einer Kombination aus Natriumchlorid und Natronlauge ausreicht, um den Sympathicus zu entlasten und die Muskulatur zu entspannen. [34]

Dabei kann die Registrierung über Nervi palatini im Gaumen erfolgen, aber auch über die Rezeptoren im Gaumenbereich, deshalb ist auch die Gabe und nicht die Menge entscheidend. Bezieht man die Genese bei der Wahrnehmung dieses wichtigen Minerals mit ein, so kann die Hypophyse in der Lage sein, aufgrund der direkten Verbindung zum Gaumen- und Nasenbereich, bei Aufnahme vom Natrium die Hypophysen-Nebennieren-Achse zu beeinflussen. [39]

Um den Körper zu entspannen, gibt es die Möglichkeit, Brühe, auch Instantbrühe, mit einer angenehmen Dosierung, das heißt nicht zu stark und mit einer angenehmen Temperatur, langsam genüsslich zu trinken, um einen langen Kontakt am Gaumen zu ermöglichen.

Als Alternative oder zusätzlich kann man auch Salzstangen zu sich nehmen. Dabei sollten sie allerdings eher gelutscht werden, um die nötigen Rezeptoren zu aktivieren und die Formatio reticularis damit ausreichend Zeit hat zu registrieren, dass Stoffe zur Regulation aufgenommen werden.

Eine andere Möglichkeit ist, dem Trinkwasser ein wenig Salz zuzusetzen. Die Dosierung ist jedoch sehr gering, ca.1 Prise auf 1,5 l Wasser, dies ist jedoch abhängig von Wetter und Schweißproduktion.

Dadurch, dass die Anspannung vom System ein Stück heruntergefahren wird, kommt es zu einer reflektorischen Tonussenkung und damit zu einer verbesserten Durchblutung der Muskulatur.

Der Effekt hält allerdings nur so lange an, wie der Natriumhaushalt über die Regulatoren aus dem Gleichgewicht gerutscht ist. Eine dauerhafte reine orale „Behandlung“ ist demnach nicht von Nöten, da die restlichen Ursachen durch das Natrium nicht behandelt werden.

Ebenso sollte man bedenken, dass nicht alle Patienten Probleme in diesem Bereich haben. Um eine vermehrte Salzaufnahme zu verhindern, ist eine Abklärung anzuraten.

Ein Hinweis auf solch eine Natriumdysbalance kann eine Tonuserhöhung komplett beider Beine sein, bis hin zu Krämpfen. Aber auch über Nachfragen können Hinweise der Patienten abgeklärt werden, so z. B.: Fühlt sich der Mund nach dem Trinken von Wasser oder Tee trocken an?

Ebenso kann Kaffee an einem Tag mal säurehaltig und unbekömmlich sein, am nächsten Tag wieder ganz normal schmecken, obwohl er gleich zubereitet worden ist.

Ein stärkerer Natriumverlust oder eine Hyponatriämie kann auch durch vermehrtes starkes Schwitzen und Aufnahme von Flüssigkeiten mit zu geringem Anteil an Mineralien (hypotone Lösungen) auftreten.

Inwieweit ein messbarer Natriummangel vorliegt, ist für einen Therapeuten schwer einzuschätzen, da die Salzaufnahme und der Verbrauch sehr individuell sind und mit einer subjektiven Einschätzung einhergehen.

Auch wenn das nicht in jedem Fall so sein muss, liegen Hinweise auf Natriummangel vor, sofern folgende Punkte zutreffen:

- Trockene Haut und im gesamten Tonus erhöhtes Gewebe
- Ungewohnter Bedarf an salzigen Speisen

- Beim Trinken, Gefühl des trockenen Halses
- Muskelkrämpfe
- Bewegungssteifheit, gerade morgens

Zwischeninformation: Ob eine erhöhte Natriumaufnahme für *dauerhaften* Bluthochdruck wirklich verantwortlich ist, scheint letztendlich nicht bewiesen, sondern nur eine Annahme zu sein. Genauso könnte der Gegenspieler, das Kalium, für einen erhöhten Blutdruck verantwortlich sein, wenn hier ein Mangel vorliegt. Eine Balance zwischen Natrium und Kalium ist somit für das Herz wichtig.

Dass aber zu viel Salz ungesund ist, scheint mittlerweile den meisten Menschen bewusst geworden zu sein. Die Empfehlung der DGE und der aktuellen Hypertonie-Leitlinie liegt bei 6 g Salz pro Tag. Da viele mittlerweile aus Angst vor Bluthochdruck zu wenig Salz aufnehmen, kann es deshalb zu Problemen führen, die sich gesundheitlich auf das Herz auswirken können. Eine Aufklärung über sinnvollen Salzeinsatz kann gut im Beratungsgespräch mit einfließen. Dabei sollte auch erwähnt werden, dass Natrium in Koch- und Meersalz im Verhältnis 1:2,5 enthalten ist. Sofern vor allem bei verarbeiteten Lebensmitteln nur der Natriumgehalt angegeben wird, muss das entsprechend umgerechnet werden (× 2,5).

Den meisten Lebensmitteln ist Salz zugesetzt, sei es Wurst, Brot oder Käse, von verarbeiteten Lebensmitteln ganz zu schweigen. Deshalb ist es wichtig, bei der Nahrungsaufnahme, bei der wir Einfluss auf die Menge an verbrauchtem Salz haben, diese so umzustellen, dass der Körper den größten Nutzen vom geringsten Salzgehalt bekommt. Das bedeutet:

- Das Wasser sollte beim Kochen kein bis wenig Salz enthalten.
- Möglichst direkt vor dem Essen salzen, da ansonsten der Salzgeschmack im Essen verschwindet und vom Körper nicht registriert werden kann und ein Nachsalzen erforderlich wird. Da die Inhaltsstoffe jedoch nicht verschwinden, nehmen wir durch ein zu frühes Salzen und dem benötigten Nachsalzen in der Menge zu viel Natrium und Chlorid auf.

13.2 Zink

Zink gehört zu den Übergangsmetallen, ist in der 12. Gruppe des Periodensystems der Elemente enthalten,zählt neben Eisen zu den wichtigsten essenziellen Spurenelementen und spielt in vielen Bereichen eine Schlüsselrolle. So sorgt es bei über Metalle aktivierbaren Enzymen für die dreidimensionale Struktur und damit für deren Funktionalität. Dabei handelt es sich um mehr als 300 Enzyme, bei denen Zink als Baubestandteil und Co-Faktor eine Rolle spielt.

Neben der strukturbildenden hat es auch eine katalysierende Funktion, d. h. es ist in der Lage, Membranen zu stabilisieren und gilt als Bestandteil genregulatorischer Transkriptionsfaktoren. Es bindet das Protein an die DNA und sorgt bei Bindung für die Speicherung von Insulin im Pankreas.

Eine wichtige Wirkungsweise ist neben der Zellregeneration, Nervenregeneration über die RNA Genexpression, die Rolle innerhalb des Immunsystems, bzw. der Entzündungen. Bei der darauffolgenden Reaktion im Bereich der Entzündungen wird u. a. Zink für die Produktion von Eisen-Lactoferrin benötigt und verbraucht. Es konnte festgestellt werden, dass Zink die Freisetzung der Cytokine IL-1α, IL-1β und IL-6 hemmt und damit die Entzündungkaskade des Systems unterbrechen kann. [17] Unbestritten ist, dass sich IL-1 an neurogenen Entzündungen beteiligt ist und damit gut von Zink eingedämmt werden kann.

Auch im Bereich der Knochenregeneration spielt Zink eine wichtige Rolle. So ist es in der Lage, die Osteoblasten anzuregen und die Osteoklastenaktivität zu senken, was evtl. zu einem erhöhten Verbrauch von Calcium führen könnte. [51] Studien belegen bei Zinkmangel auch eine Verschlechterung der Gehirnleistung und eine Erhöhung des Risikos von Herzkrankheiten. [9]

Da nur ein kleiner Teil von Zink im Blutplasma vorliegt und es bei einer Entzündung sowie Stress aufgrund der Akutphase-Antwort zu einem kurzzeitigen Absinken kommt, kann eine genaue Aussage, über einen Zinkmangel durch das Plasma nur bedingt erfolgen. Die empfohlene Aufnahmemenge von Zink liegt bei 10–15mg pro Tag.

Vorkommen: Zink liegt in verschiedenen Nahrungsmitteln vor, die Inhaltsangaben schwanken jedoch. Eine gezielte Zinkeinnahme ist laut verschiedenen Listen kalorienintensiv. Beachtet werden sollte auch, dass Weizen, Kaffee und Schwarzer Tee eine hemmende Wirkung auf die Zinkaufnahme ausüben.

Die maximale Dosis sollte 70 mg nicht überschreiten. Eine Toxis setzt bei 1 g Zink ein. Zink wird über den Darm ausgeschieden.

Was bedeutet das für die Therapie?

13.2.1 Was bedeutet das für die Therapie

Bei entstehenden Entzündungen an den Nervenenden werden dauerhaft Cytokine freigesetzt, die eine Zinkaufnahme zur Folge haben. Dieses verbrauchte Zink liegt nicht mehr im Plasma vor und kann bei Bedarf nicht mehr für Proteinsynthese und Regeneration der Nerven und der Knochen herangezogen werden. Es kommt zu Wachstumsstörungen und einem Regenerationsdefizit in allen Geweben. Aufgrund der Akutphase-Antwort ist der Verbrauch von Zink erhöht. Bei Zinkmangel können somit die neurogenen Entzündungen und die Aktivierung des Systems schlecht unterbrochen werden.

13.3 Calcium

Es ist leider sehr in Verruf gekommen, da viele Studien belegen, dass sich Calciumcarbonat gern in den Gefäßen absetzt und es dadurch zu Engpässen und Embolien kommen kann, wenn sich diese Thromben lösen. Wozu ist also Calcium wichtig, wenn es so schädlich ist?

Calcium ist ein Erdalkalimetall und ebenfalls, wie Natrium, ein Protonendonator. [22] Es ist also in der Lage, Säure zu neutralisieren, indem es zwei Protonen abgeben kann. Kommt es nun zu einer Veränderung des Säure-Basen-Haushaltes, also zu einer Azidose (z. B. durch Sport) kann Ca^{2+} zur Neutralisation herangezogen werden. Da es in den Knochen als hydratisiertes Calciumphosphat vorliegt und damit die Knochenstruktur stärkt, kann es aus diesem „Speicher“ zum Zwecke der Neutralisation verwendet werden. Ein saurer pH-Wert im Blut sorgt also für eine Entcalcifizierung des Knochens (Osteoporose).

Betrachtet man diese wichtige Aufgabe als Protonendonator und weitere wichtige Rollen (s. u.) des Calciums, ist ein Calciummangel im Blut eher selten, da es für den Körper äußerst wichtig ist und eher aus dem Knochen abgebaut wird, als ein Mangel zu riskieren. Dies stellt eine aussagekräftige Überprüfung mit einer Blutanalyse leicht in Frage.

Neben dem Knochenabbau kann Ca^{2+} auch über die Henle- Schleife in der Niere rückresorbiert werden, wodurch auch hier eine Erhöhung des Ca-Spiegels im Blut erfolgt.

Neben der Funktion, die Stabilität der Knochen und Zähne zu gewährleisten, spielt Calcium auch im Bereich der Muskulatur verschiedene Rollen. Im Bereich des Querbrückenzyklus hat Ca^{2+} zwei konträre Aufgaben, die über die Konzentration des Calciums geregelt sind.

Der Querbrückenzyklus ist der Kontraktionsvorgang, bei dem sich das Myosinköpfchen an das Aktin bindet und dadurch eine Kontraktion im Muskel durchführt. Ca^{2+} dient dazu, die Kontraktion zu regulieren und die Stärke anzupassen. Bei einer geringen Konzentration von Calcium sorgt es für einen relaxierten Muskel. In diesem Zustand ist das Regulatorprotein, das aus drei Untereinheiten von Troponin besteht, frei von Calcium. In diesem Zustand ist das TnI (Troponin I – 1. Troponinuntereinheit) an der Tropomyosindoppelhelix gebunden und belegt den Platz, wodurch das Myosinköpfchen gerade ist und nicht gebunden werden kann. Bei einer Erhöhung des Calciumspiegels bindet sich das Calcium an den Troponinkomplex TnC (Troponin C – 2. Troponinuntereinheit), wodurch es zu einer Veränderung von TnI kommt. Diese sorgt für eine Strukturveränderung des TNT (Troponin T – 3. Troponinuntereinheit). Diese Strukturveränderung schiebt den Doppelhelixstrang vom Tropomyosin in Längsrichtung des Aktins weg. Der Doppelhelixstrang wird gespannt und der Platz wird für das Myosinköpfchen frei, sodass es zu einer Bindung von Myosin und Aktin kommen kann, was zu einem Abknicken des Myosinköpfchens führt und eine Kontraktion am Muskel einsetzt. [56]

Damit sich der Querbrückenzyklus im Bereich der quergestreiften Muskulatur in Gang setzen kann, muss die Muskelzelle ein Aktionspotential erfahren. Kommt dieses an der Zellmembran an, wird durch chemische Prozesse IP3 (Inositolphosphat) gebildet, das sich dann an die Kanäle im sarkoplasmatischen (Sonderform des ER) oder endoplasmatischen Reticulum (ER) bindet und somit einen Ausstrom von dem darin gespeicherten Ca^{2+} in das Zytoplasma verursacht.

Durch das Ausströmen des Ca^{2+} in den Intrazellulärraum werden über CRAC (calcium release activated calcium channel) zusätzlich weitere Ca^{2+} Kanäle an der Zellmembran zum Extrazellulärraum geöffnet, sodass von außen zusätzlich Calcium einströmen kann. Der Einstrom von Calcium aus dem Extrazellulärraum ist bei der Skelettmuskulatur nachweisbar, aber minimal. Beim Herzen jedoch deutlich signifikanter, was die Bedeutung von genügend Calcium im Blut erklärt. Ohne Calcium ist eine ausreichende Kontraktion des Herzmuskels nicht möglich.

Um ein Aktionspotential (Wille) zu übertragen, das die Muskelzelle kontrahieren lässt, wird ebenfalls Ca^{2+} benötigt. So spielt es auch im Bereich der Synapsen und Dendriten eine große Rolle und hat Einfluss auf die Sinnesorgane, Muskeln und das Gedächtnis/Gehirn. Dabei werden zwischen zwei Membranen (Nervenzelle – Muskelzelle, Nervenzelle – Nervenzelle) im Bereich der Synapsen Aktionspotentiale mit Hilfe von Ca^{2+} an die nächste Membran weitergegeben. Im Gehirn kommt es bei der postsynaptischen Membran zur Ausschüttung von Glutamat, wodurch das Aktionspotential weitergegeben wird. Dazu schießt Calcium aus dem extrazellulären Raum in den präsynaptischen Bereich (Nervenendplatte) und sorgt für eine Ausschüttung von Transmittern, die im postsynaptischen Bereich für ein Aktionspotential sorgen. Wichtig ist, dass bei einer zu geringen Calciumkonzentration im extrazellulären Raum vor der Präsynaptischen Membran die Übertragung eines AP's nicht gegeben ist. Reize werden bei zu geringem Calciumspiegel nicht an die nächste Zelle weitergeleitet.

Wie im Kapitel über die Adrenozeptoren beschrieben, wird ein hoher Calciumplasmaspiegel benötigt, um die Kontraktionskraft der Bronchien und des Herzens zu gewährleisten, da diese Rezeptoraktivierung über den Sympathicus die Kontraktionskraft senkt. Gleichzeitig wird das Zwerchfell in seiner Spannung über den Sympathicus erhöht, sodass die Gefahr besteht, dass, zusammen mit dem niedrigen Calcium, eine eingeschränkte Atmung besteht.

Neben der Kontraktion der Muskulatur und Weitergabe der Aktionspotentiale aktiviert Calcium nach dem Ausstrom aus dem Reticulum zusammen mit Diazylglyzerol die Proteinkinase C. Die PKC hat neben anderen Aufgaben auch die Aufgabe Transkriptionsverfahren in der Zelle einzuleiten und damit die Zelle (Zytoskelett) auf äußere Einflüsse reagieren zu lassen. Innerhalb des Zellkerns kann es über wenige Wege die Transkription von Genen regulieren.

Hinzu kommt der Intermediärstoffwechsel, wo Calcium einen Teil der Regulation von Enzymen innehat und damit Einfluss auf den Glykogenabbau ausübt. Glykogen entspricht dem pflanzlichen Amylon. [44] Beides sind Vorstufen und werden in Glucose/Fructose verwandelt. Um die tierische Speicherform Glykogen abzubauen ist Calcium erforderlich. Ebenso greift es auf die Wachstumshormone zu und sorgt damit für Zellteilung, also Regeneration.

Weitere Ausschüttungen von Neurotransmittern und Hormonen (wie Histamin) kommen hinzu, wodurch die Gefäße erweitert werden. [56]

Im Bereich des Hirnstammes kann eine erhöhte Calciumkonzentration für eine Veränderung der Mitochondrien sorgen, die dann über eine Glutaminolyse statt über den ATP-Weg Energie gewinnen und damit Hirnstammzellen anregen, sich stärker zu vermehren. Die erhöhte Calciumkonzentration wird durch ein Gen und ein Protein erreicht, was die Membran der Mitochondrienstammzellen schließt. [42]

Beobachtung: Eine Gabe von Calcium alle 2 Tage nach einem Schlaganfall (8 Monate nach Ischämie) zeigte eine deutlich verbesserte Umsetzung von willkürlichen Bewegungen im Bereich der Feinmotorik und Grobmotorik und Gehirnleistung wie Sprechen und Denken. Dabei muss erwähnt werden, dass diese Beobachtung auch zeigte, dass massiv geschädigte Bereiche innerhalb von zwei Wochen (Gabe) keine deutliche Verbesserung zeigten. Der Patient stand bei der Gabe die ganze Zeit unter kardiologischer Kontrolle. Da die Gefahr von Ablagerungen in den Gefäßen besteht, ist nur eine kombinierte Gabe mit Vitamin D3 und Vitamin K_2 zu empfehlen.

13.4 Substitution

Zur Substitution gibt es viele Aspekte und ob diese gesund und wann sinnvoll ist, wird immer noch diskutiert. Es gibt ein paar Fakten, die man bedenken sollte, die für oder gegen eine Substitution sprechen.

Immer wieder gibt es Untersuchungen, die belegen, dass allein durch den Genuss von frischem Obst und Gemüse der Bedarf an Nährstoffen, der von der DGE (Deutsche Gesellschaft für Ernährung e. V.) empfohlen wird, nicht gedeckt werden kann.

In einigen Ländern werden verschiedentlich diverse Vitamine zugesetzt, um einen Mangel zu vermeiden. Ob das eine richtige Entscheidung ist, wird sich evtl. erst in vielen Jahren zeigen. Eine Be- oder Verurteilung ist jedoch gleichermaßen nicht ratsam. Da Analysen aber oft von Firmen erstellt werden, die ihrerseits Nahrungsergänzungsmittel verkaufen wollen, sollte solchen Tests mit Vorsicht begegnet werden.

Eine individuelle Entscheidung, ob eine Substitution indiziert ist oder nicht, ist in jedem Fall ratsam. Denn es gibt Patienten, die eine zusätzliche Zufuhr benötigen, obwohl sie eigentlich ausreichend Gemüse, Obst und tierische Proteine essen. Und es gibt Personen, die dies nicht benötigen, da sich kein Mangel einstellt.

Alleine schon der Vergleich verschiedener Personen im Alltag zeigt auf, dass diese Frage nicht einfach zu klären ist, wer unter eine gefährdete Personengruppe fällt. Beiden Lagern gemeinsam ist, dass Stress dem Körper schadet und Raubbau betreiben mag. Dieser Raubbau am Körper und dessen Reserven sollte ausgeglichen werden. Wenn dies durch die normale Ernährung nicht gewährleistet werden kann, weil selbst bei ausreichender Zufuhr von Vitaminen und Mineralien es zu einer Unterversorgung kommt, ist eine Substitution unumgänglich.

Die Notwendigkeit einer Substitution kann sicher zusätzlich mit einer Vollblutanalyse begründet werden. Aber auch dann, wenn ein eindeutiger Befund der Vollblutanalyse vorliegt, der eine Substitution rechtfertigt, sollte eine klare Warnung und Absprache mit dem Patienten, die Substitution nicht zu übertreiben und ihn etwas über Sinn und Unsinn aufzuklären, in Betracht gezogen werden.

Ein Argument für die Substitution ist, dass es sich bei diesen Menschen oft um Patienten handelt, die aufgrund des Unterschiedes zwischen Bedarf und Verbrauch eine große Diskrepanz haben. Bei der Substitution geht es in erster Linie um eine Substitutionskur von 2 bis max. 4 Wochen, um die Therapie zu unterstützen. Es sollte dem Patienten bewusst werden, dass es sich hierbei nicht um eine kontinuierliche Substitution handelt. Auch sollte daraufhin hingewiesen werden, sofern sich der Gesundheitszustand verschlechtert, die Substitution unverzüglich **abzusetzen.**

KrebspatientInnen und anderen PatientInnen, bei denen es um ein Absterben der Zellen geht, sollten mit einer zusätzlichen Vitamingabe vorsichtig sein, da es bei den Vitaminen um Zellerhalt, Regeneration und Zellteilung geht. Vor diesem Hintergrund ist eine zusätzliche Vitamingabe äußerst kritisch und eher im Bereich Kontraindikation zu verorten.

Bei neurologischen Störungen, Gangunsicherheiten, Traumata können dagegen Gaben von Zink, Proteinen und Calcium (alle 2 Tage), sowie Vitamin D eine gute Basis für eine Therapie sein.

Kapitel 14

Regeneration

Die Regeneration ist ein wichtiger Aspekt unseres Körpers, um alte Zellen und schadhaftes Gewebe zu ersetzen und neu zu bauen. abei unterliegt die gesamte Regeneration bestimmten Bedingungen und Regelkreisläufen, die jedoch durch die stereotypische Stressantwort unterbrochen werden können.

Darüber hinaus unterstützt die hinzukommende Durchblutungsstörung des Gewebes, aufgrund des erhöhten Muskel-Fascientonus, die Missstände der Unterversorgung des Gewebes. Neben der Regeneration sind die alltäglichen Anforderungen, wie die Weitergabe von Reizen, ein wichtiger Punkt im Körper. Kommt es zu einem Mangel an verschiedenen Vitaminen und Mineralien, so ist die Regeneration, aber auch der Alltag gefährdet. Gerade neurologische Patienten zeigen, wie wichtig ein gesunder Spiegel von diesen Stoffen ist. So kann es bei Mangel zu Koordinationsstörungen, Spastiken und Konzentrationsstörungen kommen.

14.1 Die Rolle von Somatotropin und Somatostatin

Drei Strukturen sind besonders betroffen: die Sehnen, die Knochen und die Nerven. Wie oben schon beschrieben, hindert das ausgeschüttete Somatotropin die Knochen daran, weiter Calcium einzulagern, es kommt sogar zu einem Abbau, der sogenannte Überlastungsbrüche oder Frakturen mit geringem Krafteinfluss begünstigt.

Dazu kommt die fehlende Regeneration der Kollagenfasern aufgrund reduzierter Proteinbiosynthese. Über Adrenalin und Somatostatin entsteht ein großes Defizit der Regeneration, da sie die Hemmung der Ausschüttung von Insulin und dem insulinähnlichen Wachstumshormon (IGF) veranlassen. So verändert sich die Struktur der Sehnen bei Mangel an IGF und kann durch Senkung des Adrenalins, Noradrenalinspiegels durch Steigerung des IGF wieder verbessert werden. [12, 59]

Wird dieses gehemmt, sinkt die Möglichkeit der Regenration und der Verschleiß der Sehne im Alltag kann nur mangelhaft korrigiert werden, wodurch Teil- und Vollrupturen im Bereich des Möglichen liegen.

14.2 Pause und Regeneration

Pause und Regeneration werden oft als Synonyme verwendet. Allerdings ist zu beachten, dass bei einer Pause nicht zwangsläufig das volle Regenerationspotential ausgeschöpft wird und nicht jede Pause, die geistig als Pause angesehen wird, für den Körper keine Pause darstellt.

Bei einer Herzfrequenz-Variabilitätsmessung wird die Senkung des Sympathicus und die Steigerung des Parasympathicus gemessen. Steigt der Parasympathicus an, kann man davon ausgehen, dass der Körper in der Lage ist, eine Regeneration durchzuführen. Bleibt jedoch der Parasympathicus unten, kann eine Regeneration nur schwer ausgeführt werden.

Kurz gesagt, eine Pause muss ohne Stress erfolgen, sodass auch Somatotropin ausgeschüttet werden kann. Begünstigt wird die Regeneration bei 8 Stunden Schlaf.

Die Dauer der Regeneration überrascht viele Patienten, da sie den jahrelangen Abbauprozess, der unterschwellig stattfand, nicht bewusst mitbekommen haben. Ebenso kann durch die Therapie und damit durch die Umstellung auf Regeneration zuerst ein Defizit der Baustoffe entstehen. Ein komplettes Auffüllen der benötigten Speicher, auf die in stressigen Situationen zurückgegriffen wird, dauert je nach Bedarf der Regeneration auch mal 1–2 Jahre, ohne weiteren extremen Stress. Solange Stress auf den Körper einströmt, werden von den eigentlichen Materialien, die für die Regeneration und Speicherauffüllung gedacht sind, einige ab- und für den direkten Verbrauch herangezogen, sodass eine Reparatur der „alten Baustellen" nur schleppend vorankommt.

Danach sind der Körper und die Nerven in der Lage, größere Stresssituationen wieder vollständig zu kompensieren.

In dieser Zeit ist es wichtig, die benötigten Materialien in ausreichendem, aber nicht im Übermaß zur Verfügung zu stellen. Dazu gehören gesunde Fette, wie auch Proteine und langkettige Kohlenhydrate.

Kapitel 15

Vertiefung der Auswirkungen des sympathischen Nervensystems auf den Thalamus und Hypothalamus

Neben der Formatio reticularis ist auch der Thalamus ein Verarbeiter und Regulierer vieler Informationen und steht mit den meisten Teilen des zentralen Nervensystems über afferente und efferente Bahnen in Verbindung. Auch die Emotionen werden beeinflusst. Wachheitszustand und weitere weiche Symptome können hier ihren Anfang finden.

15.1 Aufbau

Der Thalamus befindet sich im Mittelhirn und legt sich in Bündel um den dritten Ventrikel herum, wobei die linke und die rechte Hälfte des Thalamus mit der Adhaesio interthalamica, die durch den dritten Ventrikel geht, verbunden ist. Diese Lage gibt ihm die Möglichkeit, seine Aufgaben, u. a. Regulation des pH-Werts (Soll-Ist-Wert), zu erfüllen.

Nach caudal-posterior bildet er drei kugelartige Auswölbungen, die Pulvinar, Corpus geniculatum mediale und laterale. Im vorderen Bereich bildet er ein Tuberculum anterius thalamicum aus. An den Seiten ist er

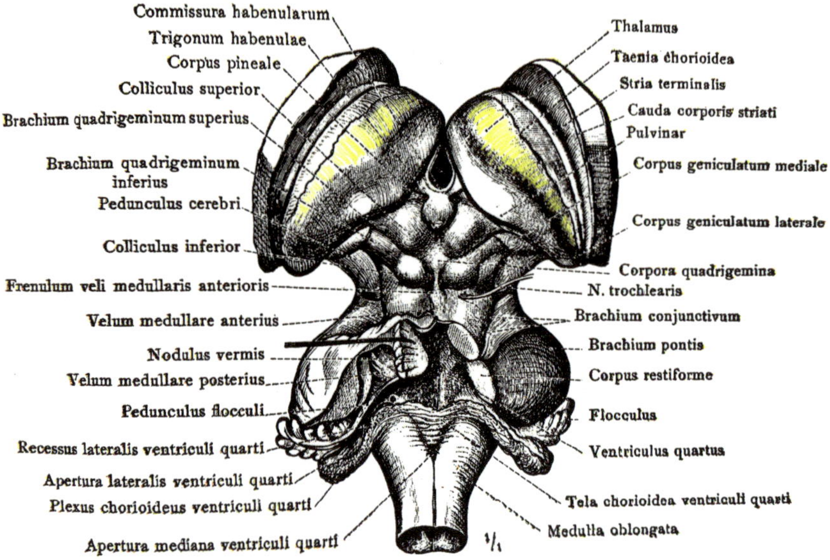

Abb. 45: In gelb hervorgehobener Thalamus. Aus: [62, Fig. 1145]

von innen nach außen zuerst von einer Lamina medullaris externa und dann vom lang gezogenen Nucleus reticularis umgeben, der weitere wichtige regulatorische Aufgaben erfüllt.

Der eigentliche Thalamus gliedert sich in verschiedene Kerne. Im anterioren Bereich des Thalamus schließt sich nach caudal der Sulcus hypothalamicus an. Dem folgt Richtung Hypophyse der Hypothalamus. Dieser besteht ebenfalls aus verschiedenen Kernen, die eingehende Daten verarbeiten und bewerten.

15.2 Aufgaben

15.2.1 Überblick

Thalamus und Hypothalamus verarbeiten die von außen und die ebenso von innen gemeldeten Informationen über das endokrine, vegetative und vor allem das somatosensorische System und organisieren die Regulation der Homöostase sowie das Verhalten, das für den Erhalt des Körpers von Bedeutung ist. [56, 45]

15.2.2 Nucleus reticularis

Er ist die Fortsetzung des ARAS (aszendierendes reticuläres aktivierendes System) der Formatio reticularis.

Da er zu fast allen Bereichen des Thalamus Kontakt hat, ist er in der Lage, entweder einzelne Kerne oder den gesamten Thalamus zu aktivieren und dadurch den Wachheitszustand des Cortex zu beeinflussen. Aufgrund der Fähigkeit, einzelne Kerne des Thalamus zu aktivieren, sorgt er für eine selektive Aufmerksamkeitsfunktion, die zusätzlich über den präfrontalen Cortex und dem anterioren Gyrus cinguli gesteuert werden kann.

Um das Erregungsniveau nicht zu überlasten, wird mit Hilfe des Neocortex über das Striatum, Pallidum, Gyrus cinguli und schlussendlich über die Substantia nigra der Nucleus reticularis rückwirkend gehemmt,bzw. gesteuert. Dabei benutzen die zuständigen Fasern vom Neocortex zum Striatum für ihre synaptische Übertragung den Stoff Glutamat.

Über die Verbindungen ist der ventrale und reticuläre Thalamus in der Lage, aufgrund seiner Hemmung ebenso eine Hemmung des präfrontalen Cortex hervorzurufen.

Der Thalamus und das Striatum sind nicht in der Lage, die eingehenden Informationen zu beurteilen und zu entscheiden, ob eine Hemmung oder eine Verstärkung des Erregungsniveaus sinnvoller ist. Dies geschieht über Umwege durch den präfrontalen Cortex, der erst weitere Informationen aus z. B. dem limbischen System, der aktuellen Situation der Umwelt verarbeitet und daraufhin die angemessene Reaktion an den Thalamus und das Striatum, sowie dem Locus coeruleus weiterleitet.

Was bedeutet das für die Therapie?

15.2.3 Was bedeutet das für die Therapie

Der Wachheitszustand, der Erregungsgrad des Cortex, hängt von unserer Einstellung, unserem Empfinden, Emotionen und der aktuellen Situation ab, in der wir uns befinden. Je positiver oder gefährlicher wir eine Situation einschätzen, desto höher ist die Erregungsaktivität. Allerdings liegt die optimale Leistung bei nur mittlerer Erregungsaktivität vor, sodass eine zu starke Erregung durch Stress und Druck die geistigen Leistungen senkt. Um für den

Körper wieder auf ein optimales Arbeitsniveau zu kommen, muss innerhalb der Therapiesitzung eine körperliche, aber auch geistige Entspannung erzielt werden. Dies ist die oberste Priorität.

15.3 Nucleus ventrolateralis

Dieser Kern gehört zu den motorischen Kernen des Thalamus. Er nimmt die Daten und Berechnungen der auszuführenden Bewegung vom Nucleus dentatus aus dem Kleinhirn entgegen, um sie dem Motocortex für die Umsetzung zur Verfügung zu stellen.

Er ist die letzte Umschaltstation, bevor über den Motocortex Anweisungen, z. B. Arm hochheben, ausgesendet werden.

15.4 Hypothalamus

Der Hypothalamus hat eine Reihe von verschiedenen regulierenden Aufgaben. Um diese Aufgaben zu erfüllen, bezieht er Informationen aus dem Cortex, dem limbischen System, dem retikulären ascendierenden System, dem Rückenmark, dem Locus coeruleus und dem darüber liegenden Thalamus. Aber in erster Linie ist er ein Datenverarbeiter.

Einige der eingehenden und zu verarbeitenden Informationen im medialen Hypothalamus dienen zur Aufrechterhaltung des inneren Milieus. Das bedeutet, der Hypothalamus besitzt Neurone, die mit den zirkumventrikulären Kernen des 3. Ventrikels verbunden sind.

So kann er mit verschiedenen Rezeptoren folgende Regelungen verarbeiten:

- Mit Hilfe der Osmorezeptoren kontrolliert er die Natriumkonzentration.
- Warmneurone helfen ihm, die Temperatur im Optimum zu halten.
- Mit Hilfe der Peptidsignale, wie z. B. Insulin und Leptin, ist der Hypothalamus im Nucleus arcuatus in der Lage, die anabolen und katabolen Stoffwechselprozesse zu kontrollieren. Die Unterbrechung der Signalkette von Leptin und Insulin, α-MSH $\rightarrow$ Mc4R sorgt

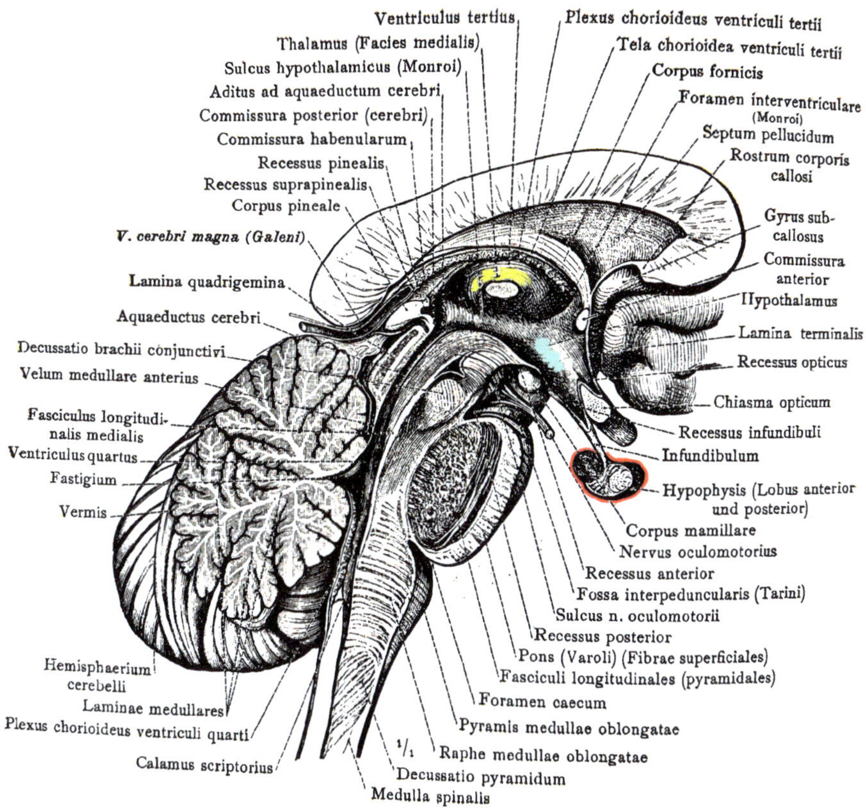

Abb. 46: Mediansagittal Schnitt durch Mittelhirn, Rautenhirn und Zwischenhirn. Mit gelb hervorgehoben der Bereich des Thalamus, türkis der Bereich des HypothalamusHypothalamus und rot die Hypophyse. Aus: [62, Fig. 1142]

dafür, dass die katabolen Stoffwechselprozesse abnehmen und die anabolen Prozesse (Aufbau von Fettgewebe) erhöht werden.

- Ebenso ist er in der Lage, den endokrinen Bereich und mit weiteren Rezeptoren den pH-Wert und weitere Parameter des Blutes zu kontrollieren.

  Diese Messungen werden im medialen Anteil des Hypothalamus verarbeitet. Ein großer Verarbeiter für diese Daten ist der Nucleus paraventricularis. Die Aufrechterhaltung bestimmter Werte ist für den Organismus lebensnotwendig, da viele Prozesse nur in einem bestimmten pH-Wert und Temperaturbereich, aber auch in einem passenden Elektrolytgleichgewicht ablaufen können. Diesen

Bereich nennt man Optimum. Verlässt der Körper dieses Optimum, kommt es zu Einschränkungen von Funktionen, wie z. B. bei der Verdauung, aber auch allgemeine Zellfunktionen können bis hin zum kompletten Stoffwechselstillstand auf allen Ebenen betroffen sein.

- Im lateralen Hypothalamus werden vorwiegend die Daten vom limbischen System, dem Mesencephalon und dem Thalamus verarbeitet. Die Daten von der Körperoberfläche und aus dem Inneren sind in erster Linie sensorischer Natur. Allerdings gibt es nicht nur afferente Fasern aus diesen drei genannten Systemen, auch weitere Informationseingänge über multisynaptische Fasern sind bekannt. Die efferenten Fasern ziehen vom Hypothalamus über die Formatio reticularis, sprich auch über den Locus coeruleus im Hirnstamm ins Rückenmark und dort zu den vegetativen und somatischen Kerngebieten in den entsprechenden Laminaschichten des Rückenmarks.

Die Regulation und Antwort auf die eingegangenen Reize werden mit Hilfe von Polypeptiden über den Blutkreislauf zur Hypophyse weitergegeben. Dort werden dann weitere Hormone für die benötigte Antwort synthetisiert.

Nicht nur die enge Verbindung zwischen Hypo-, Thalamus und Hypophyse ist bei der Reizverarbeitung und der Regulation zu beachten, auch die engen Verbindungen zur Amygdala und zum Sympathicus müssen immer wieder betont werden. Hier sei auch erwähnt, dass der Hypothalamus in der Lage ist, den sympathischen Neurotransmitter Adrenalin ausschütten zu lassen.

Im Bereich der Schmerzverarbeitung spielt der Hypothalamus mit dem Rückenmark zusammen eine zentrale Rolle. So wird u. a. die Empfindlichkeit, Schmerzschwelle und die Schwelle der Reizweiterleitung kontrolliert und angepasst.

15.4.1 Emotionen

Der Hypothalamus verändert in bestimmten Regionen bei verschiedenen Emotionen ebenso seine Aktivität, wie die dafür zuständigen informationsverarbeitenden Gebiete, der somatosensorischen Cortex, der orbitofrontale Cortex, der Bereich der Amygdala und deren subkortikalen Strukturen, sowie dem Gyrus cinguli anterior und posterior. Die somatomotorischen Reaktionen und die damit einhergehenden vegetativen Anpassungsreaktionen, z. B. Mimik, Verdauungsanpassung werden vom Hypothalamus unter anderem mit Hilfe des Sympathicus über die Locus coeruleus (LC)-Amygdala-Schleife gesteuert und reguliert.

Da die Emotionen auch eigenständig, alleine durch die Vorstellungskraft, hervorgerufen werden können, ist eine positive Beeinflussung auch über die Therapie möglich und eine Reduzierung der Gehirnaktivitäten in den Bereichen zu erreichen.

Dabei spielt die Amygdala eine durchaus wichtige Rolle, da sie für die Reaktionen bei Furcht und Angst zuständig ist. Durch die Verarbeitung der Emotionen und der damit einhergehenden Veränderung der Aktivität des Hypothalamus scheint auch eine Beeinträchtigung und Beeinflussung der Beurteilung der eingehenden Informationen aus den zirkumventrikulären Organen zu kommen. Eine Studie zeigt, dass der Anstieg von IL-6 im Liquor eine Verschlechterung der Stimmung zur Folge hat. Die Forscher ziehen auch hier die Schlussfolgerung, dass es einen Zusammenhang mit myelomonozytären Entzündungen und der Stimmungslage gibt. [15]

Emotionen werden zwar in Basisemotionen und sekundäre Emotionen unterteilt, die nur wenige Stunden bis Tage andauern. Halten sie jedoch länger an, können diese Emotionen auch zu Hintergrundemotionen werden, die man im Allgemeinen als Stimmungen bezeichnet. Sind diese Hintergrundemotionen unterschwellig einen längeren Zeitraum im Körper vorhanden, können sie eine Grundtendenz darstellen, nach denen der Körper mit seinen physiologischen Reaktionen handelt.

Emotionen und Stimmungen verfügen über afferente neuronale, hormonelle und humorale Rückkopplungen, wie oben schon erwähnt. Da die regulierenden Bereiche Formatio reticularis, Locus coeruleus, Thalamus diese Rückmeldung der Stimmung für die Regulation der hormonellen Antwort, des Tonus, der muskulären Reaktionen benötigen, ist hier ein Baustein des circulus vitiosus erklärt und zeigt auf, dass eine positive Stimmungsbeeinflussung für die Therapie unabdingbar ist.

15.4.2 Atmung und kardiovaskuläres System

Die Steuerung dieser beiden Systeme erfolgt in erster Linie über die Medulla oblongata, somit über die Formatio reticularis. Doch dieses System, so auch der CO_2-Wert, wird mit Hilfe des Hirnstamms, LC, und des Hypothalamus zusätzlich kontrolliert. Dafür ist die Medulla mit dem Hypothalamus zum einen direkt mit den präganglionären Neuronen des Hypothalamus verbunden und zum anderen indirekt über das medulläre Kreislaufzentrum.

Eine Anpassung und eine Kontrolle beider Systeme erfolgt bei allen komplexeren vegetativen Funktionen, wie auch bei Stress, über den Hirnstamm.

So erklärt es sich, dass es unkontrolliert zu Hyperventilationen oder zu einer hektischen Atmung kommen kann, die mit der regulären Situation des Betroffenen nicht übereinstimmt.

15.5 Endokriner Bereich

Nach der Verarbeitung der Informationen im Hypothalamus sendet dieser die Antworten und Reaktionen des Körpers auf diese Informationen neben dem Hirnstamm auch zur Hypophyse weiter.

Der dem ZNS gehörige Teil kümmert sich als Drüse um die entsprechende hormonelle Antwort, wie z. B. die Cortisolausschüttung unter Stress.

Wie Kölliker 1884 schrieb, entstand die Hypophyse aus zwei Teilen. Dem Teil, der dem zentralen Nervensystem zugeordnet wird und einem zweiten größeren Teil. Dieser entwickelte sich aus dem Ektoderm, das die primitive Mundhöhle formte. Die Rachenhaut bildete zu Beginn erst den Nasenbereich, bevor sich der Gaumen dazwischenschob und die primitive Mundhöhle in drei Teile teilte. Somit liegt die Vermutung nahe, dass auch über die Gaumen- und Nasenrezeptoren wichtige Daten direkt in die Hypophyse gelangen und damit für eine Regulationsantwort sorgen (s. Natrium Kapitel 13.1 ab S. 190). [39]

Nicht nur über die Hypophyse, auch über das glandotrope System mit den α- und β-Rezeptoren ist der Hypothalamus auf direktem Weg in der

Lage, auf das hormonelle System und damit auf die Produktion oder Hemmung der Ausschüttung Einfluss zu nehmen.

Das neuroendokrine System ist also auch mit dem Hypothalamus eng verbunden, wodurch es Einfluss auf verschiedene Ereignisse und Reaktionen auf die Emotionen hat. Betroffene Organe, die im endokrinen Bereich über Stress und den Hypothalamus beeinträchtigt werden, sind:

- Nebenniere
- Schilddrüse
- Hoden
- Ovarien
- Leber
- Knochenwachstum
- Muskel-, Sehnenregeneration

In der Regel kommt es zu einer Rückkopplung, sodass bei Erreichen der Parameter, aber auch indirekt über die Transmitter, eine Hemmung des Hypothalamus und der Hypophyse eingeleitet wird.

Um Daten zu übermitteln, werden im endokrinen Bereich verschiedene Substanzen ausgeschüttet. Zu denen gehören die biogenen Amine wie ACTH und Histamin, sowie die Katecholamine Adrenalin und Noradrenalin. Ebenso vertreten sind bei den Substanzen die Neuropeptide, wie Substanz P, TSH oder CGRP. Vertreten sind dazu weitere Hormone wie ADH und gasförmige Transmitter wie Stickstoff.

Bei der Regulation sämtlicher ausgelöster Vorgänge sind die folgenden Hormone, die vom hypothalamisch-hypophysären Nebennierenrindensystem ausgeschüttet werden und in Bezug zur SRP-Therapie® stehen, von Bedeutung. Da Adrenalin und Noradrenalin vorwiegend über die Sympathicusregulation laufen, finden sie dort Erwähnung (s. Kap. 6 ab S. 57). [56, 45]

15.6 Hormone und Botenstoffe in Bezug auf Hypothalamus und Sympathicus

Hormone sind Botenstoffe, ohne die die Übertragung von Aktionspotentialen und somit die Kommunikation zwischen den Zellen nicht möglich wäre. Sie können einmal in Drüsen synthetisiert werden, aber auch direkt im Gewebe. Dadurch werden glanduläre Hormone (in Drüsen synthetisierte) und aglanduläre Hormone (nicht in Drüsen synthetisierte) unterschieden. Zu beachten bei der Therapie ist die Tatsache, dass Neuropeptide langsam auf die Synapsen einwirken, wodurch der Kreislauf auch nur langsam unterbrochen werden kann. In der Regel umfasst eine Hormonkreislaufregulation eine Zeitspanne von 60 bis 90 Sekunden.

Die folgenden Hormone werden unter Stress ausgeschüttet und wirken entweder auf weitere Hormone ein oder direkt auf die Organe und den Körper, um diesen an die Stresssituation anzupassen.

15.6.1 Calcitonin Gene Related Peptide (CGRP/Calcitonin-Gen-verwandte Peptide)

Es gibt viele verschiedene Hormone, die dem CGRP zuzuordnen sind. Diese sind in der Lage, auf das kardiovaskuläre System einzuwirken und sowohl die Herzfrequenz als auch den Blutdruck und die Noradrenalinsekretion zu erhöhen. Die Anwendung in der Peripherie führt zu einer Vasodilatation mit Tachykardie, wobei die Katecholaminsekretion erhöht ist.

Ein wesentlicher Aspekt von deren Aufgabe in Bezug auf die Therapie ist die Begünstigung der neurogenen Entzündung. Dabei wird aus den peptidergen Nozizeptoren neben der Ausschüttung von Substanz P CGRP freigesetzt und die Nozizeptoren werden sensibilisiert. Diese Sensibilisierung sorgt für weitere Ausschüttung von Botenstoffen, wie u. a. Interleukin-1 und Interleukin-6, TNF-α und Zytokine, wodurch es zu Veränderungen im umgebenden Gewebe kommt. Darunter fällt auch die Ausschüttung von Glutamat, CRH und weiterem CGRP, sodass auch stumme Nozizeptoren sensibilisiert werden können, wodurch ihre Erregungsschwelle abnimmt und es zu einer Verstärkung der Informationseingänge im Rückenmark kommt. [56, 45]

15.6.2 CRH, ACTH, Cortisol

Der menschliche Körper hat zwei verschiedene Regelkreise, um das Stresshormon Cortisol auszuschütten. Dies geschieht einmal direkt über den biologischen Regelkreis der Hypothalamus-Hypophysen-Nebennierenrinden-Achse oder über das sympathische Nervensystem. [56, 45]

Damit die Nebennierenrinde Cortisol aus Cholesterin synthetisieren und ausschütten kann, muss diese über ACTH (Adrenocorticotropes Hormon) aktiviert werden, das im Hypophysenvorderlappen, der Adenohypophyse, exprimiert wird.

Dieses ACTH kann über verschiedene Wege ausgeschüttet werden. Darunter direkt, z. B. im Bereich des morgendlichen Biorhythmus, aber auch über Katecholamine im Zuge der Stressantwort. Oder indem das Liberin CRH (Cortiocotropin-releasing-Hormon) im Nucleus paraventricularis des Hypothalamus freigesetzt wird. Das CRH wiederum lässt die Transmitter, z. B. Noradrenalin, über dessen α-Rezeptoren, Angiotensin II, Interleukine, Histamin, Serotonin ausschütten. Die Ausschüttung von ACTH sorgt daraufhin dafür, dass Cortisol aus der Nebennierenrinde freigesetzt wird.

Eine weitere Stimulierung, um CRH zu exprimieren, kann über das limbische System oder das sympathische Nervensystem im Hirnstamm erfolgen, was auf eine enge Verbindung zwischen der Stressantwort des sympathischen Systems und dem hypothalamisch-hypophysären Nebennierenrindensystem hinweist. Ebenso sind Zytokine, wie z. B. Interleukin-1 und Interleukin-6, TNF-α oder Lipidmediatoren in der Lage, die Ausschüttung von CRH zu veranlassen. Diese Zytokine werden gerade bei entzündlichen Prozessen freigesetzt und sind in der Lage, das komplette System auf allen drei Ebenen, also dem Hypothalamus, der Hypophyse und der Nebenniere, zu aktivieren, was wiederum eine Verbindung zwischen Stresssystem und Entzündungen entstehen lässt.

Des Weiteren können Neurone des Nucleus arcuatus von Leptin und Insulin aktiviert werden, wodurch die Neurone des Nucleus paraventricularis angeregt werden und CRH exprimieren.

Neben der Veranlassung, ACTH auszuschütten, hat CRH auch weitere Funktionen. So hat es eine entzündungssteigernde Wirkung in lokalen Bereichen, aktiviert den Sympathicus und senkt den Bedarf der Nahrungs- sowie Flüssigkeitsaufnahme. Weitere Folgen von CRH sind:

- Stresssystem $\uparrow$
- Aufmerksamkeitsfunktion $\uparrow$
- Muskelreflexe $\uparrow$
- Konzentration $\uparrow$
- Sexuelle Erregbarkeit $\downarrow$
- Schmerzschwelle $\uparrow$

Weitere Wirkungen von ACTH ist die Steigerung der Lipolyse sowie des Insulinspiegels, der wiederum die Lipolyse hemmt. Hinzu kommt eine hemmende Wirkung auf das Immunsystem. Durch die Wachstumsförderung der Nebennierenrinde aktiviert es die Produktion von Steroiden, darunter Glukokortikosteroide, Mineralkortikosteroide, Synthese von Steroiden durch Ausschüttung entsprechend benötigter Enzyme und adrenale Androgene.

Der Cortisolspiegel dient als Regulator durch eine rückwärtige hemmende Wirkung auf die Hypophyse und auch auf den Hypothalamus, sodass weniger ACTH und CRH exprimiert werden. Bei chronischem Stress hingegen wird diese Rückkopplung jedoch durch GALP umgangen und der Cortisolspiegel erhöht sich [siehe GALP].

Cortisol wirkt als ein Gegenspieler zum Insulin und sorgt länger als Adrenalin dafür, dass der Blutzuckerwert erhöht ist. Um dieses zu erreichen, sorgt Cortisol in der Leber für den Abbau von Glycogen zu Glucose (Glycolyse) und stimuliert zudem die Synthese von Glucose (Gluconeogenese), die zudem durch eine verstärkte Lipolyse und freien Fettsäuren unterstützt wird. Allerdings wird gleichzeitig die Glucoseaufnahme im Gewebe gehemmt, aber die Resorption von Glucose im Darm gesteigert.

Durch diese Verkettung von Cortisol kann evtl. Diabetes vorgetäuscht werden. Kommt es dann zu einer Insulinausschüttung wird Glucose in den Fettzellen eingelagert und zwischen den Muskelfasern zu Fett umgebaut, wodurch das Phänomen der Gewichtszunahme unter Stress erklärt wird.

Ebenso kommt es zur Hemmung der Proteinbiosynthese und zur Aktivierung der Proteolyse, u. a. in den Muskeln und im Fettgewebe, wodurch es zu einem Aminosäurenanstieg kommt. Außerdem begünstigt ein erhöhter Cortisolspiegel den Abbau der Proteinstrukturen in Muskeln, Sehnen, also im gesamten Gewebe.

Cortisol sorgt jedoch nicht nur für einen Abbau von Proteinen, es ist zusammen mit ACTH und CRH auch in der Lage, die Zellteilung und das Wachstum zu hemmen, wodurch auch von dieser Seite her eine Reparatur des Gewebes behindert wird. Des Weiteren wird der Abbau von Knochenmaterial begünstigt, da sie die Osteoklasten stimulieren.

Ein ganz wichtiger Aspekt der Wirkung von Glukokortikoiden ist der Einfluss auf den Magen und damit auf die Cobalamin-Aufnahme.

Dazu wird die Magensaftproduktion angeregt und gleichzeitig der Wiederaufbau der Magenschleimhaut gesenkt, sodass die Säure stärker auf die Magenzellen einwirken kann, wodurch die Produktion des Intrinsic factors gesenkt wird, der für die Cobalaminaufnahme zuständig ist.

Da, wie auch durch Adrenalin, das Herz und die peripheren Blutgefäße beeinflusst werden, wird der Blutdruck auch durch Cortisol gesteigert.

Dabei ist zu erwähnen, dass Cortisol auch entzündungshemmend wirkt. Ein länger erhöhter Cortisolspiegel ist in der Lage, das Immunsystem im immunologischen, aber auch im entzündlichen Bereich zu unterdrücken. Dabei kommt es zu einer Hemmung der Freisetzung von Zytokinen wie Interleukin-1 und Interleukin-6, sowie TNF- α. Dazu wird die Bewegung von Leukozyten im betroffenen Gewebe eingeschränkt und die Funktion von weiteren Immunzellen unterdrückt. Eine komplette Entschlüsselung der Situation auch unter Operationsumständen ist nicht geklärt.

Bei Stress sind weitere Auswirkungen der Kortikoide, dass u. a. die Muskelreflexe, die Konzentration, die Aufmerksamkeit und die Schmerzschwelle erhöht werden.

15.6.3 Galanin Like Peptid (GALP)

GALP ist eine Aminosäure, die dem Galanin ähnlich ist. Es wird in der Neurohypohyse und im anteroventralen periventrikulären Nucleus des Hypothalamus ausgeschüttet. Bei chronischem Stress sowie chronischen Entzündungen wird aus diesen Bereichen vermehrt das GALP freigesetzt, wodurch die Sekretion von Vasopressin, Oxytocin und ACTH erhöht wird. Da ACTH wiederum die Corticoidausschüttung begünstigt, kann GALP über diesen Weg z. B. unter chronischem Stress dafür sorgen, dass in der Niere vermehrt Cortisol und weitere Corticoide exprimiert werden, obwohl CRH erniedrigt ist. Zudem sorgt ACTH ebenfalls für die Ausschüttung von Somatostatin. Regulär stimuliert GALP die Nahrungsaufnahme, den Stoffwechsel und die GnRH-Freisetzung.

15.6.4 Somatotropin – Somatostatin

Somatotropin wird in erster Linie als Wachstumshormon bezeichnet und wird im Hypophysenvorderlappen synthetisiert, sobald Somatoliberin den Befehl dazu gibt. Somatoliberin wird auch unter *Somatotropin releasing factor* oder unter *Growth hormone releasing hormone*, GHRH, in der Literatur geführt. Somatoliberin wird, wie das hemmende Somatostatin, im Hypothalamus gebildet und gelangt ebenfalls über das Portalblut in die Hypophyse, wo sie beide die Synthese von Somatotropin aktivieren oder hemmen. Über diese beiden Regelhormone haben somit verschiedene andere Faktoren im Körper einen Einfluss auf die Ausschüttung von Somatotropin.

Eine Begünstigung der Synthese von Somatotropin veranlassen u. a.: eine Hypoglykämie, Dopamin, Glukagon, Endorphine, Schlaf, Noradrenalin (über die α-Rezeptoren), verschiedene Aminosäuren, wie z. B. Arginin, das durch Reduktion der Ausschüttung von Somatostatin die Ausschüttung von GH reduziert, und Serotonin.

Wird das Somatotropin gebildet, setzt es vermehrt die in der Leber gebildeten Medine frei (Insulin like growth factor, IGF-1 und IGF-2), die dann dafür sorgen, dass das Skelett wächst. Neben dieser Aufgabe, durch die es bekannt ist, hat Somatotropin jedoch auch weitere Wirkungen, die wiederum wichtig sind und bei symptomatischen Patienten eine Rolle spielen. So ist es über die Medine FGF und EGF auch für die Kollagensynthese und die Zellproliferation in Geweben, Knorpelzellen und Blutstammzellen verantwortlich und fördert somit die Regeneration in diesen Geweben. Fehlen die Wachstumshormone, so findet durch die Phosphorylierung des Initiationsfaktors eIF-2 eine Unterbrechung der Proteinsynthese statt, da dieser für die Positionierung der tRNA (transcripton Ribonucleinsäure) an der mRNA (messenger Ribonucleinsäure) nötig ist, wird somit zwangsläufig die Regeneration unterbunden. [1]

Neben der Proteinsynthese hat Somatotropin Einfluss auf eine kurzfristige Förderung der Insulinsekretion, diese fällt jedoch wieder ab und aufgrund der Glykolyse (Hemmung der Glucoseaufnahme) kommt es zu einem erhöhten Blutzucker, wodurch Diabetes vorgetäuscht werden kann.

Des Weiteren steigert es die Lipolyse, was zu einem erhöhten Fettgehalt im Blut führt. Die Ausschüttung von Calcitirol wird ebenfalls begünstigt, was dann für eine gesteigerte renale Resorption und Absorption von Calcium im Darm sorgt. Jedoch wird die renale Resorption von Somatotropin und Insulin wiederum gehemmt.

Ein weiterer wichtiger Akteur, der die Freisetzung von Somatotropin veranlasst – und dies wohl deutlich stärker als GHRH (Somatoliberin) ist

Ghrelin, das jedoch in der Magenmukosa produziert wird und durch die Erhöhung der Calciumkonzentration im intrazellulären Bereich die Ausschüttung von Somatotropin veranlasst.

Somatostatin hingegen wird eher ausgeschüttet, wenn eine Hyperglykämie, Hyperlipidämie, Adipositas oder Kälte vorliegt, aber auch u. a. durch Cortisol, ACTH, GABA, als negative Rückwärtshemmung durch die Somatomedine IGF-1 und IGF-2, Thyrotropin-releasing-Hormon und Adrenalin über den β-Rezeptor.

Durch die Ausscheidung von Somatostatin kommt es zur Hemmung der Somatotropinsekretion, welche für die Regeneration verantwortlich ist.

Jedoch löst nicht nur eine geringere Expression von Somatotropin eine Veränderung der Regeneration aus, auch eine Hemmung der Wirkung von Somatotropin, die durch Entzündungsmediatoren und Insulinmangel hervorgerufen wird, sorgt für ein Regenerationsdefizit.

Die Bildung einer Hyperglykämie durch einen aktiven Sympathicus begünstigt ebenfalls die Ausschüttung des Statins. Dabei hemmt der Sympathicus über die Ausschüttung von Noradrenalin (über α-Rezeptoren) die Ausscheidung von Insulin, gleichzeitig schüttet Cortisol Glucose in den Blutkreislauf, das aufgrund des fehlenden Insulins nicht verbraucht werden kann. Zudem wird bei den betroffenen Menschen die Ausschüttung von Somatostatin begünstigt, da es durch den aktiven Sympathicus zu einer Sekretion von Adrenalin, Cortisol und ACTH kommt. Durch die Mechanismen hat der Sympathicus direkten und indirekten Einfluss auf die Statinproduktion.

Wichtig zu erwähnen ist auch, dass Somatostatin nicht nur im Hypothalamus synthetisiert wird, sondern auch, neben anderen Organen, in den D-Zellen der Langerhans-Inseln des Pankreas. Da es dort die Produktion und Freisetzung von Insulin und Glukagon hemmt, kann ebenfalls der Regenerationsprozess erschwert und ein Diabetes vorgetäuscht werden. Ebenfalls wird die pankreatische Expression und die Magensäureproduktion gehemmt, was zu einer erschwerten Verdauung führt.

Zwei Schwachstellen können zu einer Reduzierung der Somatotropinsekretion führen.

Die erste Schwachstelle ist der aktivierte Sympathicus, der Cortisol ausschüttet, was die Sekretion von Statin aktiviert und die Hyperglykämie begünstigt. Diese wiederum fördert ebenfalls eine Ausschüttung von Statin. Ebenso werden, wie oben schon genannt, weitere Hormone und Stoffe ausgeschüttet, die die Sekretion von Statin begünstigen. Zweitens sorgt auch die oft durch die Cortisolsekretion in Mitleidenschaft gezogene Magenmukosa für eine Reduzierung des Somatotropins, da die Produktion des wichtigen Ghrelins verringert wird.

15.6.5 Substanz P

Die Substanz P ist wie CGRP ein Peptid, das im Bereich der Schmerzübertragung eine Rolle spielt. Substanz P und CGRP können zwar keine synaptische Erregbarkeit eigenständig provozieren, sie haben jedoch die Möglichkeit, die Dauer und die Reizstärke zu steuern. Die Substanz P ist neben der Einflussnahme an den Nervenenden auch in der Lage, die glatte Muskulatur kontrahieren zu lassen, wie z. B. der untere Ösophagussphincter (Verschluss zum Magen, Darmmuskulatur).

Findet eine Reizung der Nozizeptoren statt, auch unter 1 Hz, führt dies zur Freisetzung von Substanz P und CGRP mit Vasodilatation und einer Sensibilisierung der Rückenmarksneurone, die eine Intensivierung der synaptischen Antworten mit Sensibilisierung der spinalinnervierten Nozizeptoren und eine Erhöhung der spinalen motorischen Reflexe zur Folge hat.

Da die Entstehung über die Nozizeptoren erfolgt und nicht von außen, spricht man von einer neurogenen Entzündung, die aufgrund der geringen Summation oder Intensität der Reize nicht bis in den Cortex gelangt und damit nicht bewusst wahrgenommen wird. Jedoch sind Ausweichbewegungen, Schonhaltung und falsche motorische Ansteuerung die Folge solch einer unterschwellig agierenden neurogenen Entzündung.

Was bedeutet das für die Therapie?

15.7 Was bedeutet das für die Therapie?

An den Nervenenden kommt es durch die Überlastung zu einer neurologischen Entzündung, die wiederum TNF-α, Interleukin-1 und Interleukin-6 freisetzt, wodurch der Hypothalamus stimuliert

wird und es zu einer Ausschüttung von CRH, GALP und ACTH, sowie Vasopressin und Oxytocin kommt. Aufgrund der CRH und ACTH Ausschüttung wird Cortisol synthetisiert und freigesetzt. Die rückwirkende Hemmung zur Freisetzung von CRH und ACTH wird mit Hilfe des GALP umgangen, sodass CRH und ACTH weiter ausgeschüttet werden.
Cortisol hat keinen Einfluss auf die stummen Neurone und deren Entzündung, kann aber eine Wundheilungsstörung im Bereich der Fibroblasten und damit des Kollagens hervorrufen. Somit kann eine Ausheilung der sympathischen Reflexpunkte verhindert werden und die Entzündung bestehen bleiben, die wiederum auch durch die Exprimierung von CRH begünstigt wird.
Dazu sorgt ein erhöhter Cortisolspiegel für einen ebenso erhöhten Blutzuckerspiegel, die Lipolyse wird begünstigt, wodurch ein Abbau der Muskulatur durch die Proteolyse hervorgerufen wird. Da auch Somatotropin durch Cortisol, Adrenalin, ACTH und β-Rezeptoren, sowie bei mangelnder Magenmukosa das fehlende Ghrelin in der Synthese gehemmt werden, findet zusätzlich eine Blockierung der Freisetzung sämtlicher Somatomedine, wie EGF, FGF, IGF-1, IGF-2 und damit eine Reduzierung des Muskelaufbaus, der Knochen und Organe statt.
Die Knochenwachstumsstörung, die über Cortisol und Somatostatin verursacht wird, führt zu einer Verminderung der Knochendichte und damit kann es zu einer Begünstigung von Überlastungsbrüchen und Osteoporose kommen. Durch die Auswirkungen auf die Kollagensynthese werden Arthrose und die allgemeine Zellregeneration negativ beeinflusst. Ebenfalls können Wundheilungsstörungen durch die fehlende Kollagensynthese zusätzlich begünstigt werden. Ein Substituieren von Arginin könnte das Problem der negativen Regenerationsspirale von Somatostatin und die damit einhergehende verringerte Ausschüttung von Wachstumshormonen unterbrechen. Laut einer Studie ist Arginin in der Lage, die Bildung von Wachstumshormonen, die die Regeneration regulieren, zu erhöhen und die Ausschüttung von Somatostatin zu unterdrücken. [1]

Kapitel 16

Die Hormone des Sympathicus

Neben den Hormonen aus Polypeptiden, wie Insulin und ACTH, sowie Steroide, wie Cortisol, gibt es Hormone, die der Gruppe der Katecholamine angehören. Diese sind unter anderem Adrenalin und Noradrenalin.

Für die SRP-Therapie® sind im Besonderen die Hormone, Histamin, Adrenalin und Noradrenalin wichtig, da sie weiteren Einfluss auf andere Hormone haben und um Schmerzsymptome und Reaktionen seitens des Sympathicus und deren Ausschüttung innerhalb der Therapie besser zu verstehen.

16.1 Adrenalin und Noradrenalin

Bei der Synthese der beiden Katecholamine Adrenalin und Noradrenalin sind folgende Schritte und Stoffe von Bedeutung. Aus dem Phenylalanin entsteht mit Hilfe der Phenylalaninhydroxylase durch Anbau einer Hydroxygruppe (-OH) an ein Kohlenstoffatom Tyrosin. Mit einer weiteren Hydroxygruppe, durch die Thyrosinhydroxylase, wobei auch u. a. Eisen benötigt wird, entsteht Dopa. Aus Dopa entsteht durch Decarboxylierung (Abbau von Kohlendioxid) Dopamin, also eine Aminosäure. [56, 45]

An Dopamin wird mit Hilfe von Vitamin C und Kupfer eine weitere Hydroxygruppe angebaut. Das daraus entstehende Produkt ist Noradrenalin, das über eine Methylierung (Methylanbau) zu Adrenalin synthetisiert wird. Wichtig bei diesem Umbauvorgang ist, dass eine ausreichende

Menge der essentiellen Aminosäure Phenylalanin und Eisen zugeführt wird, um bei erhöhtem Stress in anderen Bereichen keinen Mangel an diesen beiden Produkten zu bekommen.

Die Regulation der Synthese der Katecholamine unterliegt sowohl nervalen als auch hormonellen Faktoren, wobei die nervalen über nicotinische Acetylcholinrezeptoren auf die Synthese von Tyrosin zu Dopa und von Dopamin zu Noradrenalin positiven Einfluss ausüben.

Noradrenalin ist im Bereich der postganglionären Endigungen der Nerven der häufigste Überträger im Bereich des Sympathicus. Dieser wird in den Enden des postganglionären Neurons des Sympathicus und im Nebennierenmark synthetisiert. Da Noradrenalin im Nebennierenmark eher zu Adrenalin methyliert wird, kommt der Hauptteil des sich im Blut befindenden Noradrenalins aus den Neuronenenden.

Das Mengenverhältnis Noradrenalin zu Adrenalin beträgt im Blut 3:1 bis 5:1.

Aufgrund der Nomenklatur kann leicht unterschieden werden, welcher Überträgerstoff in den Synapsen benötigt wird. Somit werden Neurone als noradrenerg oder adrenerg bezeichnet.

Adrenalin ist im Verhältnis zum Noradrenalin bei Menschen kein häufig benutzter Neurotransmitter im Bereich des sympathischen Nervensystems, aber ebenso ein Überträger von Aktionspotentialen und wird gleichfalls in den Granula gespeichert, die sich in den Nervenendigungen des Sympathicus befinden, in die sie nach Beendigung des Aktionspotentials wieder zurücktransportiert werden.

Seine Hauptwirkung hat Adrenalin im Bereich der metabolischen Prozesse, wo es für eine schnellere Energiebereitstellung sorgt. Des Weiteren verstärkt Adrenalin die Wirkung des Sympathicus am Herzen.

Die Regelungen der Prozesse und die Weitergabe der Informationen an die Zelle erfolgt bei beiden Katecholaminen über die sogenannten Adrenorezeptoren, die der G-Proteingruppe gekoppelten Rezeptoren (GPCR) angehören.

Von den Adrenorezeptoren gibt es verschiedene Typen. Sie werden in α-Adrenorezeptoren und in β-Adrenorezeptoren eingeteilt. Diese Rezeptoren wiederum werden in die Typenstufen $\alpha 1$- und $\alpha 2$-, sowie $\beta 1$- bis $\beta 3$-Adrenorezeptoren weiter unterteilt. Die verschiedenen Typen reagieren nicht alle gleich stark auf die beiden Neurotransmitter.

So wurde festgestellt, dass Adrenalin die β-Adrenorezeptoren bevorzugt, Noradrenalin eher die α-Adrenorezeptoren. Da Noradrenalin jedoch in höherem Maße im Blut vorliegt als Adrenalin, ist seine Wirkung, wenn auch nicht so stark, ebenfalls bei den β-Adrenorezeptoren vorhanden.

Mit Hilfe der Adrenorezeptoren werden nicht nur die Organe und Strukturen beeinflusst, sondern es werden für die Stoffwechselbeeinflussung weitere Hormone ausgeschüttet.

Folgende Auswirkungen, die in den Symptomen wiedergefunden werden, treten bei entsprechenden Rezeptoren auf:

α-Adrenorezeptoren

- Senkung der Insulin-Ausschüttung (Adrenalin über α2-Adrenorezeptoren)
- Lymphabfluss ist aufgrund aller α-Adrenorezeptoren gestört
- Vasokonstriktion
- Hemmung der Reninausschüttung $\rightarrow$ Blutdrucksenkung, Veränderung der Resorption von Na+

β-Adrenorezeptoren

- Eine Vasodilatation in der Skelettmuskulatur, Myokard und Leber bei niedrigen Konzentrationen von Adrenalin
- Anstieg der Synthese von Melatonin (Schlafhormon) in der Zirbeldrüse
- Bronchialmuskulatur und glatte Muskulatur erschlafft über ADH-Ausschüttung, es kommt zum Absinken des cytoplasmatischen Calciumgehaltes, wodurch es für die Funktion deutlich mehr an Calcium braucht, um eine Aktivität zu erreichen
- Ausschüttung von Glucagon und damit Erhöhung (β2-Adrenorezeptor)
  - von Glycogenolyse, Glucoseproduktion wird erhöht
  - von Lipolyse, vermehrter Fettabbau, der sich im Blut mit der Anreicherung der Abbauprodukte (Ketone) niederschlägt
  - Abbau von Proteinen
- Herzfrequenzzunahme $\rightarrow$
  - Spontanfrequenz, positiv-chronotrope Wirkung
  - Erregungsleitungssystem wird beschleunigt, positiv dromotrope Wirkung
- Kontraktionskrafterhöhung des Herzens, positiv-ionotrope Wirkung
- Relaxation wird beschleunigt, positiv-lusitrope Wirkung

- Vasodilatation im Coronarsystem
- Reninfreisetzung → Blutdruckerhöhung, Steigerung der NaCl Resorption

16.2 Adrenalin

Adrenalin kann nicht nur über den Sympathicus ausgeschüttet werden, sondern auch über den Hypothalamus, der eine direkte Verbindung zum Nebennierenmark hat, wodurch es in den Blutkreislauf geschüttet wird.

16.2.1 Vasokonstriktion

Bei der Vasokonstriktion kommt es zu unterschiedlichen Phänomenen. Noradrenalin löst in allen Gebieten und Bereichen eine Vasokonstriktion mit Hilfe der α-Adrenorezeptoren aus. Adrenalin hingegen bevorzugt die β-Adrenorezeptoren, die vorwiegend in der Skelettmuskulatur, im Herzmuskel und in der Leber vorkommen, sodass es dort zu einer Vasodilatation kommt und erst bei Blockierung der Rezeptoren zu einer Vasokonstriktion. Da jedoch Noradrenalin vorwiegend im Blut vorhanden ist, werden vermehrt die α-Adrenorezeptoren angesprochen und es kommt in hohem Maße zu einer Vasokonstriktion in allen Bereichen.

16.2.2 Stoffwechsel

Die Katecholamine haben, wie oben schon beschrieben, über Cortisol und Lipolyse indirekt Auswirkungen auf den Stoffwechsel. Aber auch durch eine direkte Auswirkung als Insulin-antagonistisches Hormon hindern sie die Speicher der Zellen daran, sich zu füllen. Was zu einem Energieverlust führt, da die Zellen nicht genügend Reserven haben, um längerfristig ATP herzustellen. Es kommt zu einer Glucagonausschüttung. Dazu kommt eine gesteigerte Lipolyse, wodurch im Blut eine erhöhte Konzentration an Fettsäure, Glycerin und Glucose vorliegt. Dies wiederum sorgt für eine Ketonurie und Ketonämie.

Somit kommt es bei anhaltender Stresssituation auch auf diesem Weg zu leeren Energiespeichern und Hemmung der Insulinsekretion, wodurch eine Unterversorgung des Gewebes induziert wird.

Gleichzeitig kommt es über die Katecholamine zu einer Hemmung der Nahrungsaufnahme, wenn diese vom Sympathicus freigesetzt werden.

Da u. a. Adrenalin und Noradrenalin auch als thermogene Hormone bezeichnet werden, die für eine Körpertemperaturerhöhung zuständig sind, werden diese bei sportlichen Aktivitäten freigesetzt, um die Schweißbildung anzukurbeln. Nach der Aktivität bleiben diese Hormone eine Zeit lang im Blut erhalten, um den Stoffwechsel für die Regeneration zu erhöhen.

16.2.3 Was bedeutet das für die Therapie?

Die größten Bereiche, die Schwierigkeiten machen, sind zum einen die Verringerung der Ausschüttung des insulinähnlichen Wachstumshormons (IGF), das zu den Somatomedinen gehört. Dies hat ein Regenerationsdefizit der Sehnen zur Folge. Dort spielt es nach der Studie von Doessing et al. gerade im Auf- und Umbau der Sehnen eine vermehrte Rolle. [12] Da es insulinähnlich ist, liegt die Vermutung nahe, dass für die Synthese des Kollagen auch Kohlenhydrate benötigt werden und durch die Eigenschaft es dafür zuständig ist, die Proteoglykane aufzubauen. Zumal auch bei Belastung die Aufnahme von Glucose in den Sehnen gesteigert wird. [59]

Ein weiterer Bereich ist die Vasokonstriktion, die damit verschlechterte Ernährungssituation der Muskulatur und des Gewebes und die Chance auf vermehrten Fettgehalt und Glucosegehalt im Blut, ohne gleichzeitig einen Nutzen davon zu tragen. Es kann zu Fettablagerungen an den Arterienwänden kommen.

In den meisten Fällen scheint eine dauerhafte Adrenalinausschüttung nicht vorzuliegen. Es kommt eher zu einer vermehrten Noradrenalinexpression, die dauerhaft die Probleme der α-Adrenorezeptoren begünstigen und die der anderen Rezeptoren in geringerem Maße aktivieren.

Da der Hypothalamus ebenfalls veranlassen kann, dass das Adrenalin ausgeschüttet wird, scheint es darüber zu den spontan entstehenden Herzproblemen zu kommen, die die Patienten als Herzstolpern ohne krankhaften Befund beschreiben. Da der Hypothalamus mit dem limbischen System zusammenarbeitet, reicht es aus, wenn von diesem Impulse für solch eine Adrenalinfreisetzung gegeben werden. Somit kommt es zu einem unregelmäßigen Blutdruck, der sehr unangenehm sein kann.

Dieser sollte sich im Laufe der Therapie beruhigen und das Herzstolpern nachlassen.

Die Vasokonstriktion, die sich durch das Blut über den ganzen Körper erstreckt, kann eine Minderversorgung der gesamten Gewebe zur Folge haben und damit sämtliche Gewebe unter Nahrungsmangel leiden.

Aufgrund seiner Eigenschaft der antidepressiven Wirkung durch Adrenalinfreisetzung wird eine Leistungssteigerung und damit eine chronische physiologische Überforderung des gesamten Organismus mit allen Facetten begünstigt.

Die Leistungssteigerung macht sich insofern bemerkbar, dass der Patient nicht müde wird seine Arbeit zu verrichten, sodass eine psychische und auch physische Überforderung vom Patienten selbst oft erst zu spät bemerkt wird. Da neurogene Entzündungen depressive Symptome auslösen, steigert sich hier ein nicht zu kontrollierender Kreislauf.

Erst wenn die Überbeanspruchung so extreme Auswirkungen aufweist und der Organismus langsam zusammenbricht, merkt der Patient, dass eine Überlastung vorgelegen hat und die neurogene Depressivität wird deutlich.

Da es zu einer Verschiebung des Calciums kommt und vermehrt Calcium für die Muskulatur gebraucht wird, kann es zu verschiedenen Mangelproblemen kommen. Denn auch die Leber, die für den gesteigerten Glycogenabbau Calcium braucht, oder die vermehrten Reize, die weitergegeben werden, sind zum größten Teil calciumabhängig. Somit wird in einigen Bereichen der Calciumbedarf erhöht, was häufig zu einem Mangel im Körper führt, der dann nur über einen Abbau aus dem Calciumspeicher Knochen ausgeglichen werden kann. Damit werden Osteoporose sowie Überlastungsbrüche und Bone Bruise wegen verringerter Stabilität begünstigt.

16.3 Histamin

Histamin liegt im Körper als Histidin vor. Ob es essenziell ist oder nicht, ist noch umstritten. Wichtiger ist, dass der benötigte Histaminaufbau aus dem dort vorliegenden Histidin über eine Decarboxylase (Abspaltung von Kohlendioxid) über den Sympathicus in vielen Endothelzellen aktiviert und über verschiedene Hormone und Zytokine gesteuert wird. Da Histamin ein biogenes Amin ist und zu den Gewebshormonen gehört, kann es in verschiedenen Geweben synthetisiert werden und liegt somit an manchen Stellen gehäufter vor.

Histidin wird als 3-Methylhistidin in dem weißen Myosin der Muskelfasern benötigt und kann nach dem Abbau der Muskelproteine nicht wieder verwendet werden, sodass es mit dem Urin ausgeschieden werden muss.

Beachtet werden sollte, das Histamin nicht nur reguliert freigesetzt wird, sondern auch als Fäulnisprodukt im Darm entstehen kann, wodurch ebenfalls ein Überschuss an Histamin vorliegen kann.

16.3.1 Auswirkungen von Histamin auf den Körper

Histamin hat zwei verschiedene Wirkungen auf die gleiche Gewebeart. Entscheidend für die Wirkung von Histamin ist lediglich, ob der Vorgang mit oder ohne Freisetzung von Stickstoff erfolgt.

Ca^{2+}-Ionen sind in der Lage, die basophilen Granulozyten, die sich im Endothel der Nervenendigungen befinden und in denen Histamin vorliegt, so anzuregen, dass sie sich zersetzen und das Histamin dadurch ausströmen kann. Dieses freie Histamin sorgt über den H1-Rezeptor wiederum dafür, dass Stickstoffmonoxid in den Endothelzellen der Blutgefäße freigesetzt wird und diese dadurch erweitert werden. Über diese Kettenreaktion sorgt Histamin für eine Vasodilatation, wodurch es zu einer Permeabilitätsteigerung der Haut kommt.

Durch diese Vasodilatation und dem dadurch entstehenden Serumaustritt, kommt es zu allergischen Symptomen, wie z. B. einer Rhinitis. Ebenfalls kann es zu Symptomen wie Ödemen in der Haut kommen, aber auch Quaddeln und Nesselsucht sind möglich.

Man spricht häufig von neurogenen Entzündungen, die zusammen mit der Substanz P und den CGRP‘s auftreten. Dieser Zusammenhang spielt nachher bei der Entstehung von sämtlichen Reflexpunkten und Kommunikationspunkten eine Rolle.

Histamin löst primär, ohne die sekundäre Freisetzung von Stickstoff, über den H1-Rezeptor eine Vasokonstriktion der glatten Muskulatur aus, es kommt in den Bronchien zu einer Konstriktion, für den Patienten gerade bei Belastung oft spürbar als Atemnot oder einfach nur „schlechter Atmung“.

Ebenso erfolgt in der Muskulatur des Gastrointestinaltraktes ebenfalls eine Kontraktion, so dass dies eine Verkrampfung des Darmes und eine stagnierende Verdauung zur Folge hat.

Eine zusätzliche Einwirkung auf den Magen und die Salzsäureproduktion hat Histamin aus den Parietalzellen über H2-Rezeptoren. Allerdings werden die Zellen, ECL-Zellen in den Magendrüsen und Mastzellen, in denen Histamin vorliegt, über die Axone des N. vagus und auch Gastrin aktiviert.

Histamin steigert also die HCl-Sekretion, hat aber gleichzeitig eine appetitzügelnde Wirkung.

Zwar wird die Histaminfreisetzung in den Endothelzellen von Somatostatin gehemmt, wodurch die Magensäureproduktion reduziert wird, offen bleibt jedoch, ob Somatostatin überhaupt zur Regulation freigesetzt wird.

Ist dies nicht der Fall und wird die Magensäure in dem Maße, wie sie produziert wird, nicht verbraucht, kann es zusammen mit einem Vitamin A-Mangel zu Schäden an der Magenschleimhaut kommen.

Was das Symptom der Sehstörungen angeht, so hat nicht nur der Sympathicus nerval die Möglichkeit, auf das Auge Einfluss zu nehmen. Einen Einfluss hat auch das Histamin, das eine unkontrollierte dauerhafte Pupillenerweiterung und damit Lichtempfindlichkeit bzw. unscharfes Sehen auslösen kann.

Kapitel 17

Indikationen – Kontraindikationen

17.1 Indikation

Eigentlich gibt es wenig richtige Kontraindikationen und nur Indikationen, da die Therapie darauf abzielt, den Körper in seine persönliche Norm zu bringen. Ziel ist es, – neben der Schmerzreduzierung – die chronischen Entzündungen durch Dämpfung des Sympathicus zu vermindern. Durch die Reduzierung der Entzündungen sollen weitere Symptome verringert werden. Einige Studien gehen mittlerweile sogar davon aus, dass der Sympathicus für viele Krankheiten ausschlaggebend ist. Dabei werden Hinweise auf Entstehung von Krebs, Colitis ulcerosa, Asthma, chronische Augenentzündungen, Arthritis, Endometriose, Chagas-Krankheit, chronisches Schmerzsyndrom u. a. angeführt. [11]

Nicht nur entzündliche Krankheiten werden dem chronisch aktiven sympathischen Nervensystem zugeschrieben. So scheinen auch Erkrankungen aus der Neurologie und Psychiatrie hinzuzukommen, darunter Alzheimer, Parkinson, Multiple Sklerose, Autismus, Major Depression, u. a. – aber auch die Entstehung von Schlafstörungen und Angstzuständen finden immer mehr Erklärungen durch dieses System. [54]

17.2 Kontraindikation

Bei der Restitution des Beckens gibt es Folgendes zu beachten. Sind die Patientinnen schwanger, besteht, wie bei allen manuellen Therapien, die Gefahr der frühzeitigen Kontraktion der Gebärmutter. Deshalb ist bei Schwangerschaft von einer Restitution des Beckens Abstand zunehmen.

Da die Therapie auch die Durchblutung fördert, sollte man überlegen, ob es verantwortlich ist, die Therapie bei diagnostiziertem Krebs anzuwenden. Allerdings wird im Gegensatz zur manuellen Lymphdrainage kein Druck in Richtung der Lymphknoten aufgebaut, sodass kein Durchpressen der Lymphe entsteht. Jedoch sollte eine Therapie gut abgewogen werden. Eine Überlegung ist, ob die verbesserte Regeneration Einfluss auf die Chemotherapie nimmt.

Es ist nicht auszuschließen, dass sich Bakterien und Viren durch die verbesserte Durchblutung im Körper verbreiten können. Ein Gegenargument ist, dass durch die verbesserte Durchblutung mehr Material und Leukozyten in die jeweilige Region transportiert werden kann. Eine ärztliche Abklärung wäre hier anzuraten.

Zu beachten ist, dass es bei offenen Wunden auch zu einer verbesserten Wundheilung kommen und ein weiteres Eindringen von Fremdkörpern verhindert werden kann.

Kapitel 18

Auswirkungen – „Nebenwirkungen“

Die Therapie erreicht eine Dämpfung des Sympathicus und damit eine Aktivierung des Parasympathicus. Wie stark es zu einer Steigerung des Parasympathicus und Verschiebung kommt, ist abhängig davon, ob der genaue Auslöser getroffen wurde und wie stark der Sympathicus erhöht war. Durch die Anregung des Parasympathicus und die Erweiterung der Gewebe mit verbesserter Durchblutung kann es zu Nebenwirkungen kommen. Darunter fallen extreme Müdigkeit, Gefühl des Muskelkaters, Nervenschmerzen oder Krämpfe.

Die extreme Müdigkeit tritt häufig auf, wenn der Hauptpunkt, der den Stress auslöst, gefunden und reduziert wurde. Durch die Behandlung lässt das Adrenalin nach, der Parasympathicus überwiegt und ein „Loch“ entsteht, was den Patienten zusammenfallen lässt. Dies kann auch während der Therapie geschehen. Es besteht sogar die Möglichkeit, dass die PatientInnen nicht mehr in der Lage sind, sich wach zu halten und einschlafen. In einigen Fällen kann es dann auch zu einem unkontrollierten Weinen kommen, da die Belastung wegfällt. Das Loch, das entsteht, einem das Gefühl der Leere gibt oder die Erleichterung so groß ist, dass der Körper zu solch einem Gefühlsausbruch neigt.

Aufgrund einer vorher schon schlechten Ernährungssituation des Körpers kann diese, zusammen mit der Mineralienkonzentration, aufgrund der besseren Durchblutung verschlechtert werden. Diese Verschlechterung kann Krämpfe und Zuckungen auslösen.

Nervenschmerzen entstehen, da die Durchblutung und damit die bessere Versorgung der Nerven wieder hergestellt wird. Auch ein verschobenes Mineralienmilieu kann an den Nervenenden zu Aktionspotentialen führen.

Bei der Behandlung im Kopfbereich berichten Patienten manchmal von wilden Träumen, vom Farben sehen oder von einem unruhigen Liegen und Kribbeln, obwohl der Körper sich nicht bewegt.

Ein Hinweis auf die verschiedenen Auswirkungen und eine Empfehlung, abends Brühe zu trinken oder ein Elektrolytgetränk, hilft häufig, die Auswirkungen zu minimieren.

Die Aufklärung des Patienten ist auch bezüglich der Dauer der Nebenwirkungen sinnvoll. So kann es bis zu zwei Tage dauern, bis der Körper den Therapie-Input verarbeitet und sich reguliert hat. Dies bedeutet, dass bei einigen Patienten die Schmerzen erst nach 1–2 Tagen reduziert sind. Andere berichten von einer anstrengenden Nacht oder massiven Schmerzen am nächsten Tag, wobei nach der Schmerzattacke (durch Mineralienverschiebung) dann alle Schmerzen weg sind. Dies kann man aber leider nicht garantieren.

Kapitel 19

Therapie – Grundsätze und Handgriffe

Die Therapie ist so simpel, wie auch schwierig und lässt sich mit einem Wort beschreiben und gleichzeitig das Ziel definieren: **Restitution**. Unter Restitution versteht man die Wiederherstellung des Normalzustandes.

Dabei gilt es, den Körper aus der Schleife der Aktionspotentiale zu holen und die Aktivität des Sympathicus, die durch Gelenkdepositionierungen hervorgerufen wird, zu senken.

Finden wir einen pathologischen Tonus, so ist dieser zu behandeln, indem wir mit Hilfe der Restitution dafür sorgen, dass der Körper den pathologischen Tonus nicht mehr benötigt. Die Herstellung der persönlichen Norm ist das oberste Gebot, auch wenn es mal bedeutet, dass man eine Hyperlordose „verstärkt“, weil die LWS für den Patienten in der aktuellen Stellung mit 2 mm zu stark in der Kyphose steht.

19.1 Allgemeine Grundlage

Das autonome Nervensystem ist für die Regulation des gesamten Systems verantwortlich. Wie oben schon beschrieben wurde, reagiert es auf Probleme und gibt darauf eine Antwort. Nun kann diese Antwort wiederum für Reize sorgen. Diesen Kreislauf gilt es zu unterbrechen.

19.2 Der Gordische Knoten – Die Verkettung von Symptomen, Ursachen und Fremdeinwirkung

Der Körper verarbeitet alle Reize, die bei ihm eingehen. Dabei muss beachtet werden, dass nicht alle Reize bis ins Bewusstsein vordringen und vorher abgeblockt werden.

Somit können verschiedene Reize oder ein Hauptproblem zu einer Reizkaskade führen, die das System überlastet, ohne dass beide bewusst wahrgenommen werden.

Damit ergibt sich auch, dass ein Symptom, das bewusst wahrgenommen wird, nicht immer der Primus des Problems sein muss und ein anderes zu therapieren hat. Denn das wahrgenommene Symptom kann von Reizen verursacht werden, die unbewusst im Hintergrund schwelen.

Um nun Erfolg in der Therapie zu haben, ist es wichtig, den Knoten von Ursachen, Symptomen und Problemen zu lösen.

19.2.1 Von der Einwirkung direkt zum Symptom

Innerhalb der Therapie ist es am einfachsten, wenn es von der Einwirkung direkt zum Symptom geht. Wird unmittelbar die Ursache oder das Problem, das nicht komplex ist, behandelt und kommt es zu einer ganz schnellen, körperlichen Beseitigung der Probleme, können sich keine Ausweichbewegungen und weitere orthopädische Folgeprobleme manifestieren. Ist die Einwirkung sehr komplex und sind viele verschiedene Aspekte zu berücksichtigen, kann es zu weiteren Schwierigkeiten kommen.

19.2.2 Von der Einwirkung zur Ursache und dann zum Symptom

Sind die Verhältnisse im Körper zu komplex, entstehen Schleifen, die sich gegenseitig beeinflussen und ein „Gordischer Knoten“ entsteht.

Es kommt aufgrund der Regulationsverkettungen zu einer Überlastung des gesamten Systems mit weiteren Symptomen. Diese können ins Bewusstsein gelangen und die ursächlichen Auslöser überdecken.

Neben den akuten Einwirkungen gibt es auch chronische unterschwellige Reize, die auf den Körper einströmen. Diese müssen nicht in erster Linie pathologisch sein. Normale alltägliche Einflüsse, wie z. B. die Sitzhaltung im LKW, können auch zu Reizen führen, die einen dauerhaften negativen Einfluss und zu einer Grundreizschwelle führen. Diese Grundreizschwelle hebt das System schon an und es kann leichter aktiviert werden, wenn zusätzliche weitere kleine Einflüsse einwirken.

19.2.3 Ursachen-Symptom-Kette und Ursachen-Symptom-Schleife

Findet ein Einfluss auf den Körper statt, entstehen Ursachen und auch Kompensationen, die für Symptome verantwortlich sind. Werden diese Ursachen und Kompensationen, aber auch die Symptome, nicht behandelt, wandeln sich die Symptome zu Ursachen um, wodurch weitere, andere Symptome entstehen können. Dieses System kann so lange weitergehen, bis es mit dem eigentlichen Krankheitsbild scheinbar nichts mehr zu tun hat. Sie verbinden sich wie Kettenglieder. Es kommt zu einer Ursachen-Symptom-Kette.

Die Ursachen-Symptom-Schleife ist die häufiger anzutreffende Situation im Körper. Dabei werden die Ursachen durch die Symptome und die Reizantwort ständig neu getriggert. Sie aktivieren sich selbst.

19.2.4 Verstärkung der Ursachen

Um die Therapie besser zu strukturieren, kann man die Ursachen in Bereiche einteilen. Dabei sind die wichtigen, weniger deutlich sicht- oder bemerkbaren Ursachen dem ersten Rang zugeordnet. Ob eine Ursache des ersten oder des zweiten Rangs vorliegt, hängt von der Art der Entstehung ab.

Ursachen des ersten Rangs (oft nicht sichtbare oder spürbare Ursachen). Dazu zählen:

- Gelenkdepositionierungen
- Stoffwechselstörungen, z. B. Morbus Crohn
- Aktivierung des Sympathicus über äußere/innere Einflüsse, wie Arbeit

- Veränderungen des Gewebetonus, auch Muskulatur
- Lebensmittelunverträglichkeit

Ursachen des zweiten Rangs (vermehrt auffällig):

- Bewegungseinschränkung
- Schmerzen
- Ausweichbewegungen
- Hyper-/Hypotonus der Muskulatur

19.3 Gelenkdepositionierung und Tonus

Durch Gelenkverschiebungen/Gelenkdepositionierungen kommt es zu einer Dehnung der C-Fasern des Sympathicus und Reizeingang an den Mechanorezeptoren. Zur Sicherung des Gelenks und der Strukturen erhöht sich der umliegende Tonus des Gewebes.

Dabei können schon kleinste Veränderungen in den Gelenken und im Gewebe, selbst im Mikrometerbereich (µm), ursächlich sowie innerhalb der Behandlung ausschlaggebend sein. Durch minimale Verschiebungen kommen dauerhaft Reize ins System und es sinkt über die Steigerung des Tonus die Durchlässigkeit des Gewebes.

Tab. 5: Größentabelle zur Verdeutlichung, wie groß ein rotes Blutkörperchen ist

Größe	Abkürzung	Schreibweise kurz	Schreibweise lang
Millimeter	mm	10^{-3} m	1000 µm
Mikrometer	µm	10^{-6} m	1000 nm
Nanometer	nm	10^{-9} m	1000 pm

Der Durchmesser menschlicher Erythrozyten liegt bei 7,5 µm und sind damit zu groß, um die Kapillargefäße zu durchdringen

Die dadurch entstehende Mineralverschiebung und die minimalen Gelenkfehlstellungen haben eine negative reflexhafte Reaktion in der Formatio reticularis/Locus coeruleus zur Folge, die sich durch Veränderung der Stellreflexe, der Bewegungsabläufe und der Rezeptoren äußert.

Der Körper hat einen bestimmten persönlichen Aufbau, diesen gilt es in der Therapie so gut wie möglich wieder herzustellen, zu restituieren. Bei der Restitution steht die Wiederherstellung der persönlichen Norm im Vordergrund, die durch natürliche Art und Weise verlorengegangen ist. Diese Norm gilt es auch bei der Therapie zu beachten.

Der Aspekt der Annäherung von Klein-Vogelbach wird uns ständig begleiten. Ein Muskel kann keine optimale Kraft entwickeln, wenn die Gelenkpartner angenähert sind. [35] Dies wird uns meistens nur bewusst, wenn es um eine komplette Annäherung der Gelenkpartner geht. Dass sich das Phänomen auch zeigt, wenn es um Mikrometer geht, ist uns selten wirklich klar.

Patienten klagen häufig darüber, dass sie, obwohl sie Übungen machen, keine Kraft entwickeln. Dies kann mit den angenäherten Gelenkpartnern oder unbewussten schmerzhaften Gelenkdepositionierungen zu tun haben. Die Muskeln können bewusst angespannt und trainiert werden, eine reflektorische Anspannung und auch ein erhöhter Grundtonus bleiben jedoch aus, da der Muskel nicht in seiner optimalen Länge ist oder sich bei Anspannung der unbewusste Schmerz noch deutlicher im verarbeitenden System zeigt. Hier sei noch angemerkt, dass die funktionelle neurologische Reizweiterleitung über den Sympathicus gestört sein kann.

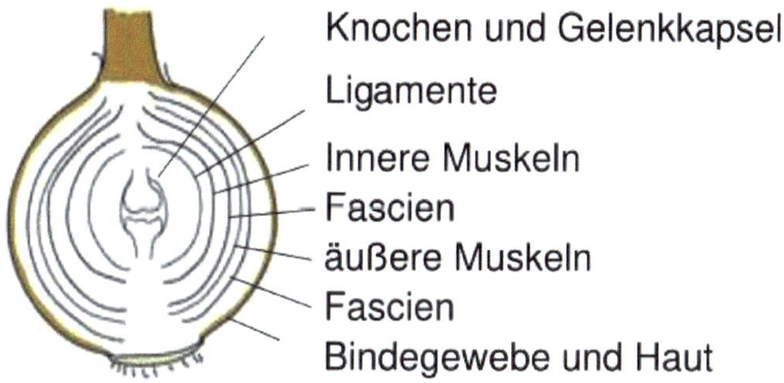

Abb. 47: Das Zwiebelsystem des Gelenks

Unser Körper hat verschiedene Schichten, um ein Gelenk zu stabilisieren, ähnlich einer Zwiebel. Der Körper stabilisiert zuerst mit den Ligamenten und den inneren Muskeln, danach mit den Fascien der inneren Muskelgruppen. Als nächste Schichten kommen die äußeren Muskeln und deren Fascien und danach stabilisiert er die Gelenke mit dem restlichen Gewebe. Indem es zu einer Repositionierung des Gelenkes kommt, werden die einzelnen Schichten von außen nach innen entlastet und im Tonus gesenkt.

Nehmen wir die Stabilisation durch die Muskeln weg, ohne das Gelenk zu repositionieren, müssen die anderen Schichten mehr leisten, was zu deutlich mehr Stress und Unterversorgung des Gewebes führt, da es nur durch eine Tonuserhöhung geht, die weniger Platz für Mineralien bietet. Dies sorgt eher für eine Zunahme der neurogenen Entzündung und zu Schmerzen, sowie für ein instabiles Gelenk.

Gelenkdespositionierung und die Reizantwort des Sympathicus können den Tonus erhöhen. Dabei muss zwischen dem Muskeltonus und dem Gewebstonus unterschieden werden. Verändert sich der Tonus in der Muskulatur, kann es zu einem Hypertonus, aber auch zu einem Hypotonus kommen. Es ist leider nicht festzustellen, welcher der beiden gerade die Probleme auslöst. Der Hypertonus, der die Gelenkpartner gegeneinander verzieht oder der Hypotonus, der keine Sicherung der Struktur geben kann?

Die Toni lassen sich in zwei Bereiche unterteilen:

1. Den Tonus der motorischen Afferenzen und Efferenzen
2. Den Tonus des Sympathicus

Der Sympathicus ist in der Lage, eine konstante statische Muskelkontraktion auszulösen, die wir ebenfalls als Hypertonus bezeichnen, jedoch eine andere Innervation hat. Bei der Therapie hat man in der Regel Kontakt zu zweiterem Tonus, da im Liegen behandelt werden sollte und über die Positionierung die Stellreflexe ausgeschaltet sind.

Um eine gezielte Therapie zu erreichen ist es wichtig, am Ende der Palpation den Normotonus des Patienten herausgefunden zu haben. Dabei ist hohe Konzentration gefragt, da schon kleinste Abweichungen vom Tonus für den Therapierverlauf von entscheidender Bedeutung sein können. Minimale Tonusveränderungen zeigen dem Therapeuten, ob er die richtigen oder falschen Restitutionsrichtungen, Gelenke oder Kommunikationspunkte gewählt hat.

Ohne ein Palpationsbild vom Normotonus können keine Aussagen in Bezug auf pathologische Verschiebungen von Gelenken oder Fehlhaltungen gemacht werden, da erst aus einem Vergleich des Muskeltonus auf eine solche pathologische Problematik zu schließen ist. So können Stellungen von Gelenken, die für den Therapeuten im ersten Blick als Fehlstellung interpretiert werden können, für den Patienten als normal gelten. Eine Aussage, ob eine Fehlstellung bei einer nicht optimalen Stellung eines

Gelenks vorliegt, ist somit immer nur mit dem Tonus des umliegenden Gewebes zu treffen.

Eine ungefähre Einschätzung des Normotonus gelingt am besten an Muskeln, die nicht direkt mit den Problemzonen in unmittelbarem Kontakt stehen. Diese können je nach Krankheitsbild von Patient zu Patient abweichen und sind individuell festzulegen. Dabei sind die Tonusbahnen zu beachten. Diese dienen nicht für eine Feststellung des Normotonus.

Hat man ein Gefühl für den persönlichen Normotonus den Patienten bekommen, werden die Muskeln im Seitenverhältnis von rechter und linker Seite verglichen, also z. B. M. trapezius pars descendens rechte und linke Seite oder auch der Gelenkverbund von Agonist und Antagonist. Das sind im oberen Bereich z. B. an der Schulter M. biceps und M. triceps.

Die Seitenvergleiche oder auch der Vergleich zwischen Agonist und Antagonist machen auch hier deutlich, wie die Gelenkverhältnisse sein könnten, außerdem können sie damit Anhaltspunkte liefern, ob eine Gelenkfehlstellung vorliegt. So wird zum Beispiel ein M. biceps überlastet, wenn ein M. triceps im Tonus zu niedrig ist, um das Gelenk aus seiner Funktion heraus zu stabilisieren und den Schulterkopf in der Pfanne zu zentralisieren. Um allerdings mit den Auswirkungen der unterschiedlichen Toni etwas anfangen zu können, muss der Therapeut über die physiologischen Bewegungsabläufe innerhalb des Gelenkes Bescheid wissen.

Bei der Palpation des Normotonus wird aber nicht nur der Tonus der Muskulatur, sondern auch der Tonus der Fascien und des Gewebes überprüft. Deshalb ist ein weiterer Aspekt, der bei der Palpation zu klären ist, ob eine Bündelbildung der Muskulatur aufgrund des erhöhten Tonus der Muskulatur selbst vorhanden ist oder ob sich diese im Zustand des Normotonus befindet und aufgrund des erhöhten Tonus der Fascien eine Bündelung in Makkaronistränge vorliegt.

Ist der Tonus der Fascie und des Gewebes so hoch, dass die Muskeln in Bündel, zum Teil auch in Makkaronistränge gedrückt werden, kann davon ausgegangen werden, dass die vorliegenden Schmerzen zu einem Großteil von der daraus resultierenden Ischämie herrühren.

19.4 Restitution

Die Restitution ist eine Kombination aus der manuellen Bewegung der Gelenkkörper zueinander und der Beeinflussung der Mechanorezeptoren des Sympathicus. Damit wird die Regulation des Systems über die Reflexbögen positiv beeinflusst.

Dieses Zusammenspiel erreicht eine Tonuskorrektur, sodass eine weitere Restitution über die manuelle Bewegung erreicht werden kann. Kann der Körper durch die leichte manuelle Bewegungsrichtung in die Restitutionsposition nicht zu einer Tonussenkung veranlasst werden, kann es daran liegen, dass ein anderer Haupteinflussbereich noch nicht korrigiert wurde, ein Nebenbereich noch zu aktiv ist oder die Restitutionsrichtung nicht optimal getroffen wurde.

Ist dies der Fall, ist eine Behandlung mit mehr Druck nicht sinnvoll und eine Anpassung der Richtung ist die erste Maßnahme. Als nächstes muss dann die die Ursachen-Folge-Kette herausgearbeitet werden.

19.5 Behandlungsrichtung

Die Behandlungsrichtung der Rotation ist im gesamten Körper gleich. Sie folgt dabei den Bindegewebszügen der äußeren Haut, in der auch die Mechanorezeptoren enthalten sind. Dabei zieht sich eine Seite am Rücken und Becken nach posterior, der Arm und das Bein in die Außenrotation. Die kontralaterale Seite zieht sich am Rücken und Becken nach anterior, der Arm und das Bein in die Innenrotation. Nimmt man die Rippen mit, so ziehen die sich im ersten Fall in die Einatemstellung und im zweiten Fall in die Ausatemstellung. Die Behandlungsrichtung entspricht somit nicht dem Befund, sondern geht in die konträre Richtung.

Kommt es jedoch bei der Behandlung zu Schmerzen, obwohl die gesamte Hauptrichtung eingehalten wird, handelt es sich um einen Oberbefund, der zuerst behandelt werden muss und z. T. nach wenigen Minuten verschwindet. Erst danach kann der eigentliche Befund mit der eigentlichen Befundrichtung behandelt werden. Auch eine Skoliose kann diesen Befund verändern.

Ein Vergleich der Behandlungstaktik kann mit dem Diskussionsverhalten gezogen werden. Möchte man jemanden von seiner Meinung überzeugen, geht dies entweder recht leicht und der Gegenspieler akzeptiert die Argumente sofort, oder er reagiert mit Gegenargumenten. In diesem Fall sind kleine Schritte nötig und manchmal ist es auch hilfreich, erst mal zuzustimmen und dann langsam in kleinen Häppchen von den eigenen Argumenten zu überzeugen.

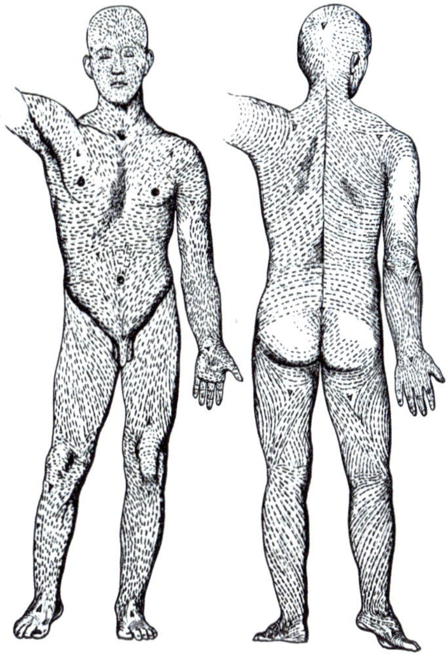

Abb. 48: Bindegewebszüge der Haut. Aus: [62, S. 936]

19.6 Dehnen

Ein anderer wichtiger Punkt ist Restitution und Bewegung am Gelenk, bei der es zwangsläufig zu „Dehneffekten", sprich Verlängerung des Muskels, kommt.

Die Druckrichtung, mit der in eine Richtung gearbeitet wird, sollte genauestens beachtet werden. Denn gemäß der Studie über die Effektivität des statischen und dynamischen Dehnens beim Fußball von Amiri-Khorasani und Kellis kommt es bei statischer Dehnung von 90 Sek. zu einem 24-stündigen Reflexabfall der Muskulatur. [2] Gehen wir jetzt also 90 Sekunden aufgrund der Restitution in die Dehnung (Verlängerung durch

Rotation entgegen der Zugrichtung des Muskels) an den WK oder an den anderen Gelenken, ist es nicht auszuschließen, dass wir die schützende oder pathologische hypertone Muskulatur in eine Entspannung dehnen und damit sämtliche Aussagekraft über Zusammenhänge verlieren. Um dies zu vermeiden, sollten alle Restitutionen deutlich unter 60 Sekunden stattfinden und mit wenig Druck, da ein Arbeiten und Restituieren über die Mechanorezeptoren und nicht über die Spindelfasern erfolgen sollte.

Generell sind Dehnungen nicht immer eine glückliche Wahl. Kommt es durch die Gelenkdepositionierung zu einem pathologischen Hypertonus, um das Gelenk zu halten, ist eine Dehnung der Muskulatur nicht immer sinnvoll, da dadurch der zusätzliche Schutz weggenommen wird. Hinzu kommt ein unkontrolliertes Ziehen an der Muskulatur, die im Hypertonus ist und statisch hält. Eine Dehnung kann dabei einen strukturellen Schaden am Muskel oder eine weitere Depositionierung der Gelenkpartner begünstigen und im schlimmsten Fall auslösen.

Auch bei Patienten, die viel Sport machen, ist das Ergebnis dieser Studie relevant. Wird abends die Muskulatur gedehnt und morgens gejoggt, ist die Muskulatur nicht in der Lage, aufgrund des niedrigen Tonus eine schützende Funktion auszuüben.

19.7 Krampfbehandlung

Einige Patienten leiden unter Krämpfen. Selbst während der Behandlungseinheit kann es zu Krampfbildungen in den Beinen kommen, da sich die Konzentration der Elektrolyte verändern kann. Durch die Tonussenkung kommt es zu einer Steigerung des Volumens mit Abnahme der Konzentration an Mineralien. Aufgrund dieser Verschiebung in den Bereich der Unterversorgung kann es zu Krämpfen kommen. Verkrampft sich der Patient beim Liegen, kann es ebenfalls aufgrund des gesenkten Durchflusses zu einer Durchblutungsstörung kommen. In solch einem Fall ist die erste Maßnahme, die SRP 3 + 4 zu drücken und die Muskulatur und das Gewebe im Tonus zu senken, wodurch die Durchblutung der Beine wiederhergestellt wird.

Liegen solche Krämpfe noch nach einer Therapie vor, ist eine orale Gabe von Natriumchlorid indiziert, siehe Abschnitt 13.4 Substitution ab S. 197.

Vor der nächsten Therapie sollte der Patient 1x pro Tag eine Brühe trinken oder 4 Salzstangen lutschen, um das Gewebe für die nächste Sitzung ausreichend zu „laden". [42]

19.8 Schmerzen

Die Therapie sollte möglichst im schmerzarmen Bereich stattfinden. Einmal, um den Sympathicus nicht zusätzlich durch Aktivierung der Nozizeptoren zu steigern, aber auch, um die reflektorischen Muskelspannungen nicht zu erhöhen.

Es gibt auch Patienten, die über einen „Wohl-weh-Schmerz" berichten. Dieser ist erlaubt und sorgt dafür, dass einerseits negative Reize ausgeschaltet werden, aber andererseits auch die richtige Richtung gefunden wurde.

Eine positive Reaktion bei den Schmerzpunkten und den Muskelverspannungen in Form von Verbesserung der Schmerzempfindlichkeit bei Druck oder Entspannung tritt umgehend nach einer Restitution eines beeinflussenden Faktors ein. Somit ist dies gleich eine Rückmeldung für den Behandler, ob einer der richtigen Punkte gefunden wurde.

Die schmerzarme Behandlung gelingt jedoch nur, solange sich der Körper nicht in einem massiven Nahrungsdefizit auf Mineralien- und Vitaminebene befindet. Andernfalls kann es häufiger zu brennenden Schmerzen an den Nervenenden im Rückenbereich und den SRP´s kommen. Diese Reaktion darf nicht mit der Schmerzhaftigkeit der falschen Rotationsbewegung verwechselt werden!

Schwierig wird dies, wenn die Schmerzhaftigkeit der Behandlung entgegengesetzte Wege zum eigentlichen sichtlichen Befund einschlägt, nämlich dass die Wirbelkörper oder das Becken eine schmerzfreie Position in der Richtung finden, in der sie pathologisch verdreht sind.

19.9 Anbehandlung

Bei der Anbehandlung handelt es sich um eine Befundart, die innerhalb der Therapie immer wieder Anwendung findet. Dabei behandelt man ein Gelenk nur wenige Sekunden und testet mit der anderen Hand den

Tonus, der verändert werden soll. Diese Möglichkeit dient dazu, die einzelnen Reflexbögen und Ursachen-Symptom-Ketten herauszufinden. Eine konkrete Abgrenzung zwischen Ursachen und Symptomen gibt es bei vielschichtigen Problemen häufig nicht mehr, was eine Anbehandlung jederzeit erfordern kann.

19.10 Dauer der Therapieeinheit

Die Dauer einer Therapieeinheit liegt in der Regel zwischen 20–35 Minuten. In einigen Fällen, bei schlecht versorgten Personen (allgemein hoher Tonus und lang andauernde Probleme), ist über eine Dauer von nur 10 Minuten nachzudenken. Auch nach 10 Minuten wurde bei diesen Personen Effektivität und Nebenwirkungen beobachtet. Somit hängt die exakte Dauer vom Patienten ab und sollte nicht überschritten werden, da sonst die Auswirkungen zu stark werden. Bei Sportlern kann eine deutlich längere Einheit in Betracht gezogen werden, da der Körper durch die bessere Ernährung mehr Veränderung verkraften kann.

19.11 Therapieablauf

Es wurde schon im Abschnitt 19.9 „Anbehandlung“ deutlich, dass der Therapieablauf mit der Befundung/Palpation einhergeht und die ganze Zeit andauert.

Da auch alte Verletzungen Probleme auslösen können, ist eine sorgfältige Anamnese wichtig. Da diese jedoch Zeit nimmt, verändert sich der Therapieablauf in der Vermischung von Inspektion und Anamnese, sowie Anamnese und Befundung.

Da alles zusammenspielt, ist eine Trennung zwischen Inspektion, Palpation mit Befundung, Anamnese mit Überprüfung der Auswirkungen, sowie der Therapie kaum möglich. In dem Augenblick, wo man palpiert und befundet, kann sich der Tonus ändern. Für eine Befundung muss ich den Tonus verändern, um einen genaueren Einblick in die Problematik zu bekommen. Eine Veränderung des Tonus bedeutet sofort: Therapie.

Kapitel 20

Praktische Therapieansätze

20.1 Überblick über die Toni im Körper verschaffen

20.1.1 Palpation in Rückenlage

Dazu liegt der Patient entspannt mit einem leichten Kissen unter dem Kopf und erhöhtem Kopfteil, die Knie sind mit einer Rolle unterlagert. In der Position werden die Kommunikationspunkte abgegangen, den Bauchbereich und die Schultern.

20.1.2 Palpation in Bauchlage

Nach der Palpation in Rückenlage legt such der Patient im Allgemeinen so auf den Bauch, dass der Kopf in Neutralstellung gleichmäßig gelagert werden kann. Die Beine werden mit Hilfe einer Rolle unter den Füßen ebenfalls gleichmäßig gelagert. In dieser Position werden die pathologischen Grundverspannungszüge, die durch den Sympathicus ausgelöst werden, am sichtbarsten.

Der Kopf sollte sich in einer bequemen Neutralstellung befinden. Die Arme sind, wenn möglich, in 90° Schulterflexion nach ventral auf Armunterlagen abzulegen. Ist dies unangenehm oder aufgrund der Bank nicht möglich, können sie neben den Körper gelegt werden. Wichtig ist, dass die Arme während der Behandlung in gleicher Position liegen bleiben. Die Beine werden mit einer Rolle auf Höhe der Sprunggelenke unterlagert.

Wurden die Kommunikationspunkte in Rückenlage nicht befundet, kann dies auch in der Bauchlage erfolgen. Dazu können die sympathischen Reflexpunkte abgegangen werden.

Sichtbefund: Bei starken Problemen kann es in Bauchlage zu einer Verdrehung des Patienten kommen. So kann sich z. B. die linke Beckenseite heben, da der M. iliopsoas aufgrund der Schutzspannung nicht entspannen kann. Dieser Sichtbefund kann helfen, aber auch irritieren und muss immer mit dem Palpationsbefund kontrolliert werden.

20.1.2.1 SRP 1+2

Wie bei den unteren SRP wird die Empfindlichkeit getestet und geschaut, welche der SRP aktiv sind. In der Regel ist SRP1 der empfindlichere und der allgemeine Hauptpunkt.

20.1.2.2 SRP 3+4

Hier wird die Schmerzempfindlichkeit getestet. Dabei wird die Menge des Drucks, die benötigt wird, um einen Schmerz auszulösen, abgespeichert, um während und nach der Behandlung festzustellen und deutlich zu machen, dass eine Besserung eintritt.

20.1.3 Ablauf der Tonusprüfung

Der Ablauf der Tonus- und der Rotationsprüfung erfolgt immer in der gleichen Reihenfolge:

- Becken – SIPS
- LWS
- BWS
- HWS
- Kopfgelenke
- Schultergürtel

20.2 Schädelknochen

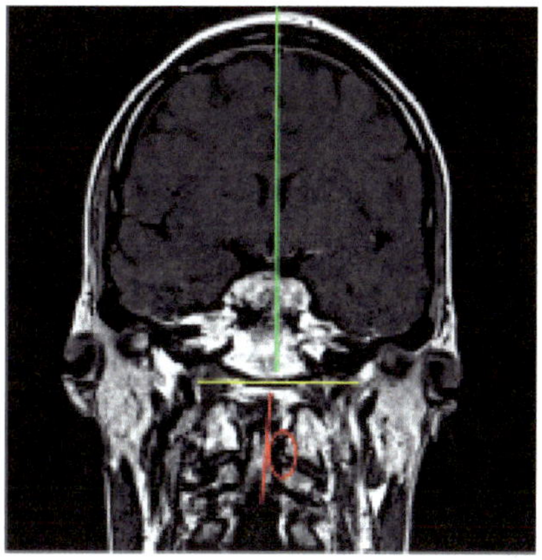

Abb. 49: Kippung und Rotation der oberen Kopfgelenke. Die Hilfslinien zeigen eine Depositionierung gegenüber den Schädelknochen auf. Im roten Kreis zeigt sich eine Rotation des 2. WK. Befund konnte über Palpation und Behandlung bestätigt werden.

Beim Befunden der Schädelknochen helfen die Processus mastoidei. Es wird überprüft, welcher von den beiden weiter ventral bzw. weiter dorsal steht. Diese zeigen an, ob die beiden Hälften gegeneinander verdreht sind. In der Regel ergibt sich eine Übereinstimmung zum Grundbefund der allgemeinen pathologischen Rotationsrichtung der WS. Würde beim Befund festgestellt, dass die Processus mastoidei verschoben sind oder der Patient Probleme mit dem Gebiss bestätigt, sollte die Beweglichkeit der Schädelknochen längs der Sutura sagittalis wiederhergestellt werden. Bewegliche Schädelknochen in den unechten Gelenken sind nicht nur für die Funktion der Muskulatur im Bereich des Nackens wichtig, sondern auch, um der Muskulatur die Koordination für ein entspanntes Sprechen zu ermöglichen. Auch sollte an die Reizweitergabe der Dura mater encephali an das System gedacht werden.

Die Mobilisation kann sowohl in Bauchlage als auch im Sitzen erfolgen.

Ungleiche Position der Processus mastoidei In der Bauchlage hakt ein Finger, seitengleich zum Befund, von ventral an den Processus mastoideus und auf der anderen Seite der Daumen von dorsal am Processus an. Nun werden mit minimalem Druck die Processus gegeneinander „bewegt“. Als Alternative kann man auch am Os occiptale und am Os frontale entsprechend der Richtung eine Verschiebung entlang der Sutura erreichen. Dieser Griff ist in der Regel nicht so schmerzhaft wie der an den Processus.

Auch hier kann es zusätzlich vorkommen, dass eine reine Bewegung nach ventral oder posterior nicht ausreicht und eine leichte Rotation mit indiziert ist.

Für eine leichte Mobilisation der Schädelknochen in Längsrichtung, um die Muskulatur des Kopfes und die Kaumuskulatur zu entspannen, werden die Processus zwischen Daumen und Zeigefinger genommen und mit leichtem Druck abwechselnd nach ventral und dorsal „bewegt“.

Diese Mobilisierung ist besonders bei Schienenträgern wichtig, da durch die Oberkieferschiene die Schädelknochen in ihrer Beweglichkeit gehindert werden und es dadurch zu Ischämien der Schädelmuskulatur oder Statikproblemen, die nach unten weitergegeben werden, kommen kann.

20.3 Obere Kopfgelenke

Die Stellung der Kopfgelenke ist aufgrund erhöhter Muskeltoni und der Schmerzhaftigkeit nicht leicht zu überprüfen. Der Atlas kann über die Processus transversi überprüft werden. Die Processus transversi des Atlas liegen anterior und etwas caudal vom Processus mastoideus. Die Überprüfung allerdings erfordert Übung, weil die minimalen Veränderungen der Stellung über den Fingerpositionsvergleich herausgefunden werden müssen. Fingerpositionsvergleich heißt, der Therapeut muss die Position seiner Finger vergleichen. Welcher Finger liegt mehr posterior und welcher mehr anterior, welcher liegt mehr lateral und welcher mehr medial?

Durch die erhöhte Sensibilität empfiehlt es sich, mit dem Patienten zusammenzuarbeiten und auf die Schmerzen Rücksicht zu nehmen. Eine schmerzarme Behandlungsrichtung ist vorzuziehen.

20.4 Restliche HWS

Die Besonderheit der HWS ist, dass sich im Bereich der Kopfgelenke und an den Austrittsstellen der Nerven für die Muskulatur der Arme auch die Austrittsbereiche des N. accessorius befinden. Das bedeutet, dass von C3–C5 ein Großteil der sensiblen Bereiche des autonomen Nervensystems liegen, was bei einer Reizung neben den Armen auch bis in die Beine strahlen kann. Eine Restitution nur der oberen Kopfgelenke ist durch diese Tatsache selten ausreichend.

Die weiteren Wirbel der HWS werden ebenfalls, wie die Kopfgelenke, über die Dornfortsätze und die Processus transversi in ihrer Position miteinander verglichen. Dabei müssen die gleichen Fragen beantwortet werden wie beim Atlas.

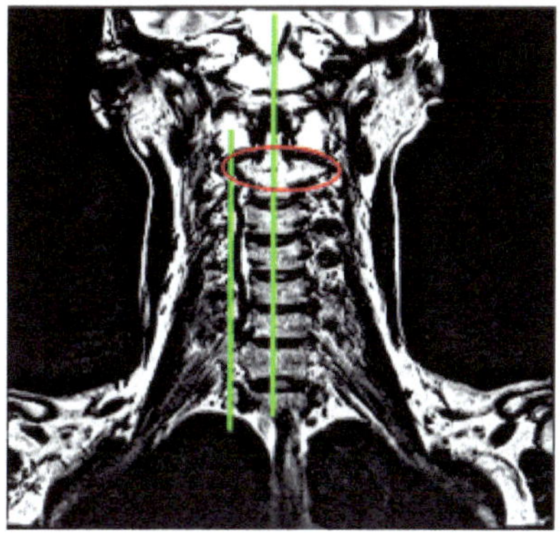

Abb. 50: Gelenkdepositionierung entlang der HWS mit Lateralflexion und Rotation (siehe roter Kreis).

- Welcher Processus transversus steht mehr lateral und welcher mehr medial?
- Wie stehen die Dornfortsätze zueinander?
- Welcher Dornfortsatz steht mehr anterior und welcher vermehrt posterior?
- Welcher Dornfortsatz ist mehr nach rechts rotiert und welcher mehr nach links?
- Gibt es eine Lateralflexion oder eine Translation zur Seite? Wird die Lateralflexion durch die Rotation ausgelöst?

20.4.1 Restitution der HWS nach ventral

Ist ein Wirbelkörper der HWS nach dorsal gerutscht, so muss er zurück nach ventral restitutiert werden. Da es im Liegen im Bereich der HWS keinen Gegendruck gibt, müssen die Wirbelkörper selbständig als Gegenlager festgehalten werden. Dazu werden mit den Fingern die Wirbelkörper an den Tuberculi posteriores fixiert, sodass der einzelne Wirbel, mit leichtem Druck auf dem Processus spinosus, nach ventral rutschen kann.

20.4.2 Restitution der HWS nach dorsal

Stehen die Wirbel zu weit nach ventral, müssen sie nach dorsal restituiert werden. Dazu werden die Wirbelkörper, wie bei der Restitution nach anterior, am Tuberculus posterior mit den Fingerbeeren gehalten und locker nach posterior gezogen.

20.4.3 Restitution der Rotation der HWS

Der Therapeut steht dabei auf der ipsilateralen Seite, hakt die Finger an den Tuberculum posterior und den Daumen auf der gleichen Seite lateral an den Pocessus spinosus an und rotiert aus der Fehlstellung die Wirbelkörper in die Normposition.

20.4.4 Restitution der HWS spezial

Durch Operationen wird oft die HWS depositioniert, sodass eine Restitution nach einer OP unumgänglich ist.

Durch Extensions- oder Flexionstraumata oder chronische Extensions- oder Flexionshaltungen kommt es nicht nur zu einer Depositionierung nach ventral oder posterior, sondern oft zu einer zweidimensionalen Depositionierung, die auch eine Kippung um die Transversalebene integriert.

Bei einer Restitution des Flexionstraumas ist hier eine Kombination von ventral – caudal – anterior. Das bedeutet, den gesamten WK nach ventral, leichter Schub nach caudal – mit minimalem Druck auf die caudale Kante des WK nach anterior.

Bei der Restitution des Extensionstraumas ist eine Kombination von posterior – cranial – anterior zu empfehlen. Das bedeutet konkret, den gesamten WK nach posterior zu ziehen, leichten Schub nach cranial zu geben und mit minimalem Druck auf die craniale Kante des WK nach anterior. Alternativ ziehen die ventralen Finger die untere Kante des Wirbelkörper nach posterior.

Wurde im Befund eine veränderte Sprache festgestellt, ist eine Überprüfung der entsprechenden Muskeln zum Zungenbein und zum M. constrictor vorzunehmen. Dazu empfiehlt es sich, mit dem Daumen auf den Processus spinosus C2/Tuberculum posterior von C1 zu gehen, mit dem Zeigefinger auf den Tuberculum transversus C1 oder C2 sowie mit dem Mittelfinger auf M. myelohyoideus, M. digastricus oder M. constrictor. Gegebenenfalls kann der Ringfinger noch auf den M. omohyoideus oder M. sternohyoideus gelegt werden. Mit solch einer Fingerhaltung kann nun die Bewegung der WK und die darauffolgende Reaktion der Muskulatur gleichzeitig überprüft werden. Erfolgt keine Reaktion, ist die Fingerhaltung mit der Hand beizubehalten und mit der zweiten Hand eine Anbehandlung an anderen Bereichen, vorwiegend LWS, durchzuführen.

20.5 Wirbelkörperstellung im Bereich BWS und LWS

Während der Wachstumsphase entwickelt sich aufgrund verschiedener Einflüsse die Wirbelsäule sehr individuell und eine Wirbelkörperverschiebung kann deutlich auffallen. Jedoch stellt sich immer die Frage, ob Verschiebungen im persönlichen Normbereich liegen oder ob es sich um pathologische Veränderungen handelt. Dies kann nur durch den Tonus deutlich werden, denn eine Normstellung braucht keinen pathologischen Haltetonus. Somit gilt es, die Dornfortsätze und damit die Wirbelkörper in der Stellung zu kontrollieren. Denn die Richtungen der Fehlstellungen lassen sich an den Dornfortsätzen und ihrem Bezug zueinander erkennen. Die Wirbelkörperstellungen können in der BWS und in der LWS unterschiedliche Verschiebungen aufweisen. Je nach Stauchung können diese Wirbelkörper zusammengeschoben werden, sodass sie keilförmig zueinanderstehen, als wären Waggons von einem Zug entgleist.

Neben der Stellung werden in den einzelnen Segmenten Muskeln der tiefen Schicht, wie z. B. die Mm. rotatores oder die Mm. interspinales lumborum im Tonus überprüft. Über den erhöhten Tonus lässt sich feststellen, ob die Fehlstellung des Wirbelkörpers pathologischer oder physiologischer Natur ist. Dadurch findet eine Kontrolle statt, die die Zuordnung von Fehlstellungen bestätigt.

Ein Feedback über die Schmerzqualität bei Behandlung zeigt die Richtung für die Restitution auf. Ist dieser Schmerz angenehm oder gar nicht vorhanden, im Gegensatz zum Druck zur kontralateralen Seite, ist dies die richtige Position.

Bei der Behandlung ist es meistens angenehm, mit dem Handballen zu arbeiten. Allerdings sollte darauf geachtet werden, dass nur der Bereich behandelt wird, der auch die Probleme hat. Ist dies mit dem Handballen nicht gegeben, muss zwangsläufig der Daumen oder ein anderer Finger eingesetzt werden. Aus eigenem Schutz sollte beim Daumen darauf geachtet werden, dass er so gehalten wird, dass seine komplette Gelenkfläche den Druck abfedert, dazu eignet sich die Nullstellung des Gelenkes. Die Opposition, „close-packed-position“ nach Mc Conaill, ist zu vermeiden, da alleine in dieser Position schon von Natur aus der größte Gelenkdruck besteht. [33] Die Rotation des Wirbelkörpers wird über die eigene Körperbewegung eingeleitet. Ist die Rotation zu wenig, hilft die andere Hand mit einem senkrechten und rotierten Griff mit.

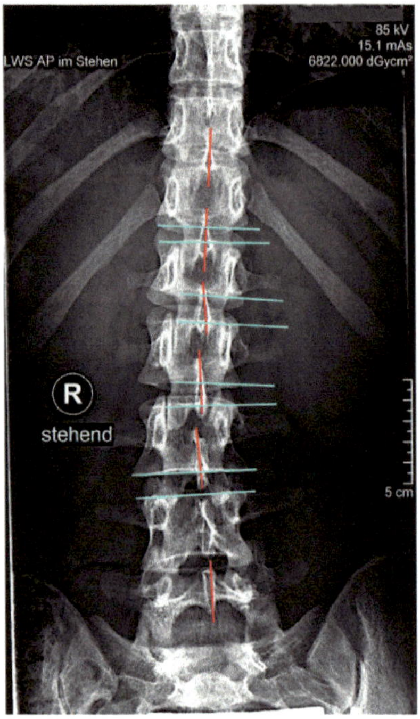

Abb. 51: Kippung von LWK mit Rotation, sodass Reize ins System gelangen und eine muskuläre Ansteuerung stören. Häufiges Umknicken war die Folge.

Wenn der Sympaticus gesenkt wurde, ist gewöhnlich wenig Kraftaufwand erforderlich. Somit ist eine langsame Herangehensweise indiziert, um eine länger anhaltende, bessere Stellung des Wirbelkörpers zu gewährleisten.

Nicht alle Verschiebungen sind deutlich zu spüren. So können minimale Verschiebungen im μm-Bereich auftreten, die man nicht unmittelbar spürt, die aber genauso einen starken negativen Einfluss auf das System ausüben können wie deutlich spürbare Verschiebungen. Hierbei sind die Rückmeldungen des Muskeltonus von äußerst wichtiger Bedeutung.

20.5.1 Restitution der Rotation

Der Therapeut steht kontralateral zu der Seite, in die der Wirbelkörper gedreht werden muss. Der Daumen oder Finger liegt lateral am Processus spinosus an und drückt zur kontralateralen Seite. Der linke Daumen oder Finger liegt im Thoraxbereich auf dem Processus transversus bzw. im Lumbalbereich auf dem Processus costalis und drückt den Wirbelkörper sanft nach ventral. Diese Position wird ungefähr 20–30 Sekunden gehalten. Es werden so viele Processus spinosi wie nötig behandelt.

20.5.2 Restitution nach ventral

Ist ein kompletter Wirbelkörper auffällig nach dorsal verschoben, so sollte er mit einem Finger während der Rotationsrestitution gleichsam nach ventral geschoben werden. Eine Kombination aus Rotation und Verschiebung nach ventral ist deshalb sinnvoll, da er nicht in seiner ursprünglichen Position ist und in der Regel erst die Rotationrestitution den Weg für die Bewegung in die Normalstellung frei gibt.

Am besten liegt dafür der Zeigefinger mit seiner Phalanx I + II am Processus spinosus des Wirbelkörpers an und drückt diesen für die Rotation zur kontralateralen Seite. Der Daumen liegt genau über dem Processus spinosus, sodass der Druck des Daumens den Wirbelkörper nach ventral schieben kann. Gleichzeitig liegt, wie bei der Restitution der Rotation, der andere Finger auf dem Processus transversus bzw. costalis und drückt den Wirbelkörper ebenfalls nach ventral.

20.5.3 Restitution nach dorsal

Dies ist zugegebenermaßen eine Herausforderung, da man nicht mal eben überall von ventral Druck ausüben kann. Hier haben sich zwei, drei Möglichkeiten gezeigt, die recht gut sind.

Die erste ist, am unteren Teil des Processus spinosus anzusetzen und den Druck nach caudal zu richten, um den Wirbelkörper wieder aufzurichten und nach dorsal zu holen.

Bei einigen Patienten gibt es die Möglichkeit, über die Rippen von ventral sanften Druck auszuüben, um mit Hilfe der Rippengelenke an den Wirbelkörper eine Verschiebung zu erreichen.

Die letzte Möglichkeit geht nur im unteren BWS-, LWS-Bereich. Dort kann man bei einigen Patienten wirklich von ventral an den Wirbelkörper gehen und diesen in die entsprechende Richtung drehen und positionieren. Dabei ist zu beachten, dass der Therapeut durch die Drehung von Rückenlage in Bauchlage die Rotationsrichtung anpassen muss, denn es gilt das Links und Rechts des Patienten, nicht der Bank. Oft passiert es zu leicht, dass dann in die falsche Richtung gedreht wird, da man bei solch hoher Konzentration auf eine Richtung diesen Umstand vergisst. Man kann sich einfach merken: Die Druckrichtung zur Bank bleibt immer auf der gleichen Seite.

In einigen Fällen hat es sich gezeigt, dass es durch Herstellung des Normotonus an der Wirbelsäule zu einer körpereigenen Restitution des nach ventral gerutschten Wirbelkörpers kommt, d. h. der Wirbelkörper wandert automatisch durch die Behandlung am anderen Wirbelkörper nach dorsal in die Normalstellung.

20.5.4 Restitution bei Kippung um die Sagittalebene

Ein Wirbelkörper kann nicht nur rotiert oder nach ventral oder nach posterior verrutscht, sondern auch gekippt sein, sodass er „schräg" gestellt ist. Die obere Kante des WK neigt sich nach lateral, die untere zur kontralateralen Seite. Diese Kippung zeigt sich oft bei Stauchungen.

Liegt solche eine Kippung vor, sollte diese behoben werden, indem in der „Mitte" des Wirbelkörpers ein sogenannter Drehpunkt erdacht wird, um den es zu drehen gilt. Für diese Drehung setzt man die Finger entsprechend so an den Processus spinosus, dass er Impulse in die Gegenrichtung bekommt und sich „gerade" stellt.

20.5.5 Restitution bei Kippung um die Transversalebene

In einigen Fällen kann der WK auch mit dem cranialen oder caudalen Ende nach ventral gekippt sein. Dabei kommt Stress auf die Bandscheiben, sodass auch in dieser Richtung eine Entlastung herbeizuführen ist. Die Restitution in die „Extension" oder „Flexion" des einzelnen WK erfolgt wieder über den Processus spinosus. Für eine Aufrichtung setzt der Druck so weit caudal am Processus wie möglich an. Die Restitutionsrichtung erfolgt nach caudal-anterior (nach anterior nur die untere Kante des WK). Für eine „Flexion" des WK erfolgt der Druck so weit cranial am Processus spinosus wie möglich, die Richtung des Druckes ist cranial-anterior (nach anterior nur die obere Kante des WK).

20.6 Sacrum

Das Sacrum kann in der Regel vernachlässigt werden, da es bei akuten Fällen nicht so große Auswirkungen auf den Erfolg der Therapie hat und es mit den Alae ossis ilii zusammen restituiert werden kann. Auch dies ist jedoch abhängig vom Patienten und eine Kontrolle ist unumgänglich. So kann durch einen Energie-Input das Becken auf einer Seite nach proximal gestaucht sein, rotiert nach ventral oder gekippt durch einen Sturz auf das Os coccygeum.

20.7 Os coccygeum

Das Os coccygeum ist wichtig für die Behandlung und sollte, wenn möglich, in die Behandlung mit eingebunden werden. Dabei gilt es, die Rotation entsprechend der restlichen Wirbelsäule und eine Kippung infolge eines Sturzes zu restituieren.

20.8 Ala ossis ilii – Becken

20.8.1 Spina iliaca posterior superior – SIPS

Als erstes findet immer eine Überprüfung der beiden SIPS statt. Dabei wird überprüft, welche Spina weiter nach cranial und welche weiter nach caudal verschoben ist.

Für eine Kontrolle kann die Struktur und die Lage des Beckenringes dienen. Dabei kann man die Höhe der Stellung des Beckenkamms zu Hilfe nehmen. Jedoch besteht immer eine große Gefahr von Fehlerquellen, um diese zu minimieren sind folgende Punkte zu beachten:

- Durch eine stärkere Verschiebung kann eine der SIPS nicht mehr eindeutig zu spüren sein und der Therapeut tendiert zur SIPI (Spina iliaca posterior inferior) und vergleicht diese mit der SIPS der anderen Seite. Dies kann trotz der Bauchlage leicht passieren und sollte wirklich geübt werden. Deshalb immer die Rotation des Beckenkammes ebenfalls mit einbeziehen. Auch ein Überprüfen der SIAS (Spina iliaca anterior superior) kann diese Fehlerquelle korrigieren.
- Eine weitere Fehlerquelle ist der Betrachtungswinkel. Da der Patient nicht direkt vor einem steht, sollte der Therapeut sich – soweit es geht – über den Patienten beugen, um senkrecht auf die Finger schauen zu können. Dabei ist zu beachten, dass nicht nur getestet wird, welche SIPS cranialer, bzw. caudaler steht, sondern ob sie auch nach anterior oder posterior verschoben ist. In der Regel ist dies für die Therapie unwichtig, doch auch hier gibt es Patienten, bei denen diese Verschiebung vorkommt und sie alleine ausschlaggebend für die Therapie ist.
- Um den Befund am Becken zu verifizieren, ist eine Kontrolle der LWS und der HWS sinnvoll.

Aus diesen Fehlerquellen ergibt sich, dass eine gute Inspektion der „Hose“ am Anfang ausschlaggebend sein kann. Dabei wird geschaut, liegt die Hose am Oberschenkel an und, wenn ja, bei welchem Bein. Daraus kann man schließen, dass das Becken auf dieser Seite, an der die Hose anliegt, weiter nach posterior gekippt ist, als auf der anderen Seite.

Diese Beobachtungen zusammen ergeben später bei schwierigen Patienten ein eindeutigeres Bild der Beckenverschiebung.

Zusätzlich werden die Ligamente, die Fascie, auf ihre Spannung und Form, wie Makkaronieigenschaft, im Bereich Becken-Wirbelsäule überprüft.

20.8.2 Beckenrestitution

Bei der Beckenrestitution ist während der Behandlung die Schmerzfreiheit das oberste Gebot. In den meisten Fällen kann der Patient gut auf dem Bauch liegen. Sollte dies aber mal nicht der Fall sein, so muss die Behandlungsposition gefunden werden, in der sich der Patient wohlfühlt und man ohne Widerstand des Körpers arbeiten kann. Allerdings sollte dem Therapeuten bewusst sein, dass bei einer sitzenden oder sogar stehenden Position, selbst auf der Seite liegend, der Körper nicht komplett entspannt sein kann.

Deshalb sollte, um die Halte- und Stellreflexe auszuschalten, sofern es irgendwie möglich ist, die Behandlungsposition flach liegend sein. Eine Behandlung in Rückenlage ist zwar machbar, aber schwierig.

20.8.3 Restitution nach posterior

Patient liegt in Bauchlage Diese Restitution ist davon abhängig, inwieweit es zu einer Verschiebung kam und eine Restitution des Beckens benötigt wird oder sogar überflüssig ist. Bei der Restitution nach posterior hat sich Folgendes bewährt: der Therapeut steht auf der kontralateralen Seite des zu behandelnden Beckens, heftet sich am Beckenkamm an der SIAS an und zieht das Becken in einem leichten Bogen cranial-posterior und leicht zu sich herüber. Dabei kann er sich auch mit seinem Gewicht leicht „reinhängen". In dieser Position wird es gehalten und das Tonusverhalten mit der anderen Hand überprüft.

Patient liegt in Rückenlage Sollte sich der Patient in Rückenlage befinden, kann auch hier eine Restitution durchgeführt werden. Dabei hakt die Hand von caudal-ventral an die SIAS an und „dreht" diese im Bogen cranial-posterior nach hinten. Als Alternative kann auch das Bein als langer Hebelarm benutzt werden. Dies ist in der Regel für eine kontrollierte Restitution nicht ganz optimal und sollte nur als Hausaufgabe gegeben werden.

20.8.4 Restitution nach anterior

Häufig ist dies die bevorzugte Restitutionsrichtung, da die Ausführung recht einfach ist. Auch hier bietet es sich an, auf der kontralateralen Seite zu stehen.

Die Restitution ist recht angenehm für den Therapeuten. Er „stützt" sich mit der Hand auf die zu restituierende Beckenseite und schiebt diese nach cranial-anterior. Mit der zweiten Hand ist er dann frei, verschiedene

Gelenke gleichzeitig zu behandeln, um eine effektivere Beeinflussung des Sympathicus zu erreichen oder eine Tonusprüfung durchzuführen.

Nach einer oder beiden Restitutionen können die sympathischen Reflexpunkte auf Druckschmerz überprüft werden. Ist eine Besserung eingetreten, kann diese Behandlung, entsprechend der notwendigen Richtung, noch einmal wiederholt werden. In der Regel tritt eine Verbesserung ein, wenn schon bei der Tonusprüfung eines erhöhten Tonus eine Senkung festgestellt wurde.

20.8.5 Symphyse

Eine Symphysenrestitution ist von der Handhabung her einfach. Jedoch kann sie für den Patienten auch mal schmerzhaft, zum Teil sogar sehr schmerzhaft sein. Dies kann in der Folge zu einer Schutzblockade der Muskulatur führen, die weitere Restitutionen erschwert. Somit kann die benötigte Muskulatur nicht genug angespannt werden, um eine Restitution durchzuführen. Aus diesem Grund ist die Dosierung des Krafteinsatzes und die Druckzeit in diesem Fall äußerst wichtig.

Aufgrund der Position der Symphyse (Intimbereich) ist es heikel und nicht bei jedem Patienten möglich, eine Verschiebung zu palpieren. Eine prophylaktische Restitution ist somit bei jedem Patienten auch ohne Befund indiziert.

Um den Patienten nicht unnötig zu bewegen, bleibt er am besten in Rückenlage liegen und stellt beide Beine an. Der Therapeut überkreuzt die Hände, legt sie an die Knieinnenseite und gibt Druck nach außen, der Patient nach innen. Es geht dabei um die Anspannung der Adduktoren, diese ziehen die Symphyse bei entsprechend starker Anspannung in ihre normale Position. Je besser das Becken frei von verkrampfter Muskulatur ist, desto leichter können die Adduktoren die Symphyse korrigieren. Kann eine Symphyse nicht korrigiert werden, ist sie entweder nicht verschoben oder die pathologische Anspannung ist zu groß. Von einem weiteren Versuch mit mehr Druck ist abzuraten, da es auch an einer Schutzspannung liegen kann, die keine weitere große Anspannung der Muskeln zulässt.

Ob eine Symphyse korrigiert wurde, hört man in der Regel. Es kommt zu einem Knacken oder auch zu einem mahlenden Geräusch.

Ist kein Geräusch hörbar, wird in den nächsten zwei bis drei Behandlungen am Ende noch einmal ein Restitutionsversuch durchgeführt, um sicher zu sein, dass die Symphyse in ihre ursprüngliche Position zurückfindet, bzw. gefunden hat.

Oft erzählen mir Patienten, bei denen eine Restitution nicht erfolgreich war, dass es am nächsten Tag vorne an der Symphyse gestochen hat. Dies lässt sich dadurch erklären, dass der Rückenbereich gut vorbereitet wurde und durch eine Therapienachwirkung der Körper in der Lage war, die Symphyse selbst zu korrigieren.

Nach der Beckenkorrektur und Kontrolle der SIPS können die angegebenen Schmerzpunkte, meistens der SRP 1 und die SRP 3 + 4, wieder auf Empfindlichkeit überprüft werden.

20.8.6 M. Iliacus

Der M. iliacus ist in der Regel der Muskel, der als erstes palpiert wird, da er in der Fossa iliaca leicht zu finden ist und auch ein erstes Bild über den Zustand des Beckens gibt. Eine Verwechslung des Muskels mit Darm ist in der Regel ausgeschlossen, da er durch den hohen Tonus einen starken charakteristischen Wulst bildet.

Der Muskel kann mit Querfriktionen behandelt werden. Dazu geht der Therapeut vorsichtig an der Spina iliaca anterior superior (SIAS) entlang des Beckens in die Tiefe und versucht, langsam den Muskel im Tonus herunterzufahren. Dies gelingt entweder mit einer Massage quer zur Faserrichtung oder mit leichten schaufelartigen Bewegungen zur Wirbelsäule. Kommt es zu keiner Tonussenkung, können Depositionierungen bei den Wirbelkörpern, Alae ossis ilii oder dem Hüftkopf vorliegen.

20.8.7 M. psoas major und minor

Anschließend werden der M. psoas major und minor in Tonus und Struktur überprüft. Da die WS im Anschluss liegt, kann auch hier gleichzeitig eine Rotationsüberprüfung durchgeführt werden. Dazu wandert der Therapeut mit den Händen von der Beckenschaufel zur unteren Wirbelsäule und palpiert den Tonus entlang der gesamten WS.

Über den erhöhten Tonus und die Rotationsfehlstellung der WS können das Ganglion mesentericum inferius und Ganglion coeliacum beeinflusst werden, was zu minimieren ist. Der Therapeut versucht im Bereich der Dysbalancen den Psoas quer zum Faserverlauf zu massieren und die WS zu derotieren.

Die Massage kann schmerzhafter und unangenehmer als beim Iliacusanteil sein. Achtung! Auf die Richtung der Rotation achten, denn der Patient liegt nun in Bauchlage und nicht auf dem Rücken!

20.8.8 Massage mit zusätzlichen Handgriffen

Ist keine Tonussenkung des Muskels zu erreichen, sind folgende Punkte zu überprüfen:

- Beckenstellung, evtl. muss das Becken nach anterior oder posterior vorpositioniert werden.
- Ist die Kniestellung das Problem?
- Ist die Hüftstellung nicht korrekt?
- Ist die Schulter gut positioniert?

Während der einzelnen Kontrollen wird mit einer Hand gleichzeitig der Tonus des M. iliacus im Becken kontrolliert, um sofort ein Feedback über die Auswirkung der Maßnahme zu bekommen.

- Eine Vorpositionierung des Beckens kann entweder durch Druck der freien Hand nach posterior oder durch Kissen in Richtung ventral erfolgen.
- Knie in eine Rotation bringen
- Den Oberschenkel im Hüftbereich verändern
- Die Schulter nach distal positionieren

In einigen Fällen ist der M. psoas so stark verspannt, dass eine reine Massage kaum zum Erfolg führt. Um einen Erfolg zu gewährleisten, ist dann eine kombinierte Behandlung von Massagegriffen und gleichzeitiger Restitution der Wirbelkörper erforderlich.

Dazu liegt der Patient ebenfalls auf dem Rücken, eine Hand des Therapeuten geht von posterior an die Dornfortsätze der Wirbelsäule und deutet eine leichte Rotation an. Die zweite Hand liegt dabei auf dem M. psoas major und kontrolliert die Spannung. Die Rotations- und Kipprichtung der WK wird so lange verändert, bis sich der Tonus des Muskels zum Positiven entwickelt. Hat man die Position herausgefunden, so wird diese beibehalten und mit der anderen Hand der Muskel massiert.

20.9 Hüfte

Der Hüftkopf kann sich durch Energie-Input oder Tonuserhöhung der Strukturen im Bereich der Innenrotation oder der Außenrotation verschieben. Häufig ist der Tonus des M. iliopsoas durch die Gelenksicherung der Hüfte erhöht.

Neben der Restitution des Hüftkopfes mit Hilfe der Gegenrotation und Lösung des Hypertonus der Muskeln piriformis, gemellus superior und inferior, obturatorius internus und quadratus femoris, ist eine Schulung der intraarticulären Bewegung der Gelenkpartner durch aktiv-assistive Bewegungsabläufe sinnvoll.

Ein leichtes Training der Innen- sowie der Außenrotation in der Hüfte kann die Behandlung des Hypertonus unterstützen.

20.10 Knie

Die Therapie richtet sich nach der Ursache des Befundes. Liegt eine pathologische Fehlrotation mit Stress auf den Lig. collaterale tibiale vor, so kann diese unter Beachtung der Richtung der Bindegewebszüge restituiert werden. Dabei wird der Unterschenkel minimal in die Richtung rotiert, in der es in der Regel zu einer Entspannung der Muskulatur kommt.

Eine Überprüfung, um den Normotonus zu finden, erfolgt, indem man in die entgegengesetzte Richtung rotiert und gleichzeitig mit der anderen Hand die Oberschenkelmuskulatur palpiert.

In einigen Fällen ist gleichzeitig eine zusätzliche Therapiemaßnahme, z. B. an dem Art. tibiofibularis, erforderlich, um die Kommunikation zwischen diesen Punkten zu blockieren. Zur Unterstützung kann ein entsprechendes kinesiologisches Tape angelegt werden.

Sind auch die Coronary, Lig. collaterale tibiale, betroffen, so empfiehlt es sich, dort Querfriktionen anzuwenden, um eine Durchblutung und Ausschaltung der Nozizeptoren hervorzurufen.

20.11 Patella

Die Patella sollte bei Beugung in ihrem Gleitlager liegen. Gibt es bei der Befundung einen Hinweis, dass dies nicht der Fall ist, sollte dem nachgegangen werden. Dazu kann während der Flexion die Patella palpiert oder im Gleitlager, durch leichten Druck von lateral, gehalten werden. Stellt sich dann eine Besserung des Problems heraus, ist zu klären, ob die Depositionierung während der Flexion muskulär durch Hypertonus/Hypotonus, funktional durch schlechte Muskelinnervation, falsche Rotation des Knies aufgrund fehlender Muskeln oder aber auch knöchern hervorgerufen wurde. Dies gilt es dann zu behandeln und zu korrigieren.

20.12 Art. tibiofibularis und oberes Sprunggelenk

Am Art. tibiofibularis ist eine Massage in Form von Querfriktionen am Lig. collaterale fibulare und der Sehne des M. biceps femoris eine erste Maßnahme. Eine Mobilisation der Fibula in Richtung anterior – posterior kann ebenfalls einen ersten Erfolg bringen.

Eine Mobilisation beider Gelenke ist jedoch unumgänglich. Dabei sind die kombinierten Bewegungsrichtungen und die Gelenkfläche des Talus von anterolateral nach posteromedial, um einen Knorpelschaden zu vermeiden, zu berücksichtigen.

Des Weiteren ist eine Mobilisation mit der Kombinationsbewegung aus proximaler Richtung und Innenrotation indiziert, sowie eine Kombination aus distal und Außenrotation. Diese Kombinationsbewegung ist wichtig, um das obere Sprunggelenk in seiner vollen Beweglichkeit auszuschöpfen. Die Strukturen benötigen eine aktiv-assistiv funktionelle Hilfestellung, um diese Bewegungskombination auszuüben.

Das Ausmaß der Bewegung ist zu berücksichtigen, wobei es weniger auf ein möglichst großes Bewegungsausmaß ankommt, sondern eher um die Beweglichkeit und Flexibilität, die bei diesen beiden Gelenken im Vordergrund steht.

Nicht immer ist eine Mobilisation erfolgreich, da ein Teil der Kniemuskulatur außen in der Nähe des Art. tibiofibularis ansetzt und diese vom Becken kommt. Was bei einer Veränderung der Beckenstellung zu einem hohen Muskeltonus führt, der dann negativen Einfluss auf die Beweglichkeit des Tibiofibulargelenks ausübt.

Ein zusätzlicher Punkt, der beachtet werden muss, ist die Fehlstellung des Talus. Unterliegt dieser einer Gelenkdepositionierung, so muss er restituiert werden, um eine Entlastung der Syndesmose und die Beweglichkeit der Fibula zu gewährleisten.

20.13 Calcaneus mediale

Die Bearbeitung der neurogenen Entzündung steht im Vordergrund. Hilfreich ist auch die Entspannung des umliegenden Gewebes, vorwiegend der Lig. mediale [deltoideum], Pars tibiocalcanea und Lig. mediale, Pars tibionaviculare.

Die Maßnahmen stützen sich im Gewebe in erster Linie auf die Mechanorezeptoren, sodass mit Hilfe von Massagetechniken und Restitution des Sprunggelenks (siehe oberes Sprunggelenk) sich in kurzer Zeit ein Erfolg einstellen kann.

Zur Unterstützung des Systems kann dem Patienten auch empfohlen werden, Kompressionssocken zu tragen. Diese gibt es im Sportbereich mittlerweile wirklich als Socken und nicht als Kniestrumpf.

Eine sehr interessante Erscheinung ist das „Queen-Phänomen“. Dabei gehen die Füße oder ein Fuß durch den Hypertonus, aufgrund des gesteigerten Sympathicus, in eine Supination und bei Reduktion des Sympathicus mit einhergehender Reduktion des Hypertonus wieder in die Neutralstellung. Je nach Behandlungsort und Art kann diese Bewegungsabfolge mehrmals innerhalb der Therapie erfolgen, sodass es aussehen kann, wie das „Winken“ bei der Queen.

20.14 Zungenbein

Seitens der Therapie hat sich gezeigt, dass eine Tonus-Verbesserung des M. omohyoideus zu einer Verbesserung der restlichen Zungenbeinmuskulatur führt. Somit ist eine Restitution der Clavicula, des Sternums, der Rippe und der Scapula unumgänglich.

Zusätzlich können auch die Kopfgelenke und die Gebissstellung einen Einfluss haben und diese Situation verbessern bzw. die Zungenbeinmuskulatur Einfluss auf die Kopfgelenke haben, sodass eine Restitution der Gelenke nur mit Behandlung der Muskulatur erfolgreich ist.

Da der Körper zusammenhängt, sind Verbindungen zur unteren LWS und zum Sprunggelenk (durch Umknicken) zu beachten. Neben den Ausweichbewegungen durch ein immobiles Sprunggelenk kann der Umknickvorgang zu einer Gegenbewegung der HWS und der oberen Kopfgelenke führen, was eine Depositionierung der Gelenke mit Einfluss auf das Zungenbein zur Folge hat.

Um den M. omohyoideus im Tonus auszugleichen, empfiehlt es sich, den „Bruder“, an dem er entspringt, zu behandeln. Dies erfolgt über die Korrektur und Behandlung der Scapula und der Clavicula, mit dem der M. omohyoideus, venter inferior über Fasern verbunden ist. Hierbei ist zu empfehlen, eine Palpationshand zu haben und eine Behandlungshand, die das Schlüsselbein nach anterior oder posterior rotiert und die Scapula nach cranial oder caudal schiebt. Mit der Palpationshand wird während der Rotation über Beobachtung der Tonusveränderung die Richtung bestimmt, die dann die Behandlungsrichtung angibt. Auch die oben angegebenen kleinen Muskeln, wie der M. digastricus venter posterior, sorgen für eine Blockade der Kopfgelenke und müssen bei der Behandlung im Tonus überprüft und behandelt werden.

20.15 Restitution der ersten Rippe im Sitzen

Die Restitution der ersten Rippe darf nicht schmerzhaft sein. Um die Schmerzen bei der Restitution zu reduzieren und damit die Chance auf eine erfolgreiche Restitution zu erhöhen, ist es sinnvoll, den ersten Brustwirbel auf eine Fehlrotation zu überprüfen und zu behandeln.

Neben dem Brustwirbel sind auch die angrenzenden Wirbelkörper sowie die Clavicula und das Sternum zu restituieren, um die Situation der Muskeltoni zu verbessern und eine Restitution ohne Schmerzen (bzw. überhaupt) zu ermöglichen. Die Abwehrspannung im Bereich der ersten Rippe darf vom Therapeuten nicht unterschätzt werden. Kommt es schon bei leichtem Druck zu einer starken Schmerzreaktion, ist von einer Restitution abzusehen, da die Steigerung des Sympathicus zu groß ist.

Die erste Rippe lässt sich am einfachsten im Sitzen restituieren. Dazu wird der ipsilaterale Arm vom Therapeuten, der hinter dem Patienten steht, hochgehoben. Mit der anderen Hand drückt der Therapeut mit leichtem Impuls auf die erste Rippe, nahe dem costovertebralen Gelenk. Welchen Teil der Hand man dafür bevorzugt, ist von Therapeut zu Therapeut und auch von Situation zu Situation verschieden, dies kann die Handkante, aber auch der Daumen sein.

Im Idealfall ist es sogar ausreichend, wenn der Patient in den oberen Lungenbereich einatmet und der Therapeut versucht, die Einatembewegung der ersten Rippe durch Druck nach caudal-dorsal zu unterbinden.

Eine erfolgreiche Restitution ist meistens mit einem mahlenden, knirschendem oder gar knackendem Geräusch verbunden. Bleibt dies aus und ist die federnde Beweglichkeit der ersten Rippe am Costovertebral-Gelenk nicht gegeben, so kann man eine weitere Restitution der Rippe mit gesenktem Arm versuchen. Dazu legt der Therapeut den Arm hinter den Rücken des Patienten und gibt, wie oben beschrieben, noch einmal einen Impuls. Auch in dieser Position kann eine Restitution erfolgreich sein, wenn die Einatembewegung der ersten Rippe mit Druck nach caudal-dorsal unterbunden wird.

Nicht nur die erste Rippe, sondern jede weitere Rippe kann in ihrer Mobilität am Costovertebral-Gelenk eingeschränkt sein. Wie auch bei der ersten Rippe gilt: Erst wenn die umgebende Muskulatur im Tonus gesenkt ist, lässt der Körper eine Restitution der Gelenke zu.

20.16 Restitution der zweiten bis zwölften Rippen im Liegen

Es gilt zu beachten: Auch die Rippen haben durch die nervale Versorgung über das ventrale Nervengeflecht an den Costovertebral-Gelenken Einfluss auf das sympathische System. Eine Fehlpositionierung kann somit eine deutliche Irritation des Sympathicus auslösen.

Bei der Bearbeitung der Rippen sollte die Stellung im physiologischen System betrachtet werden. Rippen sind für die Einatmung und Ausatmung zuständig. Sie bewegen sich bei der Einatmung nach außen und cranial, der Brustkorb hebt sich. Bei der Ausatmung hingegen bewegen sie sich nach innen und caudal. Rotieren nun die WK und damit die Rippen, kommt es häufig auf der einen Seite zu einer Einatemstellung der Rippen und auf der anderen Seite zu einer Ausatemstellung. Dies wird auch über die Schultergürtelstellung begünstigt und angezeigt. Um nun eine Repositionierung zu erreichen, werden die Rippen an den Costovertebral-Gelenken aus der entsprechenden Stellung rotiert. Das bedeutet: Sind die Rippen nach caudal gekippt (Ausatemstellung), geht der Druck an den Tuberculi nach cranial, sowie umgekehrt. Bei einer großflächigen Fehlpositionierung kann die Depositionierung auch mit der flachen Hand über mehrere Rippen mit Schub nach caudal oder cranial erfolgen.

In einzelnen Fällen (traumabedingt) ist eine Repositionierung der betroffenen Rippe sowie den anschließenden Rippen von anterior und posterior durchzuführen. Leichte Querfriktionen der Intercostalmuskulatur und der Lig. costotransversarium laterale begünstigen einen schnellen Erfolg.

Durch den N. thoracicus longus, der aus den Segmenten C5–7 [54] entspringt, kann es lateral an den Rippen zu Schmerzpunkten kommen, die negativen Einfluss auf die Atemmuskulatur und auf die Schultern haben können.

Es gilt zu beachten: Bei Impulsrepositionierungen kann es zu Abwehrspannungen kommen, die so stark sind, dass die Möglichkeit von Rippenbrüchen bei der Impulsgebung besteht.

In der Regel ist es nicht nötig, eine bewusste Restitution der Gelenke mit starkem Impuls nach ventral durchzuführen. Sollte sich die Situation ergeben so liegt der Erfolg in der Vorarbeit. Dabei ist entscheidend, inwieweit die Muskulatur sowie das umliegende Gewebe im Tonus gesenkt wurde.

Ein weiterer Aspekt, der gegen eine Impulsrestitution in Bauchlage spricht, ist die Gefahr, dass es zu einer erneuten Verschiebung kommt, umso höher der Druck des Therapeuten ist.

Eine weitere und viel häufigere Gefahr, die bei einer Impulsgebung entsteht, ist die der reaktiven Tonuserhöhung durch Reizung der Nozizeptoren. Dies kann eine Therapie zurückwerfen und den Behandlungserfolg einer Sitzung und auch der vorangegangenen Sitzung gefährden.

20.17 Restitution Schulter

Bei der Restitution ist der Aufbau des Schultergelenks bzgl. der Cavitas glenoidalis zu berücksichtigen. Eine Restitution gegen die Kraft der hypertonen Muskulatur muss vermieden werden, um das Labrum glenoidale nicht zu verletzen.

Eine Lockerung der M. teres major, M. subscapularis und evtl. des M. triceps muss vorher erfolgen. Dabei kann es durch eine Folgen-Kette nötig sein, andere Gelenke zu behandeln, s. o.

Unter Umständen kann der Tonus durch Querfriktionen am Ansatz des Muskels herabgesetzt werden. Danach ist es möglich, mit leichtem Druck den Caput humeri zu restituieren.

Dazu liegt eine Hand an der Scapula und die andere Hand wird von cranial-ventral auf den Schulterkopf gelegt. Mit einem minimalen Druck, vergleichbar dem Druck eines intensiven Handauflegens, wird nun der Kopf nach dorsal und caudal „gedrückt".

Alternativ sind Druck und Restitution durch Zeigefinger und Mittelfinger im Liegen in Bauchlage möglich.

Nach der Restitution ist es sinnvoll, eine eher passiv-aktiv-assistierte Elevation zu beüben, um die benötigte AR anzuleiten. Dabei wird während der geführten Bewegung des Armes vom Therapeuten deutlich die AR geleitet und bei Extension die IR. Passiv-aktiv bedeutet, dass der Patient die Bewegung nicht bewusst aktiv durchführt. Die Bewegung wird vom Therapeuten mit dem Unterbewusstsein des Patienten gemacht. Diese Bewegungsform ist meistens zu erreichen, wenn man dem Patienten erklärt, dass man selbst die Bewegung ausführt. Die „Beschreibung locker lassen" sollte vermieden werden, weil es Personen gibt, die dies umsetzen können und dann eine reine passive Bewegung erfolgt.

Kommt es bei dieser Form der Ausführung zu einer stakkatoartigen Bewegung, ob in Elevation, Abduktion oder dergleichen, liegen Schmerzen oder intraarticuläre Funktionsstörungen vor, die eine Störung in der neurologischen Reizweiterleitung verursachen, um das Gelenk vor den Bewegungen zu schützen. Wird dies beobachtet, sollten sämtliche Toni kontrolliert und Bewegungen nochmals mit Fokussierung auf die Rotation ausgeführt werden.

20.18 Clavicula

In manchen Fällen ist es sinnvoll, nicht nur zu rotieren, sondern auch vorweg eine Behandlung am Sternoclaviculargelenk mit Querfriktionen durchzuführen, um das Gewebe und die Ligamente zu durchbluten und alles etwas in der Spannung herunterzusetzen. Danach findet lediglich eine Rotationsrestitution um die eigene Achse statt. Die Richtung ergibt sich meistens aus der allgemeinen Resitutionsrichtung.

20.19 Ellenbogen

Die Behandlung des Ellenbogens richtet sich nach dem Befund. Liegt eine Epicondylitis vor, so kann diese mit Querfriktionen nach Cyriax, Stretching, Ultraschall oder kinesiologischen Tapeanlagen behandelt werden. Auch eine Mobilisation des Handgelenks kann hilfreich sein sowie die muskuläre Lockerung der Flexoren, um das Gleichgewicht am Handgelenk wieder herzustellen. Häufig kommt es zu einer Tendinitis der Extensoren aufgrund der Überlastung, da die Flexoren zu stark sind. Eine Stabilisation des Handgelenks kann dann nur mit massivsten Krafteinsatz der Extensoren erfolgen, die daraufhin eine Tendinitis provozieren.

Die Behandlung des Kommunikationspunktes erfolgt über Deepfriction sowie über eine Behandlung am Thenar. Da die neurogene Entzündung meist über die HWS ausgelöst wird, ist ebenso eine Behandlung der HWS unumgänglich. Auch eine Tonussenkung des M. biceps und eine Restitution des Art. radioulnare können zu einer Verbesserung der Situation beitragen.

20.20 Thenar

Hier ist es wichtig, vorsichtig und mit angemessenem Druck und Deepfriction die entstandenen Verspannungen des Kommunikationspunktes und des Endpunktes der Reaktionsbahn zu bearbeiten. Auch eine Überprüfung des Handgelenks und des Os lunatum sollte aufgrund des Nervenendes in die Therapie mit einfließen.

20.21 Zwerchfell

Gerade durch die Höhe seines Innervationsbereichs von C3–C5, kann es zu einer negativen Beeinflussung durch das sympathische Nervensystem kommen. Wie auch schon im Vorfeld deutlich wurde, wird dabei über das System die Muskulatur des Zwerchfells beeinflusst. Ist dies der Fall, ist eine reine willkürliche Übung nicht wirksam. Es bedarf einer Restitution und Behandlung der HWS.

Unterstützend kann im Nachgang ein Üben der Atemkoordination hilfreich sein, um die richtige Atemkoordination wieder ins unwillkürliche Gedächtnis zu rufen.

Dabei liegt der Patient auf dem Rücken, der Therapeut geht mit seinen Fingern unter die Rippenbögen und massiert dort quer zur Bauchmuskulatur, um den Tonus herunterzufahren. Danach kann eine Atemübung erfolgreich sein.

Dabei geht der Therapeutwieder unter die Rippenbögen. Mit Hilfe der Atmung ist es nun die Aufgabe des Patienten, die Hände des Therapeuten nach caudal zu drücken.

Die Übung ist einige Male zu wiederholen, da die meisten Patienten zu Beginn den Bauch anheben, aber nicht exakt nach unten in den Bauchraum atmen. Beim Atmen nach caudal in den Bauchraum wird der Bauch nur minimal angehoben. Die meiste Luft sollte Richtung Bauchhöhle, Beckenboden gehen.

Hat der Patient zweimal gut gearbeitet, wird eine Pause von 90 Sekunden eingelegt. Danach wird die Übung wiederholt.

Eine sehr lustige und effektive Atemübung für zu Hause: Sprechen mit einem Korken im Mund. Dabei muss das Zwerchfell und die Bauchmuskulatur so eingesetzt werden, dass die Atemluft gezielt aus dem Mund herausgedrückt wird.

Kapitel 21

Der Umgang mit den Patienten

Wenn man sich den grundsätzlichen Umgang mit unseren Patienten anschaut, fallen vor allem zwei elementare Bereiche ins Gewicht: die 1 Hz-Schwelle samt der Überforderung und die Depression.

21.1 1 Hz-Schwelle und Überforderung

In den vorangegangenen Kapiteln wurde bereits darauf hingewiesen, dass alle Reize unter 1 Hz nicht bis in den Cortex gelangen. Diese Tatsache führt uns oft in die Irre, wenn es in unseren Augen um den Umgang mit und das Ansehen des Patienten geht. Oft sprechen wir von „fehlender Compliance“ oder Grobmotorik, sogar von „unwillig“. Ja, in extremen Fällen nehmen wir es sogar persönlich. Hier möchte ich daran erinnern, dass es nicht immer, sogar eher häufig, keine Absicht der Patienten ist, Aufgaben nicht oder falsch durchzuführen.

Oft geben wir dem Patienten die Schuld. Jedoch impliziert Schuld immer Absicht oder bewusstes Fehlverhalten. Wenn ich also als Therapeut schmerzauslösende Gelenkfehlstellungen der Bereiche übersehe und diese unbehandelt lasse, kann der Patient auch die Übungen nicht korrekt ausführen. Wir als Therapeuten sollten uns stets den Unterschied zwischen „etwas nicht wollen“ und „etwas nicht können“ vergegenwärtigen und uns zuerst die Frage stellen: ❓ Was habe ich übersehen? 🎓 Die 1 Hz-Schwelle!

Die 1 Hz-Schwelle sorgt dafür, dass der Patient willig z. B. auf seinem Bein steht, aber aufgrund der unbewussten Schmerzen kommt es zu einer Ausweichbewegung und unkorrekten Ausführung der Übung, weil der Körper nicht auf dem Bein zu 100 % stehen kann. Diese Tatsache übersehen wir, da sie uns das Bild von Muskeldefiziten suggeriert.

In einigen Fällen werden im Liegen sogar Muskelwerte 6 erreicht, da der schmerzhafte Bereich keine Belastung und Schmerzreize erfährt. Bei Belastung kommt es dann zu den unbewussten Schmerzen und Ausweichbewegung, sogar zu einem Kraftverlust als Schutzreflex. Die reflektorische Ansteuerung der Muskulatur ist gestört. Diese Ausweichbewegungen können auch durch Flexion und Extension, also durch Bewegung im Gelenk, ausgelöst werden.

Nicht nur intramuskuläre Störungen, auch intermuskuläre Störungen können aufgrund der Schmerzvermeidung ausgelöst werden, so kommt es zu einem Zahnradphänomen bei Bewegung.

Die andere Sache ist die Beobachtung, dass Muskeln im Bereich von neurogenen Entzündungen eine deutliche Reduzierung der neurologischen Reizweiterleitung haben und somit die Ansteuerung für eine willkürliche Kontraktion deutlich gesenkt ist. Das bedeutet, dass Wiederholungen nach 1–2 Versuchen schon erledigt sind und eine weitere Ansteuerung nicht möglich ist. Damit ist eine Pause indiziert. Weitere Wiederholungen können in dem Bewusstsein gemacht werden, dass eine Kontraktion nicht spürbar erfolgt und nur die Nervenleitung trainiert wird. Dabei ist zu beachten, dass ein zu starkes „Wollen“ des Patienten mit Anstrengung bis in die „Haarspitzen“ zu einer weiteren Blockierung der Nerven führt, was ebenfalls eine Reduktion der Kontraktion zur Folge hat.

Der Kombination aus diesen Tatsachen sollte im Umgang mit Patienten Rechnung getragen werden. Aussagen wie: „Sie müssen sich einfach nur mehr Mühe geben“, „Einfach mehr üben“, „Sie müssen es auch wollen“, sind fehl am Platz.

Übungen und Bewegungen sollten häufig lieber aktiv-assistiv angeleitet werden, um der fehlenden neurologischen Reizweiterleitung und der falschen inter- und intramuskulären Koordination Rechnung zu tragen.

Bei Übungen, die falsch durchgeführt werden, sollte überprüft werden, ob die Fehler im Rahmen und somit zu ignorieren sind, oder ob sie eine Kontraindikation darstellen. Korrekturen können gemacht werden. Jedoch sollte die Ursache für die fehlerhafte Durchführung herausgefunden werden. Manchmal ist es eine Koordinationsstörung oder ein unbewegliches Gelenk, was zu einer falschen Durchführung führt und nicht korrigiert werden kann, weil der Patient, und jetzt kommt es: NICHT DAZU IN DER LAGE IST.

Wichtig ist zu erkennen: Der Patient hat selten Schuld. Er kann es nicht besser, weil die physiologischen Umstände dies nicht zulassen. Patienten können uns fordern, denn sie kommen mit dem Anliegen „jetzt mach ma". Aber zeigen wir nicht ähnliches Verhalten? Wenn wir ein Problem mit dem Computer haben, erwarten wir auch von einem Techniker, dass er hilft. Auch er kann erwarten, dass wir es selbst lösen können. Er darf erwarten, dass wir einfache Sachen überprüfen, ob sie die Fehlerquelle sind. Aber auch wir geraten an Grenzen, die nur jemand erledigen kann, der sich damit auskennt, eine Ausbildung und Erfahrung darin hat. Aber in dem Moment haben wir die gleiche Erwartungshaltung, dass uns geholfen wird, denn wir sind mit unserem Latein am Ende.

Wenn das Gehirn seit Jahren mit Schmerzen und Reizen unter 1 Hz beschäftigt ist, man von niemand Ernst genommen wird oder/und man aufgrund der fehlenden Kompensation nicht mehr kann, ist es, glaube ich, menschlich, wenn man andere um Hilfe bittet und sie einfach mal machen lässt. Es gibt sicherlich auch andere, die solch eine „mach-mal-Haltung" an den Tag legen, aber ich denke, das sind deutlich weniger, als wir denken.

Wenn Patienten gerade mal den Alltag mit ihren unbewussten Problemen und Schmerzen überleben, sind Hausaufgaben ein zweischneidiges Schwert. Häufig fehlt die mentale Kraft, abends noch Übungen zu machen. Spinnen wir diesen Gedanken weiter: Wir verlangen sogar, dass Patienten bis zum Tode Übungen machen, auf den Stepper gehen, Hanteltraining durchführen, um dauerhaft schmerzfrei zu sein.

Schauen wir in uns selbst hinein: Können wir uns vorstellen mit 85 noch so viel Sport zu machen wie jetzt?

21.2 Depression

Neben dem Aspekt der Überforderung und der unbewussten 1 Hz-Schwelle, wodurch der Patient häufig nicht selbst die eigentliche Ursache finden und sich selbst helfen kann, kommt noch der des naheliegenden Verdachts einer Depression hinzu, ausgelöst von den Zytokinen aus den neurogenen Entzündungen im Körper. Steigt die Schwelle der Zytokine durch die neurogenen Entzündungen im Körper an, so scheint es naheliegend zu sein, dass es zu einer Stimmungsschwankung in Richtung Depression mit Erschöpfung kommt. Dieses Phänomen hat mit der eigentlichen „psychischen" Depression wenig zu tun.

Die Stimmungsschwankung spielt aber im Umgang mit den Patienten eine Rolle, denn dadurch fehlt ihnen zusätzlich der Antrieb, selbst etwas zu tun und an den Aufgaben dran zu bleiben. [15]

Allein aus diesem Grund sollten wir neue Lösungswege in der Therapie gehen und mit mehr Respekt an den Patienten herantreten, der all seine Hoffnung in uns setzt.

21.3 Anweisungen und funktionelles Muskeltraining

In diesem Zusammenhang ist es auch wichtig, die Anweisungen, die dem Patienten gegeben werden, so zu formulieren, dass sie auch so ausgeführt werden, dass es den Vorstellungen entspricht. Viele Patienten sind mit den Anweisungen überfordert. Aufgaben wie: „Arm heben" können somit zu Schwierigkeiten führen und das Verhältnis belasten. Wird jedoch die Anweisung von „Heben Sie den Arm hoch" in „Tun Sie so, als würden Sie eine Tasse aus dem Schrank holen" verändert, entsteht sofort eine andere Bereitschaft. Ein wesentlicher Aspekt, der bei der Umstellung der Anweisungen nicht zu vernachlässigen ist, besteht darin, dass die Muskulatur einen jahrelang geübten Bewegungsablauf abrufen kann. Dies sorgt für eine andere Ansteuerung, die eher Fehler offenbart, als eine Bewegung, die (neu) gedacht werden muss.

Somit sind Übungen, die durch eine Anweisung mit bekannten jahrelang getätigten Bewegungen in Verbindung gebracht werden, deutlich stressfreier.

Kapitel 22

Übersicht über zusätzliche Unterstützung für die Therapie

Es gibt Patienten, bei denen es sich bereits während der Therapie abzeichnet, dass eine reine SRP-Therapie® ohne „Hilfsmittel" nicht erfolgversprechend sein wird. Dabei ist zu unterscheiden, ob der Patient eher Ruhe braucht oder aktiv gegen die Probleme ankämpfen möchte. Eine weitere Überforderung mit den nachfolgend beschriebenen aktiven Hilfsmitteln ist zu vermeiden.

22.1 Hilfsmittel für den Therapeuten

22.1.1 Wärmetherapie

Die Wärmetherapie sollte mit dem Patienten besprochen werden. So kann eine Einwickelung bei Fango angenehm sein, da sie die Grenzen des Körpers aufzeigen. Viele Patienten mögen jedoch die Einengung nicht. Dies liegt daran, dass Patienten mit einem Stresssyndrom häufig Platzangst oder Angst vor Hilflosigkeit und Ausgeliefertsein zeigen. Eine offene Frage, ob es ihnen angenehm ist, ist also unabdingbar, um bei der Wärmetherapie nicht zusätzlich Stress zu induzieren.

Die Therapie mit der heißen Rolle kennen viele Patienten nicht und kann als Alternative gut in Betracht gezogen werden.

Aus diesem Grund sollte eine Beratung bzw. Besprechung mit dem Patienten erfolgen, ob eine Fangotherapie oder eine heiße Rolle für ihn sinnvoll wäre.

In den meisten Fällen sprechen sich die Patienten für eine heiße Rolle aus, neben dem persönlichen Kontakt und der Möglichkeit, zu befunden, können gleichzeitig mit der Wärme gezielt Bereiche behandelt und massiert werden.

22.1.1.1 Heiße Rolle

Die heiße Rolle ist insofern die erste Wahl, da die Stellen gewärmt werden können, die beim jeweiligen Patienten individuell wichtig sind und eine Einengung, wie bei der Fango-Behandlung, vermieden wird.

Eine heiße Rolle besteht aus zwei Handtüchern. Diese werden der Länge nach halbiert. Beginnend mit dem ersten werden beide Handtücher nacheinander von der kurzen Seite her eingerollt, sodass der obere Rand immer leicht versetzt ist, damit ein Trichter für das kochende Wasser entsteht. Ist das erste Handtuch zu Ende, wird das zweite überlappend angelegt und weiter gerollt und dann mit heißem Wasser befüllt. Bei der Behandlung werden sukzessive die Handtücher wieder abgerollt, sodass immer ein Bereich heiß ist.

Mit der Rolle wird nun der Rücken und die Armansätze abgerieben, gestrichen, leicht in Kreisen gedrückt oder geklopft.

Achtung, bitte nicht zu lange auf einer Stelle verweilen, da es sonst zu Reizungen und im schlimmsten Fall zu Verbrennungenkommen kann.

22.1.1.2 Ultraschall

Ultraschall ist in einigen Fällen zur Vorbehandlung äußerst sinnvoll, um die verklebten Strukturen einmal in Bewegung zu setzen und besser zu durchbluten, damit die anschließende Mobilisierung des Gewebes und Manipulation leichter geht.

Ultraschall kann in folgenden Bereichen eingesetzt werden:

- Narben
- Knie, gerade bei Streckdefizit
- Muskulatur um den Ellenbogen, Extensoren, Flexoren
- auch einsetzbar an beiden oberen Reflexpunkten

Zu bedenken gilt, dass Ultraschall eine Zusatztherapie ist und nicht für sich allein stehen kann. Eine manuelle Behandlung im Anschluss ist immer notwendig.

In einigen Fällen, wie bei Narben oder den Reflexpunkten, kann eine Verbesserung und Intensivierung der Ultraschalltherapie durch Salbengabe erreicht werden. Dazu wird die entsprechende Salbe als Übertragungsgel genutzt und mit eingearbeitet. Eine Elektrolytsalbe sollte dabei die erste Wahl sein. Die Programme und Einstellungen hängen vom Gerät ab.

22.1.2 Salben

Einige Patienten beklagen ein Brennen vor oder nach der Therapie. Für diese sehr empfindlichen Patienten ist eine Salbenmassage zum Laden des Gewebes induziert, um eine sinnvolle und schmerzfreie Behandlung zu gewährleisten. Dazu wird eine entsprechende Elektrolytsalbe so lange auf den Rücken aufgetragen und einmassiert, bis das Gewebe sich weicher und „gefüllt" anfühlt. Die Schmerzen bessern sich deutlich oder verschwinden für einige Tage ganz.

Bei einigen Cremes bleibt der Trägerstoff eher auf der Haut und wird stumpf, in diesem Fall so lange eincremen, bis die Creme nicht mehr einzieht und den Rest an Trägersubstanz abwischen.

Der Patient kann sich auch als Hausaufgabe entsprechend seiner Schmerzbereiche 1–2x pro Tag dick eincremen.

Auch im Bereich der Narben ist eine Elektrolytsalbe sinnvoll, um die Regeneration und die Versorgung des umliegenden Gewebes zu gewährleisten.

22.1.3 Entspannungsbehandlung

Kann für den einen oder anderen Patienten unterstützend und hilfreich sein, um den Sympathicus herunterzufahren. Solch eine Behandlung sollte aus vielen Ausstreichungen und sanften Griffen bestehen. Dem Therapeuten sind hier keine Vorgaben gesetzt. Weitere Möglichkeiten werden im Folgenden beschrieben.

22.1.3.1 Entspannung durch Druck

Eine Alternative ist die Technik „Entspannung durch Druck". Dabei werden die Extremitäten und der äußere Rand, einschließlich Kopf, der Reihe nach sanft auf die Unterlage gedrückt. Es entsteht für den Patienten eine bewusste Umrandung des Körpers.

Der Patient erfährt dadurch einen intensiveren Kontakt zum Untergrund. Ein anderer Aspekt kann sein, dass viele Patienten ihre körperlichen Grenzen kaum noch wahrnehmen, durch diesen Druck bekommen sie diese wieder gezeigt und fühlen sich durch die verdeutlichte Begrenzung sicherer und ruhiger.

Der Therapeut legt beide Hände flächig und parallel an, beginnend zwischen Hals und Schulter fängt er an, kurz und sanft nach unten zu drücken. In handbreiten Schritten geht es einmal um den Körper. An den Extremitäten werden beide Hände so angelegt, dass die Oberfläche des jeweiligen Arms und Beins komplett bedeckt und gleichmäßig nach unten gedrückt werden kann. Die Extremitäten werden so behandelt, dass die äußere Umrandung des Körpers nicht unterbrochen wird. Zum Schluss wird der Kopf nur an der Stirn und der vorderen Schädeldecke in die Unterlage gedrückt und für 5 Sekunden gehalten.

22.1.3.2 Abhebetechnik

Eine andere angenehme Übung ist das Abheben der Armen, Beine und Kopf. Dazu wird zuerst der rechte Arm abgehoben. Danach folgen im Uhrzeigersinn die anderen Extremitäten. Die Höhe sollte nicht zu hoch sein und am Ende der Extremität ungefähr 15–20 cm betragen. Jede Extremität wird ca. 60 Sekunden gehalten und wieder langsam auf die Bank gelegt. Den Schluss bildet der Kopf. Auch dieser wird leicht, ca. 2 cm, abgehoben.

Zu beachten ist dabei die Stellung des Therapeuten, sie sollte angenehm und standsicher sein, da Beine und Kopf 5–8 kg wiegen können.

22.1.3.3 Entspannung durch Anspannung

Die Entspannungstechnik nach Entspannung durch Anspannung, die durch Jacobsen geprägt wurde, sollte mit Bedacht gewählt werden. Bevor diese Methode als Hausaufgabe zur Entspannung mitgegeben wird, ist eine Aufklärung über das Vorgehen anzuraten, da diese Technik häufig von den Betroffenen als kontraproduktiv und unangenehm eingestuft wird. Bei der Technik nach Jacobsen werden die Muskeln extrem stark angespannt und danach lockergelassen. Durch die extreme Anspannung sollen die Muskeln eine reflektorische Entspannung erfahren. Da jedoch der Sympathicus für eine erhöhte Anspannung in der Muskulatur zuständig ist, kommt es eher zu Dysregulationen und der Tonus, der sich durch die Muskelkontraktion angespannt hat, bleibt weiterhin oben.

22.1.4 Stoßwelle

Radiale Stoßwelle wird immer häufiger eingesetzt. Eine Behandlung der neurogenen Entzündungen ist effektiv und blockiert die Ausschüttung von Substanz P. Jedoch sollte im Gegensatz zur allgemeinen Anwendung die Herangehensweise innerhalb der Therapie angepasst werden.

Die Arbeit mit Stoßwelle sollte im noch akzeptabel schmerzhaften Bereich liegen, notfalls kann eine Behandlung auch nur über das Ultraschallgel erfolgen. Dabei wird der Kopf 1–2 mm über der Haut ins Gel getaucht und von der Position aus behandelt.

Die Behandlung liegt bei allen Kommunikationspunkten bei 4 Hz. Die Barzahl ist in der Regel zwischen 0,5–2. Beim Kommunikationspunkt im Schritt sollten 4 bar benutzt werden.

Eine reine Stoßwellentherapie bringt jedoch nicht den gewünschten Erfolg, da die Fehlstellungen der Gelenke weiterhin die neurogenen Entzündungen aktivieren.

22.2 Hilfsmittel für den Patienten

22.2.1 Wärmetherapie zu Hause

Eine gute Alternative zu einer Wärmeapplikation vor der Behandlung sind Wärmeapplikationen zu Hause. Dabei darf der Patient selbst etwas gegen seine Situation machen, was aber gleichzeitig Ruhe bringt.

Die Wärme sollte entweder zwischen die Schulterblätter oder auf den Bauch gelegt werden, um eine sinnvolle therapieunterstützende Maßnahme zu sein.

22.2.2 Gels mit Kühleigenschaft

Eine Gabe während der Therapie ist nur bedingt sinnvoll, da es an diesem Ort zu einem Taubheitsgefühl kommt, das eine Rückmeldung äußerst schwierig macht.

Induziert ist das Gel jedoch bei Situationen, in denen die Durchblutung nach langer Zeit wieder hergestellt wird oder es durch eine intensive Behandlung zu einer kritischen Hyperthermie führt, die evtl. Entzündungsmediatoren freisetzen kann.

Kühlende Gels sind nur an wenigen Orten indiziert. Dazu gehört neben der Schulter vor allem das ISG. Dort sollte aus therapeutischer Sicht keine Wärmeapplikation, sondern nur kühlende Gels verwenden werden, um eine drohende Entzündung zu vermeiden.

Kühlende Gels unterscheiden sich nicht nur in ihren Komponenten, sondern auch in ihrer Kühleigenschaft. Für den Therapeuten ist es ein Vorteil, mindestens zwei verschiedene Produkte mit unterschiedlicher Kühlstärke zu kennen, um es entsprechend dem Patienten zu empfehlen. So reagieren in der Regel ältere Patienten stärker auf Gels, wodurch die zwingende Schlussfolgerung gezogen werden muss, dass diese Patienten vom Therapeuten ein Gel mit einer schwächeren Kühleigenschaft empfohlen bekommen sollten.

Einige kühlende Gels reduzieren die Hauttemperatur so gut, dass es sich wie Wärme anfühlt. Es kommt durch diese extreme Kühlung zu einer erhöhten Durchblutung, die jedoch keine Entzündungsmediatoren freisetzt. Das Gewebe wird durch die Durchblutung wieder mit Nährstoffen versorgt und die Aktivität der Nozizeptoren wieder heruntergesetzt.

Am besten eignet sich diese Unterstützung bei Beschwerden im ISG, die vor allem mit einer Bewegungseinschränkung einhergehen. Der Patient schmiert sich abends vor dem Schlafengehen auf die entsprechende Stelle das kühlende Gel.

22.2.3 Sport

Der Stress muss raus! Das ist die oberste Priorität. Tut Sport gut, nimmt Sport den Stress raus und gibt es keine Beschwerden dabei oder unmittelbar danach, so darf der Patient seinen Sport weiter ausführen. Die Frage ist nur, ob die Intensität mit der Regenerationsphase zusammenpassen.

Ist der Patient mit Sport psychisch überfordert, kann auch ein Spaziergang angeboten werden oder wirklich eine Bewegungspause.

Ansonsten ist Sport selten eine Kontraindikation. Ausnahme ist Yoga und Pilates. Beide Bereiche sind ein Sport, der häufig falsch ausgeführt und als „Krafttraining und für Dehnungen" missbraucht wird. Die unbewussten Fehler liegen jedoch weniger am Patienten als an der Tatsache, dass der Körper nicht so frei ist und alle Bewegungen reflexhaft und koordiniert ausführt. Es kommt zu unbewussten Ausweichbewegungen und Abläufen in der Ausführung. Ein Beispiel dafür ist der Krieger. Dabei sollen die Arme in die gleiche Richtung schauen wie die Beine. Um dies hinzubekommen, ist eine Drehung im Becken und im Oberkörper nötig. Kann dies aufgrund eines hohen Muskeltonus nicht erfolgen, dreht der Patient, um das Ziel zu erreichen, die Arme und den Schultergürtel in eine extreme Position. Dabei kann es zu Schmerzen in diesem Bereich kommen, die auch unterhalb der Schmerzschwelle liegen, sodass eine bewusste Wahrnehmung der Problematik ausbleibt.

Eine kurze Abklärung, welche Übungen durchgeführt werden, ist unabdingbar. Es kann bei einigen Übungen zu einer kurzfristigen Kontraindikation kommen, da z. B. das Becken in die falsche Richtung gedreht wird. Dann heißt es, pausieren mit der Übung bis die Therapie vorbei ist, bzw. das Becken stabil in der Position steht.

22.2.4 Überschlagen der Beine

Das Überschlagen der Beine ist eine Autokorrektur des Körpers. Dieser versucht, durch ein vermehrtes Anwinkeln des Beines das Becken selbst zu korrigieren. Ist das Becken wieder korrigiert, ist es für den Körper nicht mehr notwendig, die Beine zu überschlagen.

Diese Autokorrektur sollte dem Körper somit nicht genommen werden. Das Anraten, ein Überschlagen nicht zu verhindern, dient sogar der Beruhigung des Patienten, da diese oft verunsichert sind und krampfhaft versuchen, diese Autokorrektur zu unterbinden.

Kapitel 23

Stumpfe Verletzungen

Bei stumpfen Verletzungen erreicht eine gezielte Erstbehandlung eine Reduktion von Schmerzen und einen Erhalt der Regeneration, da keine längere Aktivierung des sympathischen Systems erfolgt.

Bei der Entstehung von stumpfen Verletzungen kommt es häufig durch den Energie-Input zusätzlich zu Gelenkfehlstellungen. Diese können auch über Ausweichbewegungen entstehen und müssen wegen der Reizkaskade minimiert bleiben.

Für solche Verletzungen gilt die Pech-Regel:

P ause
E is (nur noch Kühlen)
C ompression
H ochlagern

Um eine stumpfe Verletzung effektiv und angemessen zu behandeln, sollte klar sein, warum etwas im Körper geschieht. Bei einem Trauma haben wir es zu tun mit:

- einem Schaden im Gewebebereich
- minimalen Gelenkverschiebungen

Beim Schaden im Gewebe werden Schmerzreize freigesetzt und es kommt zur Ausschüttung von Entzündungsmarkern. Die Schmerzreize werden durch strukturelle Schäden von Kollagenen und Zellen ausgelöst,

d. h. es liegt im gesunden interzellulären Bereich kaputtes, überflüssiges Material herum.

Minimale Gelenkverschiebungen sorgen für eine Aktivierung der Propriorezeptoren und für eine muskuläre Schutzspannung, um das Gelenk zu halten und nicht weiter zu verschieben.

Hochlagern und wenig bis gar nicht belasten ist nicht verkehrt, da ein größerer Schaden verhindert werden kann. Die Schmerzen entstehen, neben dem strukturellen Kollagenschaden und dem entstehenden Druck im interzellulären Bereich, vorwiegend über die Gelenkfehlstellungen. Eine Restitution des Gelenkes reduziert somit Schmerzen und durch die damit verbundene Reduktion der aktiven Nozizeptoren und Verringerung der Entzündungsmarker kann einen zusätzlichen Anstieg der Schwellung verhindert werden.

Die muskulären und tendinösen Strukturen sollten aber so belastet werden, dass sie keine Überlastung und weiteren strukturellen Schaden erfahren können. Ein zusätzlicher Schutz können dabei kinesiologische Tapeanlagen oder Orthesen sein.

Der Vorteil bei den Entzündungen ist, dass durch die Schwellung und vermehrte Durchblutung der Transportweg für Elektrolyte und der Abtransport von Produkten über die Lymphe verbessert wird. Eine Reduktion der Schwellung bedeutet Verringerung der Schmerzen und Verringerung der benötigten Bausteine für die Regeneration.

Gibt man über Salben dem geschädigten Bereich Elektrolyte für die Regeneration und Mineralien für die Senkung von Entzündungen, kann der Schmerz unterbrochen werden, die Regeneration bleibt jedoch bestehen. Auch eine Compression ist dann nicht mehr wichtig, da diese angelegt wird, um die Schwellung zu reduzieren.

Eis senkt ebenfalls die Entzündungen und zieht die Blutgefäße zusammen. Das verringert zwar die Schwellung, aber auch die Durchblutung mit Reduktion der benötigten Stoffe.

Ein wesentlicher Aspekt bei Verletzungen ist: Sie treten nicht nur am Ort des Geschehens auf. Ein Handgelenk kann nicht isoliert frakturieren. Das bedeutet, eine Fraktur oder Verletzung durch Energie-Input setzt sich immer im ganzen Körper fort. So kommt es bei einer Fraktur im Handgelenk zu einer gleichzeitigen Stauchung des Radius am Ellenbogen, bis hin zu einer Verschiebung der Schulter und der Rippengelenke.

Kapitel 24

Anamnese und Inspektion

24.1 Anamnese

Eine Anamnese kostet viel Zeit und bringt keine direkte physiologische Heilung mit sich. Jedoch sind Antworten auf gewisse Fragen, egal zu welchem Zeitpunkt der Therapie sie gestellt werden, hilfreich.

Gerade wenn es um alte oder neue Traumata geht: Das Augenmerk richtet sich in erster Linie um den Ablauf des Unfalls und wie der Körper sich während des Energie-Inputs verhielt.

Bei der Anamnese ist häufig davon auszugehen, dass eine erste Anamnese selten die ganze Problematik und alle Ursachen beschreibt. Patienten sondieren ihre Schmerzursachen im Vorfeld und erzählen uns, was nur für sie selbst Sinn ergibt. Dazu kommt, dass einige Probleme den Patienten gar nicht bewusst sein können, da sie unter der 1 Hz-Schwelle der Wahrnehmung liegen.

Einige Fragen sind hier näher erläutert, um den Sinn und Zweck darzustellen, welche Aspekte man bei der Fragestellung und der Antwort beachten sollte. Belastungssituationen aus dem Arbeitsalltag sind meist ohnehin sehr präsent, deshalb spielt das hier keine Rolle.

❓ Wo tut es weh?

Diese Frage leitet das Gespräch ein. Ebenfalls zeigt sie schon mal eine kleine Lokalisation des betroffenen Bereiches auf und verrät öfters die Reaktionsbahn. Sogleich sieht man die Beweglichkeit des

Patienten und wo es an anderen Bereichen zu Problemen kommt. Da die Auswirkungen und Ursachen selten übereinstimmen, sollte man die Antwort entsprechend einschätzen. Wichtig ist aber später, auf den direkten Schmerzpunkt in der Therapie einzugehen, damit sich der Patient verstanden fühlt. Häufig zeigt der Patient auch schon auf die Problematik und den problematischen Bewegungsablauf. Um die Therapie effektiv zu gestalten, sollte die Frage in abgewandelter Form vor jeder Therapieeinheit gestellt werden, da sich die körperliche Situation schon nach der ersten Einheit verändern kann.

❓ Wo tut es sonst noch weh?

Es gibt zwar ein Hauptproblem, um das es den Patienten eigentlich geht. Da der Körper aber ein komplexes System darstellt, ist diese Frage relevant, um nicht ganz so bewusste Probleme und ggf. Lösungsansätze zu finden. Trotz der Fragen können (länger zurückliegende) Unfälle und Ereignisse schnell mal vergessen werden.

❓ Wann tut es weh?

Eine Standardfrage, deren Antwort unterschiedlich wichtig ist. Oft wird sie bei der Beschreibung vom Patienten schon selbst gesagt, z. B. beim Aufstehen etc.

Sie kann z. B. bei Schulterschmerzen auf eine Ischämie oder eine Schädigung hinweisen. Bei Schmerzen nach Bewegung eher eine Schädigung, Schmerzen nach Ruhe oder direkt bei Ruhe, deuten erst mal auf eine Ischämie hin, die natürlich auch durch eine Schädigung ausgelöst werden kann.

❓ Machen Sie Sport? Welchen?

- Wie bewegt sich der Körper bei der Sportart?
- Ist es eine achsenkreuzende Sportart?
- Sind Oberkörper und Unterkörper gleichmäßig oder gibt es dort Kraft-und Schnelligkeitsunterschiede, die den Körper überfordern, ist beides „zusammenzuhalten“?
- Wie sitzt er auf dem Rad? Ist das Rad richtig eingestellt?
- Wie läuft er?
- Was für Schuhe trägt er? Wie lange trägt er sie? Sind sie groß genug? Pronations- oder Supinationsschuh? Wie ist die Dämpfung?

- Wie ist sein Schwimmstil? Hat ihn mal jemand angeguckt?
- Sind Stöcke in der richtigen Höhe?
- Wie ist das Wurfverhalten?
- Wie ist das Schießverhalten?
- Welche Position bekleidet er im Spiel? Usw.

❓ Gibt oder gab es irgendwelche besonderen Umstände?
- Gartenarbeit, z. B. Hecke schneiden, viel umgraben
- Umbau (schweres verdrehtes Heben, Sitzen, Bewegen)
- Umzug (4. Stock ohne Aufzug), familiäre Probleme

❓ Operationen gehabt?
Diese Frage ist sehr wichtig, um dadurch zu wissen:
- Was wurde operiert?
- Wie oft wurde operiert (Vollnarkose/Peridural)?
- Wo sind Narben?
- Wie war die Nachsorge (KG, Salben)?
- Welche Einschränkungen sind dadurch geblieben, auch minimale, normalerweise vom Patienten nicht spürbare oder sichtbare?

Bei der Befragung ist immer zu beachten:

- Es gibt keine unwichtigen Ereignisse. Egal, wie lange sie zurückliegen, dabei sind auch Kronen, Implantate, Unfälle mit und ohne Narben wichtig.
- Wichtig ist auch: Hat der Patient eine Skoliose oder einen traumatisch entstandenen Beinlängenunterschied vor Ende der Pubertät erhalten, denn diese sind meistens unwichtig, da der Körper im Wachstum drauf eingegangen ist und dies seinem persönlichen Normbild entspricht. Eine erst seit kurzem auftretende Beinlängendifferenz ist eher ein Symptom. Diese zeitlichen Entwicklungen sind wichtig, um nachher bei der Palpation darauf eingehen zu können und sie bei der Behandlung entsprechend zu berücksichtigen. Zu beachten ist jedoch, dass sich eine Skoliose genauso verdrehen kann wie eine „gesunde“ Wirbelsäule.

Da sich die Schmerzskala den Verbesserungen anpassen und in der Empfindung gleichbleiben kann, sind Situationen, die die Probleme darstellen, für eine objektive Bewertung am sinnvollsten.

Es gibt gerade chronische Schmerzpatienten, bei denen nicht in der ersten Therapie der große Wurf gelingt, sodass wir damit messen, aber auch selbst kontrollieren können, wie es mit der Therapie vorangeht. So kann es einen Erfolg trotz negativer Rückmeldung des Patienten geben, der sich beispielsweise in der Dauer des Stehens bei Gesprächen ausdrückt.

24.2 Erste Inspektion

Während der Anamnese und auch der Begrüßung erfolgt die erste Inspektion. Diese Inspektion gibt Hinweise auf die Ursachen, die Einflüsse auf die SRP´s haben. Die erste Inspektion ist die oberflächliche Inspektion. Sie ergibt einen groben Aufschluss über den Beckenstand, mögliche Ischämien, Aktivierung und evtl. Ursachen, z. B. Kopfstellung. Dies alles aus der Bewegung und Haltung, die uns der Patient während des Gesprächs zeigt. Solange das Gespräch dauert, versucht der Therapeut einen ersten Eindruck vom Körper und dessen Zusammenspiel bei diesem Patienten zu bekommen. Dabei ist zu bedenken, dass man sich Notizen machen sollte, wenn einem etwas auffällt, auch dann, wenn man erst mal nicht in der Lage ist, es zu bewerten.

- Wie hält der Patient den Kopf?
- Wie geht der Patient?
- Ist der Patient locker, gibt es Fixationspunkte?
- Wie stehen seine Schultern?
- Wie steht das Becken?
- Wie stehen die Füße?
- Sind die Knie durchgedrückt?
- Wie spricht der Patient?

Sind die Fragen beantwortet, geben sie einen ersten Hinweis auf die Rotationsrichtung, in die behandelt werden muss. Die Fixationspunkte und das Sprechverhalten geben weitere Indizien für eine Behandlungsreihenfolge und für eine Ursachen-Folge-Kette.

Kapitel 25

Fallbeispiele

25.1 Informationen zu den Fallbeispielen

Die Fallbeispiele repräsentieren eine Auswahl von Patientinnen und Patienten in der Praxis. Der Befund ist der Überschaubarkeit wegen grob gehalten. Man kann aber davon ausgehen, dass die meisten Fehlstellungen über mehrere Segmente und in mehrere Richtungen von den WK gingen. Die Diagnosen basieren auf den Überweisungen vom Arzt.

Um keine Rückschlüsse auf Patienten zuzulassen, wurden alle Fallbeispiele als männlich charakterisiert. Unfälle und Vorerkrankungen, sofern ohne Einfluss auf die Therapie, wurden weggelassen. Behandlungen an dem Ort, wo die Ursache vermutet wurde und die eine Hyperthermie im Schmerzbereich auslösten, werden nicht weiter erwähnt, um die Darstellung überschaubar zu halten. Ebenso wurde die subjektive Schmerzqualität an den KP's (Kommunikationspunkten) in den Fallbeispielen nicht mit einbezogen, da sie bei jedem Fall innerhalb der ersten Therapie besser wurde. Ausnahmen bei sehr schweren Fällen bestätigen die Regel. Es wurden außerdem nicht alle Beobachtungen erwähnt, wie Behandlung an einem KP oder Besserung der Schmerzen im Arm. Es sei denn, es handelt sich um besonders wichtige Kombinationen.

25.2 Beobachtungen, die für die Therapiekonsequenz ausschlaggebend sind

- Hyperthermie an den Symptomorten. Steigerung der Körpertemperatur um 0,3°–0,6° (am häufigsten 0,4°)
- Gehstörungen nach einer reinen Therapie der alten Fraktur am EG bei N. saphenus Entzündung
- Hyperthermie des Fußes nach Behandlung des KP Knie (N. saphenus am Knie) oder auch N. auricularis magnus
- Immer wiederkehrende Beschreibung der Schmerzen, bei der die Patienten mit dem Zeigefinger dem N. radialis entlang bis zum Unterarm folgen
- Immer wiederkehrende Beschreibung der Schmerzen entlang des N. accessorius
- Häufige Aussage: „Jetzt geht mein Ohr wieder auf." Bei Behandlung des N. radialis am KP EG oder/ und Thenar
- „Kann das sein, dass ich jetzt wieder klarer sehe?"
- „Wie kann es sein, dass so wenig Drücken so einen Effekt hat? Das ist ja unglaublich" (häufigste Frage)
- „Ich habe seit x Jahren Probleme und KG bekommen und Sie machen was ganz anderes und jetzt habe ich keine Schmerzen mehr, wie geht das?"
- Wie kann es sein, dass Sie woanders drücken und dann merke ich es in meiner Problemzone?

Aber auch Kollegen bestätigen diese Aussagen, die immer wieder die im Buch erwähnten Zusammenhänge bestätigen.

25.3 Fallbeispiele

Fallbeispiel 1 – Skiunfall Dez. 2021

- Diagnose:
  - WK-Fraktur 3 und 4, Fraktur der Clavicula, minimaler Schlaganfall, mehrere innere Organverletzungen, Kollaps der Lunge nach Skiunfall
  - Fixatur der WS mit Stäben von S1 bis L1
- Symptome:
  - Keine Ansteuerung der rechten Finger und der Hand
  - M. biceps, M.deltoideus nur mäßig ansteuerbar
  - Ansteuerungsprobleme an den Beinen
- Befund:
  - Mehrere Fehlstellungen der LWS
  - HWS in starker Lordose mit posterior Verschiebung der WK 3+4

- Behandlung:
  - Restitution des Gewebes LWS,
  - Restitution der BWS, HWS
  - Behandlung der Claviculafraktur (kons. Versorgung)
  - Trainieren der Fingeransteuerung (keine Chance s. Anmerkung)
  - Narbenbehandlung von der Rückennarbe und der Thoraxsaugdrainage
  - Behandlung des M. iliopsoas
  - Nach 4 Monaten Entfernung der Stäbe und Ersatz durch Versteifungs-OP von LWK 3 + 4
  - Januar ´23 Behandlung der Clavicula/Sternoclaviculargelenk

- Ergebnis:
  - Nach Narbentape leichte Besserung der Rückenschmerzen (nach 14 Tagen)
  - Ansteuerung der Finger **nur mit gleichzeitiger** Restitution des Gewebes von ventral auf Höhe von L3 und L4 (Video liegt vor)

- Durch Restitution des Gewebes bessere Ansteuerung der Beine. Nach 2. OP schnelle Steigerung der Verbesserung sämtlicher Symptome vor allem der Hand und des M. biceps, da die Restitution der WK erfolgreich bleiben kann
- Restitution der HWS sorgt für bessere Ansteuerung der Finger, und des Biceps
- Eine Behandlung des KP N. supraclaviculare und des Ohrs sowie des Handgelenks sorgt für eine Besserung der Ansteuerung der Finger
- Januar ´23: Bei der Behandlung nach 2 Minuten starke Hyperthermie und das erste Mal Bewegung der Finger 3 + 4 gegeneinander möglich.

- Anmerkung:
  Dieser Fall hat gezeigt, wie dramatisch der Einfluss der LWS auf die Koordination der Finger und des Armes ist. Dies wurde durch Videos festgehalten.
  Eine komplette Genesung nach einem Jahr liegt noch nicht vor, aber die Arbeitsfähigkeit ist wiederhergestellt, wenn man die Problematik der Hand beleuchtet.

Fallbeispiel 2 – Schlaganfall

- Diagnose:
  - Massiver Schlaganfall
- Symptome:
  - Bewegungsunfähiger Patient
  - Liegt nur auf dem Rücken
  - Wahllose Bewegungen des linken Arms
  - Keine gesteuerten Bewegungen in den Beinen möglich. Manchmal rechtsseitig vorhanden (FLEX und EXT im Knie)
  - Kein alleiniges Umsetzten in den Rollstuhl oder freies Sitzen möglich.
  - Wildes Kratzen am Kopf, weil es pikt und juckt

- Befund:
  - Aktives Nervensystem
  - Deutliche Fehlstellungen im BWS und LWS Übergang
  - Rotationsfehlstellung des ISG
  - Deutliche Fehlstellung der HWS

- Behandlung:
  - Zu Beginn: 2 Wochen nur Restitution der Fehlstellungen
  - Danach auch leichte Übungen Richtung Stand
  - Gabe von Calcium, B12, Niacin und Zink
  - Danach auch KG, Neurotraining
- Ergebnis:
  - Nach 5 Monaten Behandlung: erste Gehversuche und Treppengehversuche erfolgreich. Gehen nur, indem der linke Fuß vorgesetzt und der rechte hinterher gezogen wird. Kein alternierendes Gehen möglich.
  - Nach 1,5 Jahren Behandlung freies Gehen von 10 m auf ebenen Boden sicher möglich, mit schwingenden Armbewegungen. Im Freien mit Rollator 900 m möglich. Keine Irritation mehr beim Gehen durch Bewegungen und Geräusche.
  - Weiterhin Kognitive Einschränkungen und auch fehlende Koordination im linken Arm.
  - Kein Kratzen mehr am Kopf
  - Ende Januar 23: rechter Fuß kann etwas vor den linken gesetzt werden. Normalere alternierende Schritte möglich.
  - Ende Januar 23: Patient kann sicher ohne sich festzuhalten aufstehen, loslaufen und sich abfangen, wenn er unsicher wird.
- Anmerkung:
  Der Patient war nach 5 Monaten als hoffnungsloser Fall und „austherapiert“ aus der Klinik entlassen worden.
  Calciumgabe erfolgte mit Absprache des Kardiologen in hohen Dosen. Nach 1,5 Jahren ist der Kardiologe mehr als zufrieden mit der Herzfunktion. Ohne Calcium zeigte sich sofort eine Verschlechterung der Koordination der Muskulatur, trotz gleichbleibender D^3 Gabe (dieses Phänomen zeigte auch ein anderer Schlaganfallpatient).

Im Augenblick klagt er noch über einen dicken linken Fuß, der aber auch deutlich besser geworden ist und zeitweise auftretende Schmerzen am N. saphenus am Oberschenkel. Seit Anfang 2023 10 m sicheres Gehen ohne Hilfsmittel auf ebenen Boden möglich. Ende Januar nach 8 Wochen nur Restitutionsbehandlung: Pat. kann alleine aufstehen und, ohne sich festzuhalten, loslaufen (war vorher nur mit Festhalten möglich, loslassen während des Laufens). Kann sich alleine in den Sessel setzen. Pat. hat sich unter Kontrolle, wenn er strauchelt. Bleibt dann stehen und läuft wieder los.

Fallbeispiel 3 – Meyerding Grad 1

- Diagnose:
  - Meyerding Grad 1 bei LWK 5
  - Stenose des RM
- Symptome:
  - Ausstrahlende Schmerzen ins rechte Bein
  - Stehen und Gehen ohne Schmerzen nur 20, max. 30 min
  - Ausstrahlende Schmerzen in den rechten Arm
- Befund:
  - Deutliche Fehlstellungen LWK 1–3 (später die Wichtigkeit festgestellt)
  - Lateralflexion nach links in der LWS (erst später festgestellt)
  - Fehlstellungen in der HWS mit extremen Hypertonus des gesamten Gewebes
  - Hüftfehlrotationen bds.
  - Ilium links nach posterior gestellt
  - „Schmerzen oberhalb der Hüfte“ , am Gürtelbereich der Hose oder KP der Nn. clunei superiores
  - Aktive KP Knie bds.

- Behandlung:
  - Restitution der HWS, Arm, Rotation der LWS, Hüften, Lösung des M. iliopsoas, Behandlung des Meyerding → Besserung aber ungenügend bis gar nicht

  - Nach neuen Bildern nach einem Jahr (selbst begutachtet) Restitution von LWK1–LWK3, Lateralflexion der LWS und Sacrumstellung → deutliche Besserung der gesamten Situation
- Ergebnis:
  - Erst nach komplettem Weglassen sämtlicher Übungen und Krankengymnastik und Begutachtung der Bilder konnte mit Hilfe der Restitution der LWS und HWS, sowie Sacrum und Hüftrotation eine deutliche Besserung erreicht werden. Zeitweise ist der Patient den ganzen Tag trotz Einkaufsbummel schmerzfrei.
- Anmerkung:
  Verschiedene Ärzte, auch Ärzte der Krankenkassen, waren bei diesem Patienten überfordert, da die Bilder keinen ärztlichen Behandlungsansatz zuließen.

Fallbeispiel 4 – Bandscheibenvorfall

- Diagnose:
  - Bandscheibenvorfall LWK4/5; OP geplant
- Symptome:
  - Starke ausstrahlende Schmerzen ins rechte Bein
  - Kein Sitzen, Stehen und Gehen ohne starke Schmerzen
  - Fußheberschwäche
- Befund:
  - Fraktur OSG rechts
  - LWS 1–3 Lateralflexion nach links
  - Rotation der oberen LWS
  - Hüfte rechts in Außenrotation
  - Entzündung und Schmerzen am Os coccygeus

- Behandlung:
  - Restitution der LWS in allen Ebenen
  - Regulationssitzkissen nach der SRP- Therapie®
  - Restitution des OSG

- Ergebnis:
  - Durch Restitution und Regulationssitzkissen keine bis minimale ausstrahlende Schmerzen
  - Bewegliches Sprunggelenk
  - Keine Fußheberschwäche mehr
  - OP wird nach hinten geschoben

Fallbeispiel 5 – Sturz aus mehreren Metern Höhe

- Diagnose:
  - Sturz aus mehreren Metern Höhe mit Paragleitschirm
  - Komplizierter Bruch des Beckenringes → Verschraubung
- Symptome:
  - Keine Koordination in beiden Beinen
  - Schmatzen
  - Schmerzen in den Schultern
  - Muskelwert linkes Bein 2
  - Muskelwert rechtes Bein 3
  - Lähmung des Fußhebers links
  - Schmerzen am Thenar, bei Palpation
  - Taubes Ohr rechts
  - Schmerzen beim Stand und beim Gehen
- Befund:
  - Hypertonus der HWS, BWS und LWS
  - Hypotonus in beiden Beinen
  - Nach Belastungserlaubnis kein sicheres Gehen und Stehen möglich. Gehstrecke 3 m.

- Behandlung:
  - Restitution der LWS, HWS, BWS
  - Stoßwelle am Thenar
  - Behandlung am Art. tibiofibulare
  - PNF
  - Elektrotherapie

- Ergebnis:
  - Lähmung des Fußes verbessert, von Muskelwert 0 auf Muskelwert 2
  - Radfahren im Wiegeschritt möglich
  - Wanderungen in den Bergen mit und ohne Wanderstöcke möglich
- Anmerkung:
  - PNF hat nur bedingt für eine Ansteuerung der Beine gesorgt.
  - Elektrotherapie war 2–3 Monate in Ordnung, danach hat sie die willkürliche Ansteuerung gestört und das Krankheitsbild verschlechtert.
  - Ansteuerung der Zehen erst durch Behandlung am Thenar und N. auricularis magnus möglich. War sehr deutlich, erst unten getestet → keine Ansteuerung, oben behandelt und neu getestet → Ansteuerung der Zehen
  - Sobald der Patient schmatzte, war die Ansteuerung schlecht, nach Behandlung KP Ohr → kein Schmatzen und gute Ansteuerung
  - Verbesserung der Ansteuerung nur Restitution der HWS
  - Verschlechterung der Ansteuerung bei zu viel KG und Sport
  - Restitution der LWS und BWS positiver Einfluss auf die Ansteuerung
  - Jedoch weiterhin Schwierigkeiten beim längeren Gehen, da dann Schmerzen in den Muskeln rund um die Hüfte auftreten, auch der Tonus der Glutealmuskulatur schwankt
  - Immer wieder Schmerzen am KP EG und bei Behandlung positiver Effekt auf den Fuß
  - Restitution von der gesamten LWS gerade mit Erfolg, jedoch nur mit zusätzlicher Behandlung des N. ilioinguinales (neurogenen Entzündung bds.) und Restitution der HWS

Fallbeispiel 6 – Nervale Entzündung

- Diagnose:
  - Nervale Entzündung des N. saphenus, rechts
- Symptome:
  - Gangunsicherheit, steifes Bein rechts
  - Kein Einbeinstand ohne Festhalten möglich
  - Ungleiche Schrittlänge, rechts kürzer (Entzündung N. saphenus sorgt für Einschränkung der EXT)
  - Kältegefühl, Taubheit
- Befund:
  - Vor 45 Jahren den EG frakturiert, genagelt, Bewegungseinschränkung: keine EXT möglich Bewegungsausmaß 50°–120°, äußerst schmerzhaft
  - Hypertonus des M. iliopsoas bds.
  - IR der rechten Hüfte
  - N. supraclavicularis bds. äußerst schmerzhaft
  - KP EG und Thenar bds. äußerst schmerzhaft
  - KP Saphenus und Clacaneus medialis schmerzhaft

- Behandlung:
  - Restitution der LWS und Tonussenkung des M. iliopsoas
  - Behandlung des frakturierten EG
  - Behandlung KP EG, Thenar und N. supraclavicularis
- Ergebnis:
  - Besserung der Gangsicherheit
  - Einbeinstand mit Ausweichbewegung, aber ohne Festhalten möglich
  - Hyperthermie nach jeder Behandlung im Bein
- Anmerkung:
  Verschiedene Behandlungen im Vorfeld und Arztbesuche ergaben keine Besserung. Akupunktur, und KG blieben erfolglos.
  Nach einer Behandlung ausschließlich des frakturierten EG gab es eine Steigerung der Gangstörung und Gangkoordination, die sich nach 5 Minuten mit mehr Sicherheit mit Gangbild zeigte.

Nach der 2. Behandlung ausschließlich des EG wieder zuerst deutliche Auswirkungen auf die Gangkoordination. Nach 5 Minuten Einbeinstand ohne Festhalten deutlich sicherer.

Fallbeispiel 7 – Tennisellenbogen

- Diagnose:
  - Tennisellenbogen
- Symptome:
  - Schmerzen am Ellenbogen. Kann den Arm kaum heben und nicht belasten.
  - Achillessehnenschmerzen
  - Fraktur vor 20 Jahren, umgeknickt mit Behandlung, Fuß in Spitzfußstellung 2010
- Befund:
  - HWS weist Gelenkdepositionierungen auf
  - Becken und LWS Fehlstellungen
  - KP Os coccygeus aktiv
  - Nach 4 Behandlungen vom gebrochenen und schmerzhaften Sprunggelenk erzählt

- Behandlung:
  - Restitution der HWS, LWS und des Beckens mit Behandlung des Os coccygeus
  - Ab der 4. Behandlung → Behandlung des Sprunggelenks, Syndesmose und Art. tibiofibulare, Talus, N., saphenus
  - 6. Behandlung → Behandlung von M. iliopsoas und M. subscapularis am Ansatz des Humerus und Sprunggelenk
- Ergebnis:
  - Die ersten 3 Behandlungen → Verbesserung der Armsituation, nach 3 Behandlungen Stagnation, kann leichte Sachen (Tasse) anheben
  - Ab der 4. Behandlung deutliche Besserung der Armschmerzen, kann nach der ersten Sprunggelenksbehandlung wieder 600 gr. Heben

- 6. Behandlung → Verbesserung des Sprunggelenks bei Behandlung der Muskelansätze am Humerus

- Anmerkung:

  Cortison, Stoßwelle und KG haben am Arm keine Besserung gebracht. Patient berichtet vor der 6. Behandlung davon, dass die Schulter innen (M. Ansatz M. iliopsoas und Subscapularis) zieht, wenn er den Fuß in die Pronation bringt.

  Dieser Fall zeigt, eine Studie oder ein Leitfaden zu Behandlungen eines „genauen" Krankheitsbildes sind äußerst schwierig bis unmöglich.

Fallbeispiel 8 – Achillodynie

- Diagnose:
  - Achillodynie
- Symptome:
  - Schmerzen morgens beim Aufstehen
  - Schmerzen 1 h nach dem Laufen
- Befund:
  - Fehlstellungen von HWS, LWS, ISG und beider Hüften
  - KP thoracalis long. Aktiv

- Behandlung:
  - Restitution der Fehlstellungen, vorwiegend ausschlaggebend LWS Höhe L1 und HWS in Richtung Entlordosierung
- Ergebnis:
  - Deutliche Verbesserung der Situation, bis hin zu Schmerzfreiheit.
- Anmerkung:

  Die Achillodynie wurde zuerst über 3 Wochen mit Krankengymnastik und entsprechenden Übungsempfehlungen des Leitfadens behandelt. Ergebnis → Verschlechterung der Situation

Fallbeispiel 9 – Olecranonfraktur nach Unfall

- Diagnose:
  - Olecranonfraktur nach Unfall, Versorgung mit Platte
  - Entfernung der Platte nach 4 Monaten
- Symptome:
  - Blaue Flecke an den Knien
  - Leichte Bewegungseinschränkung HWS
  - Becken und LWS Gelenkdepositionierungen
  - Einschränkungen der Fingerbeweglichkeit
  - Schmerzhafte Clavicula, N. supraclavicularis, Thenar
  - Später festgestellt:
    - Keine gute Koordination und Ansteuerung der Beine
    - Schlechte Ansteuerung und Koordination, sowie Kraft des Armes
    - 8 Monate kein Unterarmstütz ohne Schmerzen möglich
- Befund:
  - Komplette Fehlstellung der HWS und LWS
  - Diverse aktive KP
  - Nach Freigabe der Bewegung, komplette Einschränkung der gesamten Armbeweglichkeit und Ansteuerung

- Behandlung:
  - Restitution der HWS und LWS (dazu den ganzen Körper)
  - Behandlung des KP EG und Thenar, supraclavicularis
  - Aufbautraining
- Ergebnis:
  - Lange und intensive Behandlungen konnten den Arm ohne verbleibende Restproblematik wieder herstellen
- Anmerkung:
  Das Aufbautraining hatte keinen Erfolg. Erst nach Reduktion der Schmerzen unterhalb der 1 Hz-Schwelle (nicht bewusst spürbare

Schwelle) war ein Erfolg im Bereich des Muskelaufbau und –koordinationstraining zu verzeichnen.

Fallbeispiel 10 – Clavicular Fraktur

- Diagnose:
  - Clavicular Fraktur
- Symptome:
  - Zahnradbewegung bei der Elevation
- Befund:
  - Schmerzen nur bei Palpation von KP supraclavicularis

- Behandlung:
  - Friktionen und Tape des KP
- Ergebnis:
  - Keine Koordinationsstörungen mehr nach 10 Sek. Behandlung.
- Anmerkung:
  Tape wurde zur Sicherheit angelegt, um die Therapie auch zu Hause zu unterstützen. Bewegungsverbesserung blieb.

Fallbeispiel 11 – Außenbandinstabilität

- Diagnose:
  - Außenbandinstabilität re (+ Bindewegbsanbau an der Syndesmose), nach Umknicktrauma 3 OP's
  - 2x Abtrag des Bindegewebes
  - 1 x Verstärkung der Syndesmose mit Draht
- Symptome:
  - Schmerzen bei Belastung und nach einiger Zeit dann auch in Ruhe
- Befund:
  - Schwellung im OSG
  - Fehlstellung Talus und Calcaneus (trotz häufiger Korrektur in den 6 Jahren)
  - Druckschmerz an den Sehnen der Mm. peronei

- Behandlung:
  - Restitution von Talus und Calcaneus (-> keine Besserung)
  - Restitution Schädelknochen
- Ergebnis:
  - Erst die Restitution der Schädelknochen entlang der Sutura brachten innerhalb von 2 Minuten eine anhaltende Beschwerdefreiheit, die auch ein leichtes Joggen nach der Behandlung ohne Nachwirkungen zuließen.
- Anmerkung:
  Die Fehlstellungen der Sutura und der Dura mater encephalis sorgten für eine anhaltend hohe Aktivität des Nervensystems, vorwiegend des N. saphenus rechts. Die gestörten Strukturen konnten durch die Aktivierung weder gut heilen noch die muskuläre Schutzfunktion durchführen, was zu einer dauerhaften Dehnung der Syndesmose führte, die durch Bindegewebsaufbau vom Körper versucht wurde zu beheben. Es konnte nachgewiesen werden, dass sich das Bindegewebe nach der 4. Behandlung zurückgebildet hatte.

Literatur

[1] JULIA ALBA-ROTH u. a. “Arginine Stimulates Growth Hormone Secretion by Suppressing Endogenous Somatostatin Secretion*”. In: *The Journal of Clinical Endocrinology & Metabolism* 67.6 (Dez. 1988), S. 1186–1189. DOI: 10.1210/jcem-67-6-1186.

[2] M Amiri-Khorasani und E Kellis. “The emerging role of the sympathetic nervous system in skeletal muscle motor innervation and sarcopenia”. In: *Ageing Research Reviews* 39 (2013), S. 37–47. DOI: 10.2478/hukin-2013-0066.

[3] *Antworten des Robert Koch-Instituts auf häufig gestellte Fragen zu Vitamin D.* 2024. URL: https://www.rki.de/SharedDocs/FAQ/Vitamin_D/Vitamin_D%5C_FAQ-Liste.html (besucht am 30. 06. 2024).

[4] F van den Berg. *Angewandte Physiologie; Teil 1 Das Bindegewebe des Bewegungsapparates verstehen und beeinflussen.* Stuttgart: Georg Thieme, 1999.

[5] Sourojit Bhowmick u. a. “The sympathetic nervous system modulates CD4+FoxP3+ regulatory T cells via a TGF-β-dependent mechanism”. In: *Journal of Leukocyte Biology* 86.6 (Sep. 2009), S. 1275–1283. DOI: 10.1189/jlb.0209107.

[6] J Boeke. *Die periphere Endausbreitung des sympathischen Systems.* Halle: Buchdruckerei des Waisenhauses GmbH, 1935, S. 253, 237, 252.

[7] E Bukharaeva u. a. “Adrenoceptors Modulate Cholinergic Synaptic Transmission at the Neuromuscular Junction.” In: (2021). DOI: 10.3390/ijms22094611.

[8] Jean-François Chabas u. a. “Vitamin D2 Potentiates Axon Regeneration”. In: *Journal of Neurotrauma* 25.10 (2008), S. 1247–1256. DOI: 10.1089/neu.2008.0593.

[9] Sangyong Choi, Xian Liu und Zui Pan. “Zinc deficiency and cellular oxidative stress: prognostic implications in cardiovascular diseases”. In: *Acta Pharmacologica Sinica* 39.7 (2018), S. 1120–1132. DOI: 10.1038/aps.2018.25.

[10] David J. Clark u. a. “Sympathetic nervous system activity measured by skin conductance quantifies the challenge of walking adaptability tasks after stroke”. In: *Gait & Posture* 60 (2018), S. 148–153. DOI: 10.1016/j.gaitpost.2017.11.025.

[11] Osvaldo Delbono u. a. “The emerging role of the sympathetic nervous system in skeletal muscle motor innervation and sarcopenia”. In: *Ageing Research Reviews* 67 (2021), S. 101305. DOI: 10.1016/j.arr.2021.101305.

[12] Simon Doessing u. a. “Growth hormone stimulates the collagen synthesis in human tendon and skeletal muscle without affecting myofibrillar protein synthesis”. In: *The Journal of Physiology* 588.2 (2010), S. 341–351. DOI: 10.1113/jphysiol.2009.179325.

[13] L Edinger. *Zwölf Vorlesungen über den Bau der Nervösen Centralorgane.* Leipzig: F.C.W. Vogel, 1892.

[14] ES Al-Eisa, A Alghadir und S Gabr. “Correlation between vitamin D levels and muscle fatigue risk factors based on physical activity in healthy older adults”. In: *Clin Interv Aging* 11 (2016), S. 513–522. DOI: 10.2147/CIA.S102892.

[15] H Engler, P Brendt und J Wischermann. “Selective increase of cerebrospinal fluid IL-6 during experimental systemicin flammation in humans: association with depressive symptoms”. In: *Mol Psychatriy* 22.10 (2017), S. 1448–1454. DOI: 10.1038/mp.2016.264.

[16] Erlanger und Gasser. *Electrical Signs of Nervous Activity. The Eldridge Reeves Johnson Foundation Lectures.* Philadelphia: University of Pennsylvania Press, 1937.

[17] Nour Zahi Gammoh und Lothar Rink. “Zinc in Infection and Inflammation”. In: *Nutrients* 9.6 (2017). DOI: 10.3390/nu9060624.

[18] V Gegenbauer. *Vergleichende Anatomie der Wirbelthiere mit Berücksichtigung der Wirbellosen. Band 1.* Leipzig: Wilhelm Engelmann, 1898.

[19] G Gemes, M Rigaud und PD Weyker. “Depletion of calcium stores in injured sensory neurons: anatomic and functional correlates.” In: *Anesthesiology* 111 (2 2009), S. 393–405. DOI: 10.1097/ALN.0b013e3181ae63b0.

[20] B Giri u. a. “Niacin Ameliorates Neuro-Inflammation in Parkinson’s Disease via GPR109A”. In: *Int J Mol Sci* 20.18 (2019), S. 4559. DOI: 10.3390/ijms20184559.

[21] W Graummann, D Keyserlink und D Sasse. *Taschenbuch der Anatomie Band 1.* Stuttgart: Gustav Fischer, 1994.

[22] T Gray. “Die Elemente”. In: *Komet* 7 (2010), S. 54–55.

[23] GJ Groen, B Baljet und J Drukker. “The innervation of the spinal dura mater: anatomy and clinical implications.” In: *Acta Neurochir* 92.1-4 (1988), S. 39–46. DOI: 10.1007/BF01401971.

[24] GJ Groen, B Baljet und J Drukker. “Nerves and nerve plexuses of the human vertebral column.” In: *Am J Anat* 188.3 (1990), S. 282–296. DOI: 10.1002/aja.1001880307.

[25] Wenjin Guo u. a. “Niacin Alleviates Dairy Cow Mastitis by Regulating the GPR109A/AMPK/NRF2 Signaling Pathway”. In: *International Journal of Molecular Sciences* 21.9 (2020). DOI: 10.3390/ijms21093321.

[26] Selma Hasific u. a. “Effects of vitamins K2 and D3 supplementation in patients with severe coronary artery calcification: a study protocol for a randomised controlled trial”. In: *BMJ Open* 13.7 (2023). DOI: 10.1136/bmjopen-2023-073233.

[27] T Hausner und A Nógrádi. "The use of shock waves in peripheral nerve regeneration: new perspectives?" In: *Int Rev Neurobiol* 109 (2013), S. 85–98. DOI: 10.10.16/B978-0-12-420045-6.00003-1.

[28] D Hemm und A Noll. *Die Organuhr. 5. Aufl.* München: Gräfe und Unzer Verlag GmbH, 2018.

[29] L Hollstein. *Lehrbuch der Anatomie des Menschen.* Berlin: E.H. Schröder, 1873.

[30] I Espinosa-Medins I u. a. *The sacral autonomic outflow is sympathetic.* 2016. URL: www.sciencemag.org.

[31] Jun Iwamoto, Tsuyoshi Takeda und Shoichi Ichimura. "Treatment with vitamin D₃ and/or vitamin K₂ for postmenopausal osteoporosis". In: *The Keio Journal of Medicine* 52.3 (2003), S. 147–150. DOI: 10.2302/kjm.52.147.

[32] S Kallakuri1, JM Cavanaugh und DC Blagoev. "An immunohistochemical study of innervation of lumbar spinal dura and longitudinal ligaments." In: *Spine* 23.4 (1998), S. 403–411. DOI: 10.1097/00007632-199802150-00001.

[33] IA Kapandji. *Funktionelle Anatomie der Gelenke. 3. Aufl.* Stuttgart: Hippokrates, 2001.

[34] W Klein. *Alte Stange neu entdeckt.* Juni 2011. URL: https://www.medicalsportsnetwork.de/.

[35] S Klein-Vogelbach. *Funktionelle Bewegungslehre. 4. überarbeitete Aufl.* Berlin, Heidelberg, New York: Springer, 1989.

[36] H Knoche. *Histologie und Histopathologie: Kurzlehrbuch für medizinisch-technische Assistenten.* Heidelberg: Springer, 1980.

[37] Min Jung Ko u. a. "Relation of serum 25-hydroxyvitamin D status with skeletal muscle mass by sex and age group among Korean adults". In: *British Journal of Nutrition* 114.11 (2015), S. 1838–1844. DOI: 10.1017/S0007114515003633.

[38] K Koizumi u. a. "Contribution of unmyelinated afferent excitation to sympathetic reflexes." In: *Brain Research* 20 (1 1970), S. 99–106. DOI: 10.1016/0006-8993(70)90158-7.

[39] A Kölliker. *Grundriss der Entwicklungsgeschichte des Menschen und der höheren Tiere. 2. Auflage.* Leipzig: Wilhelm Engelmann, 1884.

[40] Y Konnai u. a. "Sensory innervation of the lumbar dura mater passing through the sympathetic trunk in rats." In: *Spine* 25.7 (2000), S. 776–782. DOI: 10.1097/00007632-200004010-00004.

[41] F Kopsch. *Rauber's Lehrbuch der Anatomie des Menschen in 6 Abteilungen. Abt. 5 Nervensystem.* Leipzig: Thieme, 1912.

[42] "Krebsartiger Stoffwechsel lässt Gehirn wachsen". In: *MaxPlanckForschung* 1 (2020). URL: https://www.mpg.de/14323143.

[43] M Kumka, J Bonar und DC BScKin. “Fascia: a morphological description and classification system based on a literature review”. In: *J Can Chiropr Assoc* 56.3 (2012), S. 179–191.

[44] J Liebig. *Die Thier-Chemie oder die organische Chemie in ihrer Anwendung auf Physiologie und Pathologie. 2. unv. Aufl.* Braunschweig: Verlag Friederich Vieweg und Sohn, 1843.

[45] G Löffler, P Petrides und P Heinrich. *Biochemie und Pathobiochemie. 8. Aufl.* Heidelberg: Springer, 2007.

[46] *multiple sclerosis newstoday - 20. September 2016, Redaktion: DMSG Bundesverband e.V. - 17.10.2016.*

[47] T Münster. *Der Einfluss der Körperposition auf die zerebrale venöse Drainage Eine duplexsonographische Untersuchung der Vena jugularis interna und Vena vertebralis. Dissertation.* Berlin, 2002.

[48] Carmen J. Narvaez u. a. “Vitamin K2 enhances the tumor suppressive effects of 1,25(OH)2D3 in triple negative breast cancer cells”. In: *The Journal of Steroid Biochemistry and Molecular Biology* 231 (2023), S. 106307. DOI: https://doi.org/10.1016/j.jsbmb.2023.106307.

[49] F Netter. *Atlas der Anatomie des Menschen.* Stuttgart: Thieme, 1997.

[50] *Nuklearmediziner warnen vor Vitamin-D-Mangel.* 2013. URL: http://www.aerzteblatt.de/nachrichten/53921/Nuklearmediziner-warnen-vor-Vitamin-D-Mangel.de (besucht am 13. 04. 2013).

[51] J. Patrick O’Connor u. a. “Zinc as a Therapeutic Agent in Bone Regeneration”. In: *Materials* 13.10 (2020). DOI: 10.3390/ma13102211. URL: https://www.mdpi.com/1996-1944/13/10/2211.

[52] Georg Pongratz und Rainer H Straub. “The sympathetic nervous response in inflammation”. In: *Arthritis Res Ther* 16 (6 2014), S. 504. DOI: 10.1186/s13075-014-0504-2.

[53] A Rodrigues, M Messi und Zhong-Min Wang. *The sympathetic nervous system regulates skeletal muscle motor innervation and acetylcholine receptor stability.* 2019. DOI: 10.1111/apha.13195.

[54] Ji Ru-Rong u. a. “Neuroinflammation and Central Sensitization in Chronic and Widespread Pain.” In: *Anesthesiology* 129 (2 2018), S. 343–366. DOI: 10.1097/ALN.0000000000002130.

[55] M Sagemehl. *Untersuchungen über die Entwicklung der Spinalnerven. Inaugral-Dissertation.* Dorpat: Mattiesen, 1882, S. 19, 34, 40.

[56] R Schmidt, F Lang und M Heckmann. *Physiologie d. Menschen mit Pathophysiologie. 31. Aufl.* Heidelberg: Springer, 2010.

[57] Y Sekiguchi u. a. “An anatomic study of neurpeptide immunreactivities in the lumbar dura mater after lumbar sympathectomie.” In: *Spine* 21.8 (1976), S. 925–930. DOI: 10.1097/00007632-199604150-00004.

[58] CL Simplico u. a. "Extracorporeal shock wave therapy mechansims in musculoskeletal regenerative medicine". In: *J Clin Orthop Trauma* 11 (Suppl. 3 2020), S. 5309–5318. DOI: 10.1016/j.jcot.2020.02.004.

[59] D Skovgaard, M Kjaer und et al. "^{18}F18-fluorodeoxyglucose and PET/CT for noninvasive study of exercise-induced glucose uptake in rat skeletal muscle and tendon". In: *Eur J Nucl Med Mol Imaging* 36.5 (2009), S. 859–868. DOI: 10.1007/s00259-008-1020-x.

[60] Zhan-Feng Song u. a. "Anatomical study and clinical significance of the rami communicantes between cervicothoracis ganglion und brachial plexus." In: *Clin Anat* 23.7 (2010), S. 811–814. DOI: 10.1002/ca.21008.

[61] "The locus coeruleus norepinephrine system: functional organization and potential clinical significance." In: *Neurology* 73.20 (2009).

[62] C Toldt. *Anatomischer Atlas für Studierende und Ärzte. 2. verbesserte Aufl.* Berlin und Wien: Urban & Schwarzenberg, 1901.

[63] R Shane Tubbs u. a. "The vertebral nerve revisited". In: *Review Clin Anat* 20 (6 2007), S. 644–647. DOI: 10.1002/ca.20482.

[64] ZM Wang u. a. "Aging Blunts Sympathetic Neuron Regulation of Motoneurons Synaptic Vesicle Release Mediated by β - and α 2B-Adrenergic Receptors in Geriatric Mice." In: *J Gerontol A Biol. Sci Med Sci* 75.8 (2020), S. 1473–1480. DOI: 10.1093/gerona/glaa022.

[65] L Wendt. "Permeabilitätsstörungen der Kapillarmembranen als Ursache der essentiellen Hypertonie, des Alters-Diabetes und der Alters-Polyglobulie." In: *Archiv für Kreislaufforschung* XV.1/6 (1949).

[66] R Wiedersheim. *Lehrbuch der vergleichenden Anatomie der Wirbelthiere auf Grundlage der Entwicklungsgeschichte.* Jena: Gustav Fischer, 1883.

[67] T Yumrutepe u. a. "Relationship between vitamin D and lung function, physical performance and balance on patients with stage I-III chronic obstructive pulmonary disease". In: *Rev Assoc Med Bras* 61.2 (2015), S. 132–138. DOI: 10.1590/1806-9282.61.02.132.

Sachregister

N

O